全国中医药行业高等教育"十三五"规划教材

全国高等中医药院校规划教材（第十版）

医学营养学

（供中医学、针灸推拿学、中西医临床医学、护理学等专业用）

主　编

吴翠珍（山东中医药大学）

副主编

石　晶（河北中医学院）　　　　　　周　俭（北京中医药大学）

张春玲（贵阳中医学院）　　　　　　李艳玲（天津中医药大学）

编　　委（以姓氏笔画为序）

王晓波（辽宁中医药大学）　　　　　刘启玲（陕西中医药大学）

闫国立（河南中医药大学）　　　　　江育萍（广西中医药大学）

李　玲（浙江中医药大学）　　　　　张瑞雪（安徽中医药大学）

陈　艺（成都中医药大学）　　　　　陈学芬（上海中医药大学）

聂　宏（黑龙江中医药大学）　　　　钱占红（内蒙古医科大学）

徐　刚（江西中医药大学）　　　　　麻晓玲（山西中医学院）

戴　霞（山东中医药大学）

学术秘书

焦鸿飞（山东中医药大学）

中国中医药出版社

·北　京·

图书在版编目（CIP）数据

医学营养学/吴翠珍主编.—北京：中国中医药出版社，2016.8（2021.9重印）

全国中医药行业高等教育"十三五"规划教材

ISBN 978 - 7 - 5132 - 3387 - 3

Ⅰ.①医…　Ⅱ.①吴…　Ⅲ.①营养学－中医药院校－教材　Ⅳ.①R151

中国版本图书馆 CIP 数据核字（2016）第 103449 号

请到"医开讲 & 医教在线"（网址：www.e-lesson.cn）注册登录后，刮开封底"序列号"激活本教材数字化内容。

中国中医药出版社出版

北京经济技术开发区科创十三街 31 号院二区 8 号楼
邮政编码　100176
传真　010 64405721
河北省武强县画业有限责任公司印刷
各地新华书店经销

开本 850×1168　1/16　印张 15　字数 363 千字
2016 年 8 月第 1 版　2021 年 9 月第 6 次印刷
书　号　ISBN 978 - 7 - 5132 - 3387 - 3

定价　47.00 元
网址　www.cptcm.com

如有印装质量问题请与本社出版部调换（010 64405510）

社长热线　010 64405720
购书热线　010 64065415　010 64065413
微信服务号　zgzyycbs

书店网址　csln.net/qksd/
官方微博　http://e.weibo.com/cptcm

淘宝天猫网址　http://zgzyycbs.tmall.com

全国中医药行业高等教育"十三五"规划教材

全国高等中医药院校规划教材（第十版）

专家指导委员会

许二平（河南中医药大学校长）

孙忠人（黑龙江中医药大学校长）

孙振霖（陕西中医药大学校长）

严世芸（上海中医药大学教授）

李灿东（福建中医药大学校长）

李金田（甘肃中医药大学校长）

余曙光（成都中医药大学校长）

宋柏林（长春中医药大学校长）

张欣霞（国家中医药管理局人事教育司师承继教处处长）

陈可冀（中国中医科学院研究员　中国科学院院士　国医大师）

范吉平（中国中医药出版社社长）

周仲瑛（南京中医药大学教授　国医大师）

周景玉（国家中医药管理局人事教育司综合协调处处长）

胡　刚（南京中医药大学校长）

徐安龙（北京中医药大学校长）

徐建光（上海中医药大学校长）

高树中（山东中医药大学校长）

高维娟（河北中医学院院长）

唐　农（广西中医药大学校长）

彭代银（安徽中医药大学校长）

路志正（中国中医科学院研究员　国医大师）

熊　磊（云南中医药大学校长）

戴爱国（湖南中医药大学校长）

秘　书　长

卢国慧（国家中医药管理局人事教育司司长）

范吉平（中国中医药出版社社长）

办公室主任

周景玉（国家中医药管理局人事教育司综合协调处处长）

李秀明（中国中医药出版社副社长）

李占永（中国中医药出版社副总编辑）

全国中医药行业高等教育"十三五"规划教材

编审专家组

组　长

王国强（国家卫生计生委副主任　国家中医药管理局局长）

副组长

张伯礼（中国工程院院士　天津中医药大学教授）

王志勇（国家中医药管理局副局长）

组　员

卢国慧（国家中医药管理局人事教育司司长）

严世芸（上海中医药大学教授）

吴勉华（南京中医药大学教授）

王之虹（长春中医药大学教授）

匡海学（黑龙江中医药大学教授）

刘红宁（江西中医药大学教授）

翟双庆（北京中医药大学教授）

胡鸿毅（上海中医药大学教授）

余曙光（成都中医药大学教授）

周桂桐（天津中医药大学教授）

石　岩（辽宁中医药大学教授）

黄必胜（湖北中医药大学教授）

前　言

为落实《国家中长期教育改革和发展规划纲要（2010-2020 年）》《关于医教协同深化临床医学人才培养改革的意见》，适应新形势下我国中医药行业高等教育教学改革和中医药人才培养的需要，国家中医药管理局教材建设工作委员会办公室（以下简称"教材办"）、中国中医药出版社在国家中医药管理局领导下，在全国中医药行业高等教育规划教材专家指导委员会指导下，总结全国中医药行业历版教材特别是新世纪以来全国高等中医药院校规划教材建设的经验，制定了"'十三五'中医药教材改革工作方案"和"'十三五'中医药行业本科规划教材建设工作总体方案"，全面组织和规划了全国中医药行业高等教育"十三五"规划教材。鉴于由全国中医药行业主管部门主持编写的全国高等中医药院校规划教材目前已出版九版，为体现其系统性和传承性，本套教材在中国中医药教育史上称为第十版。

本套教材规划过程中，教材办认真听取了教育部中医学、中药学等专业教学指导委员会相关专家的意见，结合中医药教育教学一线教师的反馈意见，加强顶层设计和组织管理，在新世纪以来三版优秀教材的基础上，进一步明确了"正本清源，突出中医药特色，弘扬中医药优势，优化知识结构，做好基础课程和专业核心课程衔接"的建设目标，旨在适应新时期中医药教育事业发展和教学手段变革的需要，彰显现代中医药教育理念，在继承中创新，在发展中提高，打造符合中医药教育教学规律的经典教材。

本套教材建设过程中，教材办还聘请中医学、中药学、针灸推拿学三个专业德高望重的专家组成编审专家组，请他们参与主编确定，列席编写会议和定稿会议，对编写过程中遇到的问题提出指导性意见，参加教材间内容统筹、审读稿件等。

本套教材具有以下特点：

1. 加强顶层设计，强化中医经典地位

针对中医药人才成长的规律，正本清源，突出中医思维方式，体现中医药学科的人文特色和"读经典，做临床"的实践特点，突出中医理论在中医药教育教学和实践工作中的核心地位，与执业中医（药）师资格考试、中医住院医师规范化培训等工作对接，更具有针对性和实践性。

2. 精选编写队伍，汇集权威专家智慧

主编遴选严格按照程序进行，经过院校推荐、国家中医药管理局教材建设专家指导委员会专家评审、编审专家组认可后确定，确保公开、公平、公正。编委优先吸纳教学名师、学科带头人和一线优秀教师，集中了全国范围内各高等中医药院校的权威专家，确保了编写队伍的水平，体现了中医药行业规划教材的整体优势。

3. 突出精品意识，完善学科知识体系

结合教学实践环节的反馈意见，精心组织编写队伍进行编写大纲和样稿的讨论，要求每门教材立足专业需求，在保持内容稳定性、先进性、适用性的基础上，根据其在整个中医知识体系中的地位、学生知识结构和课程开设时间，突出本学科的教学重点，努力处理好继承与创新、理论与实践、基础与临床的关系。

4. 尝试形式创新，注重实践技能培养

为提升对学生实践技能的培养，配合高等中医药院校数字化教学的发展，更好地服务于中医药教学改革，本套教材在传承历版教材基本知识、基本理论、基本技能主体框架的基础上，将数字化作为重点建设目标，在中医药行业教育云平台的总体构架下，借助网络信息技术，为广大师生提供了丰富的教学资源和广阔的互动空间。

本套教材的建设，得到国家中医药管理局领导的指导与大力支持，凝聚了全国中医药行业高等教育工作者的集体智慧，体现了全国中医药行业齐心协力、求真务实的工作作风，代表了全国中医药行业为"十三五"期间中医药事业发展和人才培养所做的共同努力，谨向有关单位和个人致以衷心的感谢！希望本套教材的出版，能够对全国中医药行业高等教育教学的发展和中医药人才的培养产生积极的推动作用。

需要说明的是，尽管所有组织者与编写者竭尽心智，精益求精，本套教材仍有一定的提升空间，敬请各高等中医药院校广大师生提出宝贵意见和建议，以便今后修订和提高。

国家中医药管理局教材建设工作委员会办公室

中国中医药出版社

2016 年 6 月

编写说明

　　《医学营养学》是根据国务院《中医药健康服务发展规划（2015—2020 年）》《教育部等六部门关于医教协同深化临床医学人才培养改革的意见》（教研〔2014〕2 号）的精神，在国家中医药管理局教材建设工作委员会的宏观指导下，以全面提高中医药人才的培养质量，积极与医疗卫生实践接轨，为临床服务为目标，依据中医药行业人才培养规律和实际需求，由国家中医药管理局教材建设工作委员会办公室组织建设，旨在正本清源，突出中医思维方式，体现中医药学科的人文特色和"读经典，做临床"的实践特点。《医学营养学》是全国中医药行业高等教育"十三五"规划教材之一。该教材遵循"既要保持中医药与护理学、预防医学、营养学、针灸学、心理学等各专业学科体系及教育模式的系统性、完整性，又要体现中医药院校办学特色"的思路，以培养既能系统掌握中西医有关营养基本理论、基本知识和基本技能，并具有社会主义觉悟，德才兼备，综合素质高，富有创新精神，又具有临床现代营养学知识之高级中医医护及心理学人才为目标而编写的。

　　医学营养学是研究人体从外界摄取必需的营养物质以维持人体生长发育，以及与疾病发生发展的关系，并通过饮食营养来促进健康和防治疾病的一门重要学科。作为中医药院校的学生，不仅要掌握医疗方法、护理知识，还应学好营养知识，尤其是临床营养治疗的内容。因为患者的治疗、康复不仅需要用药物和手术等疗法，而且需要饮食营养调理。所以了解和学好《医学营养学》具有重要意义。

　　《医学营养学》第一版教材为新世纪全国高等中医院校规划教材《营养与食疗学》，于 2005 年 8 月首次出版，2006 年入选为教育部"普通高等教育'十一五'国家级规划教材"，2012 年作为全国中医药行业高等教育"十二五"规划教材出版了第二版。本书在编写过程中，以前两版教材为基础，并突出教材的科学性、创新性和学生的适应性，将教材内容进行了删减与调整。如将中国居民膳食营养素参考摄入量按照中国营养学会新版进行修改；增加植物化学物，以及常见疾病证型的食疗方，力求疗效较好、取材方便、制作简单和容易掌握；删掉原教材下篇中医食疗概述及疾病的理论部分，将相关内容融合在常见疾病的营养治疗中。本书共分为绪论和上、下两篇。绪论主要介绍营养学的概念、发展简史、营养和健康的关系，以及学习医学营养学的重要性。上篇论述了营养学基础，包括人体需要的营养素和能量、各类食物的营养价值、不同生理条件人群与特殊作业人群的营养与膳食、人群营养状况的评价和医院膳食。下篇主要阐述常见疾病的营养治疗原则、参考食谱。书末附有营养病历书写格式、常见食物血糖生成指数表、常见食物嘌呤含量表、膳食计算与评价、治疗食品的制作方法和常用食物一般营养成分表等。

　　本教材除供高等医学院校中医学、针灸推拿学、中西医临床、护理学等专业学生使用外，也可供从事中医、西医临床工作的医师、营养师及食品专业工作人员参考。

本教材由 17 所高等中医院校联合编写。其中绪论和第二章由吴翠珍编写；第一章由戴霞、吴翠珍编写；第三章由石晶编写；第四章由张瑞雪编写；第五章由刘启玲编写；第六章由李艳玲编写；第七章由周俭编写；第八章由戴霞编写；第九章第一节至第四节由张春玲编写，第五节至第八节由李玲编写，食疗方由张春玲编写；第十章由聂宏编写；第十一章由江育萍编写；第十二章由钱占红编写；第十三章由陈艺编写，食疗方由张春玲编写；第十四章由闫国立编写，食疗方由李艳玲编写；第十五章由王晓波编写；第十六章由麻晓玲编写；第十七章由陈学芬编写；第十六、十七章食疗方由张瑞雪编写；第十八章由徐刚编写。附录部分主要由焦鸿飞整理，其中营养病例书写格式由李艳玲编写，常见食物血糖生成指数表和常见食物嘌呤含量表由戴霞编写，治疗食品的制作方法由周俭编写。

本教材数字化工作是在国家中医药管理局中医药教育教学改革研究项目的支持下，由中国中医药出版社立项展开的。该项目（编号：GJYJS16102）由河北中医学院石晶教授负责，全体编写人员参与。

本教材在编写过程中，自始至终得到全国中医药管理局教材建设工作委员会、中国中医药出版社领导与编审、编辑的关心和指导，得到各有关院校的热情支持和协助，在此一并致谢。本教材内容是在前两版基础上进一步修订和完善的，因而要特别感谢上两版的所有编写人员，他们在先期过程中付出了大量心血。

本教材在使用中，如发现存有不当之处，敬请广大读者批评指正。

《医学营养学》编委会

2016 年 7 月

目　录

绪　论

　　人类为了维持生命和健康，保证正常的生长发育和各种活动，必须从外界摄取食物。食物进入机体后，经过消化、吸收、分解、代谢等一系列生化过程，从中吸取营养物质，通常把这个过程称为"营养"。所以，"营养"是人类摄取食物满足自身生理需要的生物学过程。营养学是研究食物及各种营养素在人体生理过程中的作用及生理和疾病状态下营养的需要、来源及其提供方法，并通过饮食营养来防治疾病，为人体健康提供有效防护措施的一门学科。

一、营养学发展简史

　　营养学的发展过程与其他许多学科一样，是人类在漫长的生活实践中，逐渐由感性认识上升到理性认识的过程。中医历史上虽无营养学称谓，但有关饮食营养的知识和理论已有数千年的历史，历代医家的著作中对饮食营养均有论述，积累了丰富的理论知识和经验，为我国人民的保健事业做出了很大贡献。

　　在饮食营养中首先强调饮食全面而不偏。《素问·脏气法时论》指出："五谷为养，五果为助，五畜为益，五菜为充，气味合而服之，以补益精气。"《素问·五常政大论》指出："谷肉果蔬，食养尽之，勿使过之，伤其正也。"说明各种食物合理搭配方能扶助人体正气。这和现代营养学提出的平衡膳食、合理营养的要求是一致的。其次强调饮食要有节制，不可贪食过饱，不过食膏粱厚味和醇酒肥甘。《素问·痹论》云："饮食自倍，肠胃乃伤。"《素问·奇病论》云："肥者令人内热，甘者令人中满。"《素问·生气通天论》云："膏粱厚味，足生大疔。"《韩非子·杨权》说："夫香美脆味，厚酒肥肉，甘口而病形。"此外，还要求饮食生熟冷热有度，饮食营养要适应环境，要因时、因地、因人而异。《灵枢·师传》指出："食饮者，热无灼灼，寒无沧沧，寒温中适，故气将持，乃不致邪僻也。"王冰注释说："春食凉，夏食寒，以养于阳；秋食温，冬食熟，以养于阴。"元代忽思慧在其《饮膳正要》中说："春气温，宜食麦以凉之；夏气热，宜食菽以寒之；秋气燥，宜食麻以润其燥；冬气寒，宜食黍以热性治其寒。"强调饮食要符合四时气候变化的自然规律。这与现代营养学提出的营养素的供给量要根据气候、地区、劳动强度及生理特点等因素的变化而有所不同，使人体的能量代谢和物质代谢与外界环境达到平衡，以维持人体健康的观点基本一致。

　　我国古代不仅有专门从事饮食治疗的"食医"，而且有论述饮食治疗和营养卫生的专著50余部，如《食疗本草》《食医心鉴》《食性本草》《千金要方·食治》《救荒本草》等。这些都是非常有价值的宝贵历史遗产，反映了我国历代饮食营养学方面的成就。

　　近来饮食营养学得到了长足的发展，在中医理论指导下结合现代营养的科学理论和知识，应用调节饮食的方法来预防、治疗和恢复疾病取得了良好效果，越来越受到人们的喜爱和认可，涌现了大量的研究论文和著作。

NOTE

随着社会的发展和科学技术的进步，现代营养学逐步形成，并不断壮大和发展。从 18 世纪中叶到 19 世纪初，因碳、氢、氧、氮定量分析方法的确定，以及由此而建立的食物组成和物质代谢的概念、氮平衡学说等，为现代营养学的形成和发展奠定了坚实的基础。19 世纪初至 20 世纪中叶，对氨基酸、蛋白质、脂肪酸、维生素及各种营养物质等许多新的发现和认识，使现代营养学得到迅速发展。

我国的现代营养学于 20 世纪初创立，1941 年召开第一次全国营养学术会议，1945 年正式成立中国营养学会。1949 年以后，营养学的发展很快，全国营养状况的调查、营养缺乏症的防治、热能及维生素需要量的制订、婴儿食品及代乳品的制备等都取得了巨大成就。尤其近年来，临床营养学更是得到迅猛发展，使我国的现代营养学进入了一个新的发展阶段。

二、营养和健康的关系

营养是保证机体健康的条件，也可以说人体健康依赖于营养。食物中各种营养素的含量多少，机体消化、吸收和利用程度的高低与健康关系密切，因为营养素对人体具有提供热能，构成人体组织和调节生理功能的作用。只有在营养素充足的情况下，才能保证人体健康，使人具有旺盛的精力用于学习与工作，提高机体对疾病的抵抗力和免疫力，防止疾病发生，延长寿命。如果营养素摄入不足或不当，会对机体带来影响或者疾病。例如，热能、蛋白质不足会使儿童生长发育迟滞、智力受到影响，成人则表现为精力不充沛、抵抗力降低等。维生素缺乏时会出现相应的缺乏病，如维生素 A 缺乏时，眼睛暗适应能力下降，甚至患夜盲症；维生素 D 与钙缺乏儿童易得佝偻病，成人出现骨质疏松症；缺锌时儿童发育迟缓，味觉降低，第二性征发育不良；缺碘可出现地方性甲状腺肿或者克汀病等。但是营养素的摄入也不是多多益善，有些营养素摄入过多也有不利影响，例如热能、脂肪摄入过多可引起肥胖、高脂血症、动脉粥样硬化，高盐和低纤维素膳食可引起高血压，高嘌呤食物可引起痛风等。大量研究表明，营养过剩不仅是人群中某些慢性疾病发病率增高的因素，而且还和某些肿瘤，如结肠癌、乳腺癌、胃癌等有明显关系。

中医学对饮食营养与健康的关系早有深刻认识，认为保证健康、延年益寿首先要注意营养。有关饮食营养的著作颇多。《难经》中载"人赖饮食以生，五谷之味，熏肤（滋养肌肤），充身，泽毛"，说明我国在两千多年以前，已十分重视饮食的营养作用，并利用食物特性来预防和治疗疾病。《金匮要略》中用当归生姜羊肉汤治疗妇人产后血虚受寒引起的腹痛，《肘后备急方》中记载用海藻酒治瘿病、猪胰治消渴病，《千金要方》首用猪肝治疗夜盲症等，均为中医食疗的典型事例。无论是中医学还是现代医学都非常重视营养与健康的关系，我们必须结合人体的营养需要，对正常人或者患者进行合理营养，达到保健、康复、延年益寿的目的。

三、中医院校学生学习医学营养学的重要性

作为中医院校学生，不仅要掌握医疗方法和护理知识，还应学好营养理论和知识，能够利用饮食调整来防止疾病。现代研究发现，许多疾病如糖尿病、高脂血症、冠心病、肥胖等都与营养过剩有关。因此，在保证人体热量需求的前提下，适当控制饮食尤为重要。在疾病治疗过程中，如外科手术、癌症后期及许多虚劳性疾病，营养不足又严重地影响着身体的康复。因此，如何指导患者合理饮食、正确营养在疾病预防、治疗和康复过程中具有重要意义。食品有

寒热温凉之异，有补养、泻下、发散、收敛之特性，因此在临床护理时，应根据疾病性质和个体差异来指导患者饮食。在药物治疗的同时重视饮食和营养，可帮助和提高临床治疗效果。

国家卫生和计划生育委员会在关于加强临床营养工作的意见中指出，临床营养工作是医疗工作的重要组成部分。利用食物中的营养成分治疗疾病，在我国已有悠久的历史。随着现代医学的发展，营养学在临床医疗中的作用早已受到医学界的重视，在医院工作中处于不容忽视的地位。除医学专业学生要学习和学好医学营养学课程外，其他如预防医学专业、护理学专业、心理学专业学生及临床医务工作者等学习好该门课程也非常重要。通过提高对临床营养工作重要性的认识，使各级领导充分认识到，患者的膳食不单纯是吃饭问题，而是通过科学合理的膳食增强患者体质、加速康复的一项必不可少的综合治疗措施。因此，学好医学营养学对于提高临床护理质量，促进患者康复具有重要意义。

上篇 营养学基础

第一章 人体需要的营养素和能量

食物中具有营养功能，以维持人体生长发育和生理机能的物质称为营养素，主要包括蛋白质、脂类、碳水化合物、维生素、矿物质和水等。这些营养素对人体具有独特的生理功能，其中碳水化合物、蛋白质和脂类需要量多，在膳食中所占比重大，被称为宏量营养素，因其为机体能量之主要来源，又被称为产能营养素；矿物质和维生素因为需要量相对较少，在膳食中所占比重较小，被称为微量营养素。

第一节 蛋白质

蛋白质是生命的物质基础，人体的组织细胞都含有蛋白质，占人体重量的15%～18%。蛋白质分子中除含碳、氢、氧外，还含有氮，故也称含氮有机物，其功能绝非碳水化合物和脂类所能替代。

蛋白质的基本构成单位是氨基酸，组成蛋白质的氨基酸有20多种。其中在人体内不能合成或合成速度不能满足人体需要，必须由食物供给的氨基酸称为必需氨基酸。成人必需氨基酸有8种，即缬氨酸、苏氨酸、亮氨酸、异亮氨酸、蛋氨酸、苯丙氨酸、色氨酸、赖氨酸。婴幼儿必需氨基酸有9种，除了成人必需的8种氨基酸外，还有组氨酸。其余的氨基酸称为非必需氨基酸。非必需氨基酸并非机体不需要，而是指体内可以利用一些前提物质来合成的氨基酸。

一、蛋白质的生理功能

1. 构成、更新和修补组织 蛋白质是构成人体细胞和脏器的重要成分，而体内细胞又不断地在分解、破坏、修复和更新蛋白质。青少年的生长发育，人体组织器官损伤和疾病过程中均需用蛋白质来补充和修复。

2. 调节生理机能 人体内有1000多种酶，化学本质无一不是单纯蛋白质或结合蛋白质，其对体内各种化学反应的进行起催化作用。体内激素、抗体也都是由蛋白质组成，其可调节人体整体的生命活动和新陈代谢，提高机体抵抗力。

3. 供给能量 蛋白质在体内分解代谢时，产生能量供给机体，是人体的能量来源之一。

1g蛋白质在体内彻底氧化分解可释放 16.7kJ（4kcal）的能量。机体所消耗的能量，约14%由蛋白质供给。

4. 体内其他含氮物质的合成原料   嘌呤、嘧啶、肌酸、胆碱等体内重要的含氮化合物，都需要氨基酸做原料。

二、蛋白质缺乏

胎儿期蛋白质供应不足，脑细胞分裂减慢，细胞数目减少，可影响大脑的功能，导致出生后记忆力差，观察能力差，智力低下。成人缺乏蛋白质则出现消瘦，肌肉萎缩，血浆蛋白浓度降低，严重时出现营养不良性水肿。蛋白质缺乏常与能量缺乏同时存在，称为蛋白质 – 能量营养不良。此病儿童和成人均可发生，多发于婴幼儿，是影响儿童健康、引起死亡的重要原因之一。临床上有消瘦型和水肿型之分。

消瘦型蛋白质营养不良是长期蛋白质和能量严重缺乏引起，表现为生长发育迟缓、明显消瘦、体重减轻、皮下脂肪减少或消失、肌肉萎缩、皮肤干燥、毛发细黄无光泽、对疾病的抵抗力降低。

水肿型蛋白质营养不良是蛋白质严重缺乏而能量勉强维持机体需要的极度营养不良症，表现为精神萎靡、冷淡、哭声低弱、食欲减退、体重减轻、下肢凹陷性水肿、皮肤干燥、色素沉着、毛发稀少无光泽、肝脾肿大。

三、食物蛋白质的营养价值评价

食物蛋白质营养价值的高低，主要是看该食物的蛋白质含量、氨基酸组成和机体的吸收利用程度。常用的评价指标有如下几种：

1. 蛋白质含量   是评价食物蛋白质营养价值的基础。一般采用凯氏定氮法测定食物中的含氮量。多数蛋白质的平均含氮量为16%，所以测得的含氮量乘以 6.25 即为食物蛋白质的含量。一般动物性食物蛋白质含量较高，可达 20% 左右，而植物性食物蛋白质含量除豆类较高外，其他均较低。

2. 蛋白质消化率   是指蛋白质被消化酶分解的程度。消化率高表明该蛋白质被利用的可能性大，其营养价值也高。以吸收氮量与摄入氮量的比值表示：

$$蛋白质消化率（\%）= \frac{吸收氮}{摄入氮} = \frac{摄入氮 -（粪氮 - 粪代谢氮）}{摄入氮} \times 100\%$$

摄入氮指从食物中摄入的氮；吸收氮需以摄入氮减去粪氮与粪代谢氮的差求得；粪氮指食物中未被消化的氮及粪代谢氮之和；粪代谢氮指来自消化道脱落的肠黏膜细胞、死亡的肠道微生物及由肠黏膜分泌的消化液中所含的氮，亦即摄入无氮膳食时的粪氮。如果不计算粪代谢氮，所得结果为表观消化率。通常表观消化率易于测定，其数值比实际消化率低，应用时具有较大安全性，故较多采用。

食物蛋白质消化率受食物种类及加工、烹调方法等因素的影响，如植物性食物蛋白质比动物性食物蛋白质消化率低，植物性食物蛋白质的消化率只有80% 左右，而动物性食物蛋白质的消化率在90%以上。通过加工、烹调等方法可以提高蛋白质的消化率，如整粒大豆消化率为60%，加工成豆腐或豆浆后其消化率可提高到90%以上。按常用方法烹调食物时，奶类蛋白质消化率为97%～98%，肉类92%～94%，蛋类98%，大米82%，玉米面66%，马铃薯74%，混合膳食可提高蛋白质消化率。

3. 蛋白质生物价 是指食物蛋白质吸收后在体内储留被利用的氮量与被吸收氮量的比值，用以反映蛋白质在体内被利用的程度。生物价越高该蛋白质的利用率越高。

$$蛋白质生物价 = \frac{氮储留量}{氮吸收量} \times 100 = \frac{氮吸收量 - (尿氮 - 尿内源氮)}{摄入氮 - (粪氮 - 粪代谢氮)} \times 100$$

尿内源氮是指机体不摄入氮时尿中所含有的氮，它主要来自组织蛋白的分解。

一般动物性食物蛋白质的生物价都显著高于植物性食物蛋白质的生物价。几种常用食物蛋白质的生物价分别为：鸡蛋94，牛奶85，猪肉74，牛肉76，虾77，大豆64，绿豆58，蚕豆58，马铃薯67，花生59，大米77，小麦67，面粉52，玉米60，小米57。

4. 必需氨基酸的含量与比值 食物中蛋白质营养价值的高低还取决于食物蛋白质中必需氨基酸的含量与比值。不同食物蛋白质中的必需氨基酸含量和比例不同（见表1-1）。食物蛋白质中必需氨基酸的含量及比值越接近人体需要的模式越容易被人体充分利用，该食物蛋白质的营养价值就高，如肉、鱼、蛋、奶及大豆蛋白，这类蛋白质被称为优质蛋白质。如果食物蛋白质中一种或几种必需氨基酸含量相对较低，如大米和面粉蛋白质中赖氨酸含量较低，导致其他必需氨基酸在体内也不能被充分利用而浪费，这类蛋白质被称为非优质蛋白质，而其中含量相对较低的必需氨基酸被称为限制氨基酸。不过通过将不同种类的食物相互搭配，可以优化氨基酸模式，提高食物蛋白质的营养价值。比如将大米或面粉与大豆或肉类混合食用，其中所含有的必需氨基酸能够取长补短，相互补充，从而达到较好的比例，提高蛋白质的利用率，这种作用被称为蛋白质的互补作用。

表1-1 几种食物蛋白质必需氨基酸的含量（mg/g）及比值

必需氨基酸	人体氨基酸模式		全鸡蛋蛋白质		牛奶蛋白质		牛肉蛋白质		大豆蛋白质		面粉蛋白质		大米蛋白质	
	含量	比值	含量	比值	含量	比值	含量	比值	含量	比值	含量	比值	含量	比值
异亮氨酸	40	4.0	54	3.2	47	3.4	53	4.4	60	4.3	42	3.8	52	4.0
亮氨酸	70	7.0	86	5.1	95	6.8	82	6.8	80	5.7	71	6.4	82	6.3
赖氨酸	55	5.5	70	4.1	78	5.6	87	7.2	68	4.9	20	1.8	32	2.3
蛋氨酸+胱氨酸	35	3.5	57	3.4	32	2.4	38	3.2	17	1.2	31	2.8	30	2.3
苯丙氨酸+酪氨酸	60	6.0	93	5.5	102	7.3	75	6.2	53	3.2	79	7.2	50	3.8
苏氨酸	40	4.0	47	2.8	44	3.1	43	3.6	39	2.8	28	2.5	38	2.9
色氨酸	10	1.0	17	1.0	14	1.0	12	1.0	14	1.0	11	1.0	13	1.0
缬氨酸	50	5.0	66	3.9	64	4.6	55	4.6	53	3.2	42	3.8	62	4.8
总计	360		490		476		445		384		324		359	

注：摘自中国医学百科全书·营养与食品卫生学. 上海：上海科技出版社，1988.

四、蛋白质的来源

蛋白质的食物来源可分为两大类：一类为动物性食物，如牛奶、鸡蛋、瘦肉、鱼类等，这类食物富含优质蛋白质。另一类为植物性食物，包括粮谷类、豆类、水果、蔬菜等。除大豆所含蛋白质为优质蛋白质外，其余如米、面、杂豆、蔬果中的植物蛋白质均为非优质蛋白质。

五、蛋白质的参考摄入量

膳食营养素参考摄入量（dietary reference intakes，DRIs）是为了保证人体合理摄入营养素而设定的每日平均膳食营养素摄入量的一组参考值，主要包括四个指标：平均需要量（EAR）、推荐摄入量（RNI）、适宜摄入量（AI）和可耐受最高摄入量（UL）。不同年龄、性别人群膳食蛋白质的参考摄入量标准不同。一般健康成年人蛋白质摄入以 1.16g/（kg·d）为宜，或按蛋白质产能占总能量的 10%~15% 计算，优质蛋白质宜占总蛋白质的 30% 左右。中国居民膳食蛋白质参考摄入量详见表 1-2。

表 1-2　中国居民膳食蛋白质参考摄入量（DRIs）

人群	EAR* (g/d)		RNI# (g/d)	
	男	女	男	女
0 岁~	—	—	9（AI）	9（AI）
0.5 岁~	15	15	20	20
1 岁~	20	20	25	25
2 岁~	20	20	25	25
3 岁~	25	25	30	30
4 岁~	25	25	30	30
5 岁~	25	25	30	30
6 岁~	25	25	35	35
7 岁~	30	30	40	40
8 岁~	30	30	40	40
9 岁~	40	40	45	45
10 岁~	40	40	50	50
11 岁~	50	45	60	55
14 岁~	60	50	75	60
18 岁~	60	50	65	55
50 岁~	60	50	65	55
65 岁~	60	50	65	55
80 岁~	60	50	65	55
孕妇（早）	—	+0	—	+0
孕妇（中）	—	+10	—	+15
孕妇（晚）	—	+25	—	+30
乳母	—	+20	—	+25

注：摘自中国营养学会《中国居民膳食营养素参考摄入量（2013 版）》。未设定参考值用"—"表示，"+"表示在同龄人群参考值基础上的额外增加量。

＊EAR 为平均需要量，是根据个体需要量的研究资料制订的，可以满足某一特定性别、年龄及生理状况群体中 50% 个体需要量的摄入水平。EAR 是制定 RNI 的基础。

#RNI 为推荐摄入量，是健康个体的膳食营养素摄入目标。长期摄入 RNI 水平，可以维持组织中有适当的储备。如果某个体的平均摄入量达到或超过了 RNI，可以认为该个体没有摄入不足的危险；当低于 RNI 时并不一定表明该个体未达到适宜营养状态，只是提示有摄入不足的危险。

第二节　脂　类

脂类包括中性脂肪和类脂。在室温下呈液态的叫油，固态的叫脂。其特点是难溶于水而易溶于有机溶剂，可溶解其他脂溶性物质。人体脂类总量占体重的10%～20%，肥胖者可占体重的30%。中性脂肪是甘油和三分子脂肪酸组成的甘油三酯，主要储存在皮下、肌肉、腹腔及内脏周围包膜中，占体内总脂量的95%左右。类脂主要是磷脂和固醇，占全身脂类总量的5%左右，存在于细胞原生质和细胞膜内，是生物膜的重要组成成分。

一、脂肪酸的分类

1. 按脂肪酸碳链的长短分类　可分为长链脂肪酸（14C～24C）、中链脂肪酸（8C～12C）和短链脂肪酸（6C以下）。一般食物所含的脂肪酸大多是长链脂肪酸。

2. 按脂肪酸的饱和程度分类　可分为饱和脂肪酸和不饱和脂肪酸。不饱和脂肪酸又可分为单不饱和脂肪酸和多不饱和脂肪酸。饱和脂肪酸过量摄入会升高血脂，促进动脉粥样硬化，而不饱和脂肪酸有降血脂的功效，但易产生脂质过氧化反应，生成自由基和活性氧等物质，对细胞和组织可造成一定的损伤。

3. 按脂肪酸的空间结构分类　可分为顺式脂肪酸和反式脂肪酸。在自然状态下，大多数脂肪酸是顺式，油脂的氢化过程和高温加热会使一些不饱和脂肪酸由顺式转化为反式。反式脂肪酸摄入过多可使血液胆固醇增高，从而增加心血管疾病发生的风险。

二、脂类的生理功能

1. 供给能量　脂肪是人体重要的储备能源。1g脂肪在体内氧化产生37.7kJ（9kcal）能量，正常情况下脂肪氧化提供的能量以占每日摄入总能量的20%～30%为宜。

2. 构成人体细胞和组织　磷脂和胆固醇是细胞膜和细胞器膜的重要结构成分，尤其在神经组织中含量较高，对维持生物膜的流动性和通透性具有重要作用。磷脂和胆固醇是血浆脂蛋白的重要组成成分。胆固醇在体内可合成维生素 D_3、胆汁酸和类固醇激素等重要物质。

3. 供给人体必需脂肪酸　在多不饱和脂肪酸中，n-6型亚油酸和n-3型 α-亚麻酸是维持机体正常代谢不可缺少的，但人体自身不能合成，必须由食物供给，被称为必需脂肪酸。必需脂肪酸是构成线粒体膜和细胞膜的重要组成成分，还与胆固醇代谢有密切关系，并且在体内可以合成一系列具有重要生理功能的多不饱和脂肪酸及其衍生物，如花生四烯酸（AA）、前列腺素、二十碳五烯酸（$C_{20:5}$，n-3，EPA）和二十二碳六烯酸（$C_{22:6}$，n-3，DHA）等。EPA和DHA对调节血脂、维持大脑和视网膜的发育具有重要作用。

4. 促进脂溶性维生素的吸收　脂肪是维生素 A、D、E、K 等的良好溶剂。有些脂肪含量高的食物本身就含有丰富的脂溶性维生素，如鱼油和肝脏脂肪中含丰富的维生素 A、维生素 D，麦胚油含丰富的维生素 E，这些维生素随着脂肪的吸收同时被吸收。当膳食中脂肪缺乏时，脂溶性维生素亦缺乏。

5. 其他　膳食脂肪可增加食物美味、增进食欲、增加饱腹感、延迟胃排空，但摄入过多对人体健康不利，会导致肥胖，增加高脂血症、高血压病、冠心病等患病风险。

三、脂类的营养价值评价

1. 脂肪的消化率   食物脂肪的消化率与其熔点有密切关系，而熔点与脂肪中所含的脂肪酸组成有关。植物油脂含不饱和脂肪酸比例高，熔点低，所以消化率高于动物油脂。

2. 必需脂肪酸的含量   植物油脂中含有较多的必需脂肪酸，故营养价值较动物油脂高。

3. 脂溶性维生素的含量   植物油脂中含有较多的维生素 E，动物脂肪中几乎不含维生素。

4. 油脂的稳定性   稳定性与不饱和脂肪酸的多少和维生素 E 的含量有关。不饱和脂肪酸不稳定，容易被氧化发生酸败，而植物油脂中含有丰富的维生素 E，是天然的抗氧化剂，可防止不饱和脂肪酸被氧化。

四、脂类的来源

膳食脂类主要来源于动物的脂肪组织、内脏和植物的种子。动物脂肪中饱和脂肪酸含量高，如肥肉、奶油等，但鱼虾贝类富含多不饱和脂肪酸，尤其深海冷水鱼体内富含 EPA 和 DHA。动物内脏及蛋黄、鱼子、虾卵、蟹黄中胆固醇含量高，部分食物中胆固醇含量见表 1 - 3。植物性油脂多富含不饱和脂肪酸，特别是必需脂肪酸含量丰富，如高油脂坚果和植物油等，但椰子油和棕榈油中含较多饱和脂肪酸。

表 1 - 3   食物中胆固醇含量（食部 100g）

食物名称	胆固醇（mg）	食物名称	胆固醇（mg）	食物名称	胆固醇（mg）
猪肉（瘦）	77	牛肉（瘦）	63	羊肉（瘦）	65
猪肉（肥）	107	牛肉（肥）	194	羊肉（肥）	173
猪脑	3100	牛舌	102	鸡肝	429
猪舌	116	牛心	125	鸡肉	117
猪心	158	牛肝	257	鸡血	149
猪肝	368	牛肺	234	鸭肉（填鸭）	101
猪肺	314	牛肚	132	鸭肉（普通）	80
猪肾	405	牛肉松	178	鸭肝	515
猪肚	159	牛乳	13	鸭蛋（全）	634
猪大肠	180	鸡蛋（全）	680	鸭蛋（咸）	742
猪肉松	163	鸡蛋黄	1705	鸭蛋黄	1522
青鳝	186	带鱼	97	松花蛋	649
大黄鱼	79	草鱼	81	鸽肉	110

五、脂类的参考摄入量

成年男子每人每天摄入 40 ~ 50g 脂类为宜，女子可适量减少。一般可根据年龄、劳动强度增减，也可按脂肪产热占总能量的 20% ~ 30% 折算。其中饱和脂肪酸、单不饱和脂肪酸和多不饱和脂肪酸的摄入比例以 1∶1∶1 为宜，亚油酸与 α - 亚麻酸的摄入比例以（4 ~ 6）∶1 为宜。反式脂肪酸不应超过总能量的 1%。

第三节 碳水化合物

碳水化合物又称糖类，是由碳、氢、氧三种元素组成的一大类化合物。它们在自然界中构成植物骨架，并作为能源储备，对人体有重要的生理作用。

一、碳水化合物的分类

根据联合国粮农组织（FAO）、世界卫生组织（WHO）的报告，碳水化合物分为糖、寡糖和多糖三类，如表1-4所示。

1. 糖 包括单糖、双糖和糖醇。单糖是结构最简单的碳水化合物，是构成各种寡糖和多糖的基本组成单位，易溶于水，可不经消化酶的作用直接被人体吸收和利用。双糖是两个相同或不相同的单糖分子生成的糖苷。糖醇是单糖的重要衍生物。

2. 寡糖 又称低聚糖，由3~9个单糖分子通过糖苷键构成的聚合物，不能被人体消化酶分解，但部分可在结肠中消化利用。

3. 多糖 由10个以上单糖分子构成的高分子聚合物，无甜味，不易溶于水。多糖可分为淀粉和非淀粉多糖。

（1）淀粉 是植物储存性碳水化合物，多贮存在植物种子和根茎中，因聚合方式不同分为直链淀粉和支链淀粉。为了增加淀粉的用途，淀粉经改性处理后获得了各种各样的变性淀粉。淀粉可在胃肠道酶的作用下水解为单糖被吸收利用。

（2）非淀粉多糖 主要指来自于植物细胞壁的复合碳水化合物，包括纤维素、半纤维素、果胶及亲水胶体物质（如树胶及海藻多糖等），这类多糖是膳食纤维的主要成分。所谓膳食纤维，主要是指不能被人体利用的多糖，即不能被胃肠道消化酶所消化，且不被人体吸收利用的多糖。除了上述非淀粉多糖，膳食纤维还包括植物细胞壁中所含有的木质素。近年来，又将一些同样不能被人体消化酶分解的物质，如抗性淀粉及抗性低聚糖、美拉德反应产物、甲壳素等归入膳食纤维之列。膳食纤维有可溶性和不可溶性之分，可溶性膳食纤维主要包括果胶、豆胶、藻胶和部分半纤维素，不可溶性膳食纤维主要包括纤维素、木质素和部分半纤维素。

表1-4 碳水化合物分类

分类（糖分子DP）	亚组	组成
糖（1~2）	单糖	葡萄糖、半乳糖、果糖
	双糖	蔗糖、乳糖、麦芽糖、海藻糖
	糖醇	山梨醇、甘露糖醇
寡糖（3~9）	异麦芽低聚寡糖	麦芽糊精
	其他寡糖	棉子糖、水苏糖、低聚果糖
多糖≥10	淀粉	直链淀粉、支链淀粉、变性淀粉
	非淀粉多糖	纤维素、半纤维素、果胶、亲水胶质物

二、碳水化合物的生理功能

1. 供给能量　1g碳水化合物在体内氧化可产生16.7kJ（4kcal）能量。维持健康成年人所需的能量中，55%～65%由碳水化合物提供。糖原是碳水化合物在肝脏和肌肉中的储存形式，一旦机体需要，糖原可分解为葡萄糖快速提供能量。心脏活动主要靠磷酸葡萄糖和糖原供给能量，脑组织所需要的能量几乎全部由葡萄糖氧化来供给。所以，碳水化合物对维持心脏、神经系统的正常功能，提高工作效率具有重要意义。当血糖降低时，会出现头晕、心悸、出冷汗，甚至昏迷等症状。

2. 构成机体组织　糖蛋白、核酸、糖脂等都有糖参与组成。糖蛋白是抗体、某些酶和激素的组成成分，核糖和脱氧核糖是生物遗传物质核酸的重要组成成分。

3. 保肝解毒作用　摄入充足的碳水化合物可增加肝糖原的储存，增强肝细胞的解毒功能和再生能力，肝脏中的葡萄糖醛酸能与许多有害物质如细菌毒素、酒精、砷、四氯化碳等结合，以消除或减轻这些物质的毒性，具有解毒作用。

4. 节约蛋白质作用　健康成年人机体所需的能量主要由碳水化合物供给，当碳水化合物供给不足时，机体会通过糖异生作用动用蛋白质和脂肪供能。当碳水化合物充足时，可减少蛋白质作为能量的消耗，使更多的蛋白质参与构成组织、调节生理机能等重要的生理功能，因此碳水化合物具有节约蛋白质的作用。

5. 抗生酮作用　脂肪在体内的代谢需要碳水化合物参与。当膳食中碳水化合物供给不足时，脂肪酸不能被彻底氧化，会产生过多的中间产物酮体，酮体在体内蓄积就会造成酮症酸中毒。膳食中有充足的碳水化合物可以防止酮体在体内蓄积，因此称碳水化合物具有抗生酮作用。

6. 增强肠道功能　膳食纤维具有吸水膨胀的特性，可增加粪便量，促进肠蠕动，缩短食物残渣及有毒物质在肠道内的存留时间，有利排便。膳食纤维在结肠中可部分或全部被微生物酵解，生成短链脂肪酸，提供结肠黏膜所需的能量，调节肠道内环境，抑制有害菌增殖，可以起到预防肠癌的作用。

7. 防治慢性病　膳食纤维能抑制机体对胆固醇的吸收和增加胆酸的排泄，降低血清胆固醇水平，从而预防动脉粥样硬化和心血管病的发生。膳食纤维还能延缓淀粉在小肠的消化，减慢葡萄糖在小肠内的吸收，从而降低餐后血糖水平，有利于糖尿病的控制。

8. 控制体重　膳食纤维热量低，体积大，易使人产生一定的饱腹感，可减少热量摄入，达到控制体重和减肥的作用。但摄入过多可影响蛋白质及其他营养素在体内的消化吸收，并易产生肠胀气、大便次数过多等不适现象。

三、碳水化合物的食物来源

碳水化合物中，糖主要来源于甜味水果、蜂蜜、糖果、糕点、蜜饯、含糖软饮料等；淀粉主要来源于植物性食物，如谷类、杂豆类、薯类等，一般谷类含碳水化合物为60%～80%，杂豆类为45%～60%，薯类为15%～40%；可溶性膳食纤维来源于水果、豆类、海藻等；不溶性膳食纤维来源于谷类、杂粮和豆类种子的外皮，如麦麸、豆皮、豆渣、米糠及蔬菜的茎和叶。

四、碳水化合物的参考摄入量

中国营养学会建议除 2 岁以下的婴幼儿外，碳水化合物以占膳食总能量的 55% ~ 65% 为宜，其中精制糖占总能量 10% 以下。一般成年人膳食纤维的适宜摄入量为 25g/d。但由于不同人群饮食习惯差别很大，不同年龄、性别、生理特点及身体状况等对增加膳食纤维的反应也不一样，应灵活掌握。人们日常膳食中只要不过于精细，不偏食，粗、细粮合理搭配，多吃些蔬菜和水果，膳食纤维一般能够满足机体需要。

第四节　能　量

人体每时每刻都在消耗能量，这些能量主要靠食物中的碳水化合物、脂肪和蛋白质来提供。

一、能量的表示方法

常用的能量单位一般以千卡（kcal）表示，就是指 1kg 纯水由 15℃ 升高到 16℃ 时所需要的能量。1984 年改用国际单位制，以焦耳（Joule，简称为 J）表示。1J 表示 1 牛顿的力将 1 千克重的物体移动 1 米所消耗的能量，常用其 1000 倍（千焦耳，kJ）或 10^6 倍（兆焦耳，MJ）作为单位，两种单位的换算方法为：

1 千卡 = 4.184 千焦耳	1 千焦耳 = 0.239 千卡
1000 千卡 = 4184 千焦耳	1000 千焦耳 = 239 千卡
1000 千卡 = 4.184 兆焦耳	1 兆焦耳 = 239 千卡

二、能量来源与产能比

能量的来源与产能比见表 1 - 5。

表 1 - 5　能量来源与产能比

能量来源	产能系数	占总能量百分比（%）
碳水化合物	4	55 ~ 65
脂肪	9	20 ~ 30
蛋白质	4	10 ~ 15

三、人体能量的消耗

成年人每日的能量消耗包括三方面，即维持基础代谢、食物的特殊动力作用及各种体力活动所需要的能量。对于某些特殊年龄阶段人群，还有生长发育等额外的能量消耗。

1. 基础代谢所消耗的能量　基础代谢是指人体在空腹（饭后 10 ~ 12 小时）、清醒、静卧、适宜气温（18℃ ~ 25℃）的状态下用以维持生命最基本的活动所消耗的能量，例如心脏跳动、肺的呼吸、腺体分泌、神经活动等所需要的能量。单位时间内人体每平方米体表面积所消耗的

NOTE

基础代谢能量称为基础代谢率。基础代谢率的高低受年龄、性别、气候和内分泌器官功能的影响。年龄越小，相对基础代谢率越高。随着年龄的增加，基础代谢率则缓慢降低。机体发热与甲状腺功能亢进时，基础代谢率明显增高。基础代谢所消耗的能量占总能量的60%～70%。

基础代谢所消耗的能量一般为40kcal/（m²·h）或1kcal/（kg·h）。

$$M^2 = 0.00659H + 0.0126W - 0.1603$$

式中 M²、H、W 分别代表体表面积、身高、体重，分别用 m²、cm 及 kg 来表示。

2. 食物的特殊动力作用　也称食物热效应，是指摄入食物后引起体内能量消耗增加的现象。即摄食使基础代谢率升高，3～4小时后恢复正常。能量消耗增加的多少随食物而异，摄入脂肪消耗的能量相当于本身产能的4%～5%，摄入碳水化合物为5%～6%，蛋白质的特殊动力作用最大，相当于本身产能的30%。成人摄入一般的混合性膳食时，食物的特殊动力作用所消耗的能量相当于总能量的10%。

3. 各种体力劳动所消耗的能量　通常各种体力活动所消耗的能量占人体总能量的15%～30%。体力活动包括职业活动、社会活动、家务活动、休闲活动等，其能量消耗受活动强度、维持时间及动作熟练程度等的影响，其中活动强度是主要的影响因素。WHO 将职业劳动强度分为轻、中、重三个等级，具体见表1-6。各种活动的能量消耗见表1-7。

表1-6　体力活动水平分级表

活动水平	职业工作时间分配	工作内容举例
轻	75%时间坐或站立	办公室工作、修理电器钟表、售货员
	25%时间站着活动	酒店服务员、化学实验操作、讲课等
中	25%时间坐或站立	学生日常活动、机动车驾驶、电工安装
	75%时间特殊职业活动	车床操作、金工切割等
重	40%时间坐或站立	非机械化农业劳动、炼钢、舞蹈、体育
	60%时间特殊职业活动	运动、装卸、采矿等

表1-7　各种活动的能量消耗（每公斤体重每小时所需的热量）

活动项目	所需能量（kcal）	活动项目	所需能量（kcal）
走路（慢步）	2.0	跳舞	3.8
走路（快步）	3.4	打乒乓球	4.4
走路（极快）	8.3	高声读书	0.4
跑步	7.0	唱歌	0.8
骑自行车（快）	7.6	游泳	7.9
骑自行车（慢）	2.5	体操	3.1
滑冰	3.5	打字	1.0
乘汽车	0.6	看书学习	0.32
坐着休息	0.3	洗碗、盘	1.0
穿衣、脱衣	0.7	扫地（轻）	1.4
吃饭	0.4	扫地（重）	1.7
洗衣服	1.3	缝衣	0.9
擦地	1.2	写字	0.4
熨衣	2.0	洗涤	1.0

续表

活动项目	所需能量（kcal）	活动项目	所需能量（kcal）
整理床铺	0.8	闲谈	0.36
个人卫生	0.9	上下楼梯	3.3
睡醒静卧	0.1	站立	0.6

4. 生长发育所消耗的能量 婴儿、幼儿、儿童、青少年的生长发育需要能量；孕妇的子宫、乳房、胎盘的生长发育及体脂储备，胎儿的生长发育等均需要能量；乳母合成和分泌乳汁也需要补充额外的能量。

四、能量不足和过多对机体的影响

若人体膳食能量长期摄入不足，不能满足正常生理代谢需要，体内储存的糖原、脂肪甚至蛋白质就会被用来氧化供能，从而发生营养不良，临床表现为体重减轻、消瘦、贫血、精神不振、神经衰弱、皮肤干燥，甚至发生肌肉和内脏萎缩，严重影响健康和工作效率。这些症状的出现，不一定由于单纯能量不足，也可能因蛋白质缺乏引起。因为能量不足时，也需要蛋白质氧化供能，这就加重了蛋白质的缺乏。

若人体膳食能量长期摄入过多，超过人体正常代谢的需要，多余的能量就会在体内以脂肪的形式储存起来，形成肥胖。如果脂肪沉积在内脏，就会出现相应的疾病，如脂肪肝、动脉粥样硬化等。大量医学研究证实，肥胖和高血压病、高脂血症、糖尿病、冠心病、胰腺炎、胆石症、睡眠呼吸暂停综合征、骨关节疾病，甚至某些癌症的发生关系密切。

五、能量的参考摄入量

能量消耗受很多因素影响，应根据不同的年龄、性别、劳动强度、生理、病理状况等供给，详见表1-8。

表1-8 中国居民膳食能量需要量（EER）

人群	能量（kcal/d）					
	身体活动水平（轻）		身体活动水平（中）		身体活动水平（重）	
	男	女	男	女	男	女
0岁~	—	—	90kcal/(kg·d)	90kcal/(kg·d)	—	—
0.5岁~	—	—	80kcal/(kg·d)	80kcal/(kg·d)	—	—
1岁~	—	—	900	800	—	—
2岁~	—	—	1100	1000	—	—
3岁~	—	—	1250	1200	—	—
4岁~	—	—	1300	1250	—	—
5岁~	—	—	1400	1300	—	—
6岁~	1400	1250	1600	1450	1800	1650
7岁~	1500	1350	1700	1550	1900	1750
8岁~	1650	1450	1850	1700	2100	1900

续表

| 人群 | 能量（kcal/d） | | | | | |
| | 身体活动水平（轻） | | 身体活动水平（中） | | 身体活动水平（重） | |
	男	女	男	女	男	女
9 岁 ~	1750	1550	2000	1800	2250	2000
10 岁 ~	1800	1650	2050	1900	2300	2150
11 岁 ~	2050	1800	2350	2050	2600	2300
14 岁 ~	2500	2000	2850	2300	3200	2550
18 岁 ~	2250	1800	2600	2100	3000	2400
50 岁 ~	2100	1750	2450	2050	2800	2350
65 岁 ~	2050	1700	2350	1950	—	—
80 岁 ~	1900	1500	2200	1750	—	—
孕妇（早）	—	+0	—	+0	—	+0
孕妇（中）	—	+300	—	+300	—	+300
孕妇（晚）	—	+450	—	+450	—	+450
乳母	—	+500	—	+500	—	+500

注：摘自中国营养学会《中国居民膳食营养素参考摄入量（2013 版）》。未曾定参考数值用"—"表示，"＋"表示在同龄人参考数值基础上额外增加的量。

第五节　矿物质

人体由许多元素组成，在这些元素中，除了碳、氢、氧、氮以有机化合物的形式出现外，其余各种元素统称为矿物质或无机盐。矿物质在人体内的种类和数量与外界环境中的种类和数量密切相关。已发现有 20 多种矿物质是构成人体组织、维持生理功能及生化代谢所必需的。为便于研究，将占人体总重量的 0.01% 以上的矿物质称为常量元素或宏量元素，有钙、镁、钾、钠、磷、硫和氯 7 种。将占人体总重量的 0.01% 以下的矿物质称为微量元素或痕量元素，有铁、锰、锌、铜、碘、硒、氟、钼、铬、镍、锡、矾、硅、钴等 14 种。它们是酶系统或蛋白系统的关键成分，可激活人体新陈代谢中多种物质的活性，调整人体的生理机能，是人体的必需微量元素。1990 年联合国粮农组织（FAO）、国际原子能机构（IAEA）、世界卫生组织（WHO）三个国际组织的专家委员会重新界定必需微量元素的定义，并按其生物学的作用将之分为三类：①人体必需的微量元素，共 8 种，包括碘、锌、硒、铜、钼、铬、钴和铁；②人体可能必需的微量元素，共 5 种，包括锰、硅、硼、钒和镍；③具有潜在的毒性，但在低剂量时，可能具有人体必需功能的微量元素，有氟、铅、镉、汞、砷、铝和锡，共 7 种。

一、钙与磷

钙是人体含量最多的元素之一，成人体内钙含量为 1000 ~ 1200g，其中约 99% 的钙集中在骨骼和牙齿中。磷在体内的含量仅次于钙，正常人骨中含磷总量为 600 ~ 900g，约占体内磷总量的 80%。

1. 生理功能与临床意义　钙与磷是构成骨骼和牙齿的成分，可支撑身体、坚固牙齿，是神经活动、核酸和能量代谢不可缺少的物质。人体对钙的吸收利用，受诸多因素的影响。钙与磷的比例要适当，若磷过高形成过量的磷酸钙，则不利于钙的吸收；食物中草酸、植酸、膳食纤维过多也会抑制钙的吸收；维生素 D、乳糖则能够促进钙吸收。若钙吸收利用障碍，儿童易患佝偻病，成人易出现骨质疏松症，老年人骨骼受到外伤易骨折。

2. 来源与参考摄入量　奶及奶制品含钙丰富且钙磷比例适宜，钙吸收率高，是钙的良好来源；海产品中的虾皮、海带，以及蛋类、大豆及其制品、芝麻酱等均含丰富的钙，吸收利用率较高。某些蔬菜中的钙含量虽然较高，但受草酸、膳食纤维等物质影响，钙的吸收利用率较低。磷在食物中含量丰富，一般不易缺乏。

钙的推荐摄入量成人为 800mg/d，孕妇、乳母及儿童适量增加，详见表 1-9。

二、镁

镁在人体内的含量为 20~30g，是常量元素中含量最少的，其中 60%~65% 集中在骨骼和牙齿，剩余的大部分存在于细胞内液和软组织中。分布于细胞外液的镁仅占总量的 1%，但却发挥着极为重要的生理作用，如唾液、胆汁、肠液、胰液等都含有镁。

1. 生理功能与临床意义　镁与钙、磷构成骨盐。钙与镁既协同又拮抗。当钙不足时，镁可略为代替钙；而当摄入镁过多时，又阻止骨骼的正常钙化。镁是多种酶的激活剂，在体内许多重要的酶促反应中，镁像辅基一样起着决定性的作用。镁离子浓度降低，可阻止脱氧核糖核酸的合成和细胞生长，减少蛋白质的合成与利用，降低血浆白蛋白和免疫球蛋白含量。镁是心血管系统的保护因子，为维护心脏正常功能所必需。缺镁易发生血管硬化，心肌损害。补充镁盐可降低心肌梗死的死亡率。镁是细胞内液的主要阳离子，与钙、钾、钠一起和相应的负离子协同，维持体内酸碱平衡和神经肌肉的应激性，保持神经肌肉兴奋与抑制平衡。血清镁浓度下降，镁钙失去平衡，可出现易激动、心律不齐、神经肌肉兴奋性极度增强，幼儿可发生癫痫、惊厥。

2. 来源与参考摄入量　镁的膳食来源主要是植物性食物，粗粮、大豆、坚果及绿叶蔬菜中均含丰富的镁，动物性食品、精制加工的食品及油脂中镁的含量较低。

镁的推荐摄入量成人为 330mg/d，详见表 1-9。

三、铁

铁是人体必需的微量元素。成人体内含铁量为 4~6g，其中 72% 以血红蛋白、3% 以肌红蛋白、0.2% 以其他化合物形式存在，其余为储存铁，以铁蛋白、含铁血黄素的形式存在于肝、脾和骨髓中。在人体的各部位中，肝、脾的含铁量最高，其次为肾、心、骨骼肌与脑。在传染病及恶性病变时，肝脏含铁量大增，可高达 10g。

1. 生理功能与临床意义　铁是血红蛋白、肌红蛋白、细胞色素和其他呼吸酶的重要成分，参与氧的运输和组织的呼吸过程。如果机体缺铁可使血红蛋白减少，发生营养性贫血，临床表现为食欲减退、烦躁、乏力、心悸、头晕、眼花、免疫功能低下、指甲脆薄、反甲，儿童出现虚胖、注意力不集中等。

2. 来源与参考摄入量　食物中的铁以血红素铁和非血红素铁的形式存在。血红素铁主要来自肉、禽和鱼类的血红蛋白和肌红蛋白，吸收率为10%～30%。非血红素铁主要存在于植物性食物中，吸收率仅为5%。因为非血红素铁必须在十二指肠和空肠上段被酸性胃液离子化，还原为二价铁的状态才能被吸收。食物中的柠檬酸、维生素C、维生素A、动物蛋白质等可促进铁的吸收；植物性食物中的草酸、植酸、鞣酸、膳食纤维、茶和咖啡则抑制铁的吸收。含血红素铁较多的食物有动物血、肝脏、瘦肉（如牛肉、羊肉、猪肉）等。植物性食品含铁较高的有豆类、黑木耳、芝麻酱等。

铁的推荐摄入量成年男性为12mg/d，成年女性为20mg/d，详见表1-9。

四、锌

锌是人类和许多动物生长发育必需的微量元素之一，在人体内的含量为1.4～2.3g，分布在人体所有的组织、器官、体液及分泌物中。95%以上的锌存在于细胞内。

1. 生理功能与临床意义　锌主要参与体内多种酶的组成，促进酶的活性。锌与核酸、蛋白质的合成，碳水化合物、维生素A的代谢，以及胰腺、性腺和脑下垂体活动都有密切关系。缺锌时，可出现生长发育迟缓，性成熟受抑制；食欲减退，味觉异常，有异食癖；伤口不易愈合等表现。

2. 来源与参考摄入量　锌的食物来源较广泛，但含量差异较大。牡蛎、鲱鱼等海产品含锌丰富，其次为牛肉、动物肝脏、蛋类等。牛乳的锌含量高于人乳，但吸收率人乳高于牛乳。植物食品锌吸收率低。

锌的推荐摄入量成年男性为12.5mg/d，成年女性为7.5mg/d，详见表1-9。

五、碘

碘在人体内的含量为20～50mg，其中70%～80%存在于甲状腺，参与甲状腺激素的合成，其余存在于皮肤、骨骼、内分泌腺及中枢神经系统等。

1. 生理功能与临床意义　碘是甲状腺激素的主要成分。甲状腺激素能调节体内的基础代谢，维持人体的生长发育，促进三羧酸循环中的生物氧化过程，维持脑正常发育和骨骼生长，保持身体健康。缺碘时可出现甲状腺肿大，孕妇早期缺碘可使小儿生长发育迟缓、智力低下、聋哑、身体矮小，即所谓"克汀病"。

2. 来源与参考摄入量　碘的来源主要为海带、紫菜、海蛤及海蜇等海产品。有的食物本身存在抗甲状腺素物质，如洋白菜、菜花、苤蓝、萝卜、木薯等。在缺碘的地区还应改良水土，提高环境碘的质量，并摄入碘盐进行预防，但要防止矫枉过正。高碘同低碘一样会危害人体健康，长期摄入碘过量可能导致甲状腺功能减退症、自身免疫甲状腺病，并可能增加乳头状甲状腺癌的发病风险。

碘的推荐摄入量为成人120μg/d，孕妇、乳母适量增加，详见表1-9。

表 1-9　常量和微量元素的 RNIs 或 AIs

年龄/岁	钙 Ca RNI/mg	磷 P RNI/mg	钾 K AI*/mg	钠 Na AI/mg	镁 Mg RNI/mg	铁 Fe RNI/mg 男	铁 Fe RNI/mg 女	碘 I RNI/μg	锌 Zn RNI/mg 男	锌 Zn RNI/mg 女	硒 Se RNI/μg	铜 Cu RNI/mg	氟 F AI/mg	铬 Cr AI/μg	锰 Mn AI/mg	钼 Mo RNI/mg
0~	200(AI)	100(AI)	350	170	20(AI)	0.3(AI)		85(AI)	2.0(AI)		15(AI)	0.3(AI)	0.01	0.2	0.01	2(AI)
0.5~	250(AI)	180(AI)	550	350	65(AI)	10		115(AI)	3.5		20(AI)	0.3(AI)	0.23	4.0	0.7	15(AI)
1~	600	300	900	700	140	9		90	4.0		25	0.3	0.6	15	1.5	40
4~	800	350	1200	900	160	10		90	5.5		30	0.4	0.7	20	2	50
7~	1000	470	1500	1200	220	13		90	7		40	0.5	1.0	25	3	65
11~	1200	640	1900	1400	300	15	18	110	10	9	55	0.7	1.3	30	4	90
14~	1000	710	2200	1600	320	16	18	120	11.5	8.5	60	0.8	1.5	35	4.5	100
18~	800	720	2000	1500	330	12	20	120	12.5	7.5	60	0.8	1.5	30	4.5	100
50~	1000	720	2000	1400	330	12	12	120	12.5	7.5	60	0.8	1.5	30	4.5	100
65~	1000	700	2000	1400	320	12	12	120	12.5	7.5	60	0.8	1.5	30	4.5	100
80~	1000	670	2000	1300	310	12	12	120	12.5	7.5	60	0.8	1.5	30	4.5	100
孕妇(早)	+0	+0	+0	+0	+40	+0		+110	+2		+5	+0.1	+0	+1	+0.4	+10
孕妇(中)	+200	+0	+0	+0	+40	+4		+110	+2		+5	+0.1	+0	+4	+0.4	+10
孕妇(晚)	+200	+0	+0	+0	+40	+9		+110	+2		+5	+0.1	+0	+6.0	+0.4	+10
乳母	+200	+0	+400	+0	+0	+4		+120	+4.5		+18	+0.6	+0	+7	+0.3	+3

注：摘自中国营养学会《中国居民膳食营养素参考摄入量（2013 版）》。

* AI 为适宜摄入量，是在个体需要量的研究资料不足无法计算求得 RNI 时，通过观察或实验获得的健康人群某种营养素的摄入量，可作为个体营养素摄入量的目标。

NOTE

第六节　维生素

维生素是维持机体正常生理功能和细胞内特异代谢反应所必需的一类微量低分子有机化合物。维生素具有许多共同的特性：是酶或辅酶的重要组成成分；人体不能合成或合成很少，不能满足机体需要，必须由食物来提供；它们不构成机体组织，不提供能量，但在调节物质代谢过程中有重要作用。维生素的种类很多，根据其溶解性将维生素分为两大类，即脂溶性维生素和水溶性维生素。

一、脂溶性维生素

脂溶性维生素包括维生素 A、维生素 D、维生素 E 和维生素 K，在食物中与脂肪共存，吸收时与肠道中的脂类相关。脂溶性维生素主要贮存于肝脏中，过量摄入可造成体内积聚，导致中毒；摄入过少，又会出现营养缺乏病。

（一）维生素 A

维生素 A 又称视黄醇。天然存在的维生素 A 有两种类型，即维生素 A_1（视黄醇）和维生素 A_2（3 - 脱氢视黄醇）。维生素 A_1 主要存在于海鱼和哺乳动物的肝脏中；维生素 A_2 存在于淡水鱼中，其生物活性仅为维生素 A_1 的 40%。植物中的类胡萝卜素有部分能在体内转化为维生素 A，被称为维生素 A 原。目前已知至少有 50 余种类胡萝卜素可转化为维生素 A，其中主要有 α - 胡萝卜素、β - 胡萝卜素、γ - 胡萝卜素和隐黄素四种，以 β - 胡萝卜素的活性最高。

1. 特性　维生素 A 和 β - 胡萝卜素溶于脂肪，不溶于水，对热、酸和碱均稳定，一般烹调方法对其影响较小，但经空气氧化极易失去生理作用，紫外线照射亦破坏。食物中所含的磷脂、维生素 E、维生素 C 及其他抗氧化物质，有助于维生素 A 和类胡萝卜素的稳定。

2. 表示单位　维生素 A 常用国际单位（IU）来表示，世界卫生组织提出用视黄醇当量（RE）来表示。

1IU 维生素 A = 0.3μgRE　　　　　1μg 视黄醇 = 1.0μgRE

1μgβ - 胡萝卜素 = 0.167μgRE　　　1μg 其他维生素 A 原 = 0.084μgRE

3. 生理功能与临床意义

（1）维持上皮细胞的正常生长与分化。维生素 A 能保护全身内外的一切上皮，包括内分泌腺体的上皮。当缺乏维生素 A 时，腺体分泌减少，上皮组织细胞萎缩，皮肤粗糙、干燥、发生鳞状等角化变化，以臂、腿、肩等部位较为明显；皮肤防御能力降低，易感染疾病。

（2）参与视紫质的合成，维持正常视觉。维生素 A 具有保护夜间视力，维持视紫质的正常功能。当缺乏时，暗适应能力下降，严重时可致夜盲症。由于角膜、结膜上皮组织、泪腺等退行性变，可致角膜干燥、发炎、溃疡等一系列变化，球结膜上可出现毕脱氏斑（泡状银灰色斑点）。

（3）促进人体正常生长和骨骼发育。维生素 A 可以促进蛋白质的合成和骨组织的正常分化，有助于细胞的增殖和生长。孕妇缺乏时，胎儿生长发育障碍，甚至引起胎儿死亡；幼儿缺乏时，可出现发育不良或停滞。

（4）维持机体的免疫功能，有抑癌作用。

（5）改善铁的吸收和运转。

摄入过多的维生素 A 也可引起中毒，一般多发生在服用维生素 A 过多或食入过多含维生素 A 的食物如狗肝、鲨鱼肝。维生素 A 过多症的表现有头痛、头晕、厌食、腹泻、激动，骨质脱钙、骨脆性增加、骨关节疼痛、皮肤干燥而粗糙、鳞皮、脱发、指（趾）甲易脆、肝肿大等。

4. 来源及参考摄入量　维生素 A 最好的来源是动物肝脏、鱼肝油、蛋黄、奶油，β-胡萝卜素最丰富的来源是绿色和黄色的蔬菜和水果，如胡萝卜、菠菜、红薯、西蓝花、哈密瓜等。

膳食维生素 A 推荐摄入量成年男性为 $800\mu gRE/d$，成年女性为 $700\mu gRE/d$，详见表 1-10。

膳食中总视黄醇当量（μgRE）= 视黄醇（μg）+ β-胡萝卜素（μg）×0.167 + 其他维生素 A 原（μg）×0.084。

（二）维生素 D

维生素 D 是类固醇的衍生物，包括维生素 D_2（麦角钙化醇）与维生素 D_3（胆钙化醇），分别由麦角固醇和 7-脱氢胆固醇经紫外线照射后转化而成。人和动物的皮肤和脂肪组织中都含有 7-脱氢胆固醇，故皮肤经紫外线照射后可形成维生素 D_3，然后被运送到肝、肾，转化成具有活性的形式后，再发挥其生理作用。

1. 特性　维生素 D 为白色结晶、无气味、溶于脂肪和脂溶剂，性质比较稳定，在中性和碱性环境中耐高温和氧化。一般在食物烹调加工过程中不会损失，但脂肪酸败可影响维生素 D 的含量。

2. 生理功能与临床意义　维生素 D 促进钙和磷的吸收、利用，以构成健全的骨骼和牙齿。体内缺乏维生素 D 时，钙、磷代谢紊乱，血液中钙、磷含量降低，影响骨骼钙化，导致骨质软化、变形。婴幼儿易致佝偻病，表现为多汗、烦躁不安、手足抽搐；骨质脱钙、软化、骨骼畸形。成人出现骨质软化症和骨质疏松症，尤其是孕产妇，可出现长骨、扁骨软骨变形，易骨折；全身疼痛，尤以夜间为甚，多在腰背部，沿脊椎放射。X 线检查可见骨质疏松、骨皮质变薄、骨盆畸形。

维生素 D 过多会引起中毒，主要由于长期大剂量服用浓缩鱼肝油所致，临床表现为食欲不振、恶心、呕吐、腹泻、多尿、体重下降、易疲劳、烦躁不安，血清钙磷浓度明显升高，动脉、心肌、肺、肾等软组织出现转移性钙化及肾结石，结石阻塞肾小管可引起继发性肾水肿，严重时可致肾功能衰竭。

3. 来源及参考摄入量　维生素 D 的良好来源是鱼肝油、各种动物肝脏和蛋黄，奶类也含有少量的维生素 D。经常接受日光照射者一般无需补充维生素 D。婴幼儿经常晒太阳是获得维生素 D 的最好途径。

维生素 D 推荐摄入量成年人为 $10\mu g/d$，相当于 400IU（100IU=2.5μg），详见表 1-10。

（三）维生素 E

维生素 E 又称生育酚或生育醇。作为"抗不育维生素"是来自早期的动物实验，由于大鼠缺乏维生素 E 引起不育现象，故称为生育酚。维生素 E 是 α、β、γ、δ 生育酚和 α、β、γ、δ 三烯生育酚等八种物质的总称。他们都具有维生素 E 的活性，其中以 α-生育酚的活性最高。

1. 特性　维生素 E 在无氧条件下，对热及酸性环境稳定，紫外线、碱、氧及铁、铜盐能使其迅速破坏。脂肪酸败能加速维生素 E 的破坏。

2. 生理功能与临床意义 维生素 E 作用于性腺体的上皮和生殖细胞，维持生殖机能。它又是一种重要的抗氧化营养素，可以防止多不饱和脂肪酸被氧化，还能保护 T 淋巴细胞、红细胞，抗自由基氧化，抑制血小板聚集等，因而可延缓人体的衰老进程，对预防疾病的发生有一定的作用。维生素 E 缺乏时，可引起红细胞数量减少及缩短红细胞的生存时间，出现大细胞性溶血性贫血。临床上经常应用维生素 E 治疗溶血性贫血、习惯性流产和不孕症。

3. 来源及参考摄入量 维生素 E 的食物来源广泛，各种油料种子及植物油如麦胚油、芝麻油、花生油及坚果中含量丰富，乳、肉、蛋类、豆类、蔬菜、水果中也都含有维生素 E。

人体对维生素 E 的需要量受膳食中其他成分的影响，特别是膳食中多不饱和脂肪酸摄入量增加时，应相应增加维生素 E 的摄入量。一般膳食中维生素 E 与多不饱和脂肪酸的比值为 0.4～0.5。此外，服用避孕药、阿司匹林及饮用酒精饮料时，应增加维生素 E 的摄入量。维生素 E 亦与维生素 C 有协同关系。维生素 E 的适宜摄入量为成年人 $14mg\alpha-TE/d$，详见表 1-10。$\alpha-TE$ 为 $\alpha-$生育酚当量，总 $\alpha-TE$（mg）$=1\times\alpha-$生育酚（mg）$+0.5\times\beta-$生育酚（mg）$+0.1\times\gamma-$生育酚（mg）$+0.3\times\alpha-$三烯生育酚（mg）$+0.02\times\delta-$生育酚（mg）。

（四）维生素 K

维生素 K 又叫凝血维生素。天然的维生素 K 有两种，即从绿色植物中提取的维生素 K_1 和肠道细菌（如大肠杆菌）合成的维生素 K_2。

1. 特性 维生素 K 的化学性质较稳定，能耐酸、耐热，正常烹调中只有很少损失，但对光敏感，易被碱和紫外线分解。

2. 生理功能与临床意义 维生素 K 是凝血因子 $\gamma-$羧化酶的辅酶，而其他凝血因子 7、9、10 的合成也依赖于维生素 K，所以有促凝血的作用。若体内缺乏维生素 K，会导致凝血时间延长，出现牙龈出血、流鼻血、尿血、胃出血等各种出血症状。维生素 K 还参与合成维生素 K 依赖蛋白质，后者能调节骨骼中磷酸钙的合成。

3. 来源及参考摄入量 维生素 K 的来源有两方面，一方面由肠道细菌合成；另一方面来自食物，绿叶蔬菜含量高，其次是奶及肉类，水果及谷类含量低。

维生素 K 的适宜摄入量为成年人 $80\mu g/d$，详见表 1-10。

二、水溶性维生素

水溶性维生素主要有维生素 B 族和维生素 C 两大类。维生素 B 族包括硫胺素（维生素 B_1）、核黄素（维生素 B_2）、尼克酸（维生素 B_5、维生素 PP）、砒哆素（维生素 B_6）、钴胺素（维生素 B_{12}）、叶酸、泛酸（维生素 B_3）和生物素（维生素 H）8 种。其共同特点是易溶于水，不溶于脂肪及脂溶剂；在体内不易贮存，过量时很快从尿中排出，供给不足时易出现缺乏症；在体内绝大多数是以辅酶或酶基的形式参与各种酶的功能。

（一）维生素 B_1

1. 特性 维生素 B_1 又称硫胺素、抗神经炎因子或抗脚气病因子。维生素 B_1 溶于水，在酸性环境中很稳定，加热至 120℃ 仍不分解，一般烹调温度下破坏较少，但油炸食物时极易被破坏；在碱性溶液中不稳定，室温下即迅速分解，加热会全部被破坏。

2. 生理功能与临床意义 维生素 B_1 是脱羧酶的辅酶成分，主要作用于糖代谢；还可抑制胆碱酯酶的活性，对于促进食欲、维持胃肠道的正常功能和消化液的分泌等起到重要的作用。缺乏时，糖代谢及有关的代谢不能正常进行，需要糖来支持的组织就会受到损害，如神经组织。缺乏时还易患脚气病，该病有以下几种类型：①干性脚气病：以上行性对称性周围神经炎为主，表现为肢端麻木、肌肉酸痛、压痛或功能障碍。②湿性脚气病：以急性心力衰竭、下肢水肿为主。③混合型脚气病：既有神经炎又有心力衰竭和水肿的症状。婴幼儿的脚气病多发生在 2 ~ 5 月龄，表现为紫绀、水肿、心力衰竭，可引起心脏性猝死。

3. 来源及参考摄入量　维生素 B_1 广泛存在于天然食物中，含量较丰富的食物有谷类、豆类、酵母、坚果、动物内脏、瘦肉类、蛋类、芹菜、白菜等。食物中维生素 B_1 的含量与谷类的碾磨程度、水洗次数、浸泡时间、烹调方法有关。

维生素 B_1 的推荐摄入量为成年男性 1.4mg/d，成年女性 1.2mg/d，详见表 1 – 10。

（二）维生素 B_2

1. 特性　维生素 B_2 又称核黄素，耐热，在酸性和中性溶液中较稳定，但遇光和碱易被破坏。因此，应避光保存，烹调食物时不加碱。

2. 生理功能与临床意义　维生素 B_2 既参与细胞氧化还原系统传递氢的反应，又是多种酶的辅酶；能促进生长，维护皮肤和黏膜的完整性；对眼的感光过程、水晶体的角膜呼吸过程具有重要作用。缺乏时会影响细胞的氧化作用，使物质代谢发生障碍，可引起各种炎症，如口腔炎、口唇炎、舌炎和眼睑炎，出现怕光、流泪、视力模糊等，还可出现脂溢性皮炎、阴囊炎、外阴炎。

3. 来源及参考摄入量　富含维生素 B_2 的食物主要有动物的肝脏、肾脏、心脏及乳类、蛋黄、河蟹、鳝鱼、口蘑，绿叶蔬菜中维生素 B_2 的含量高于其他蔬菜。烹调食物时损失较大，如淘米次数多、煮面去汤均可使食物中的核黄素丢失。

维生素 B_2 的推荐摄入量为成年男性 1.4mg/d，成年女性 1.2mg/d，详见表 1 – 10。

（三）维生素 PP

1. 特性　维生素 PP 又称烟酸、尼克酸、抗癞皮病因子，在体内以具有生理活性的尼克酰胺形式存在。维生素 PP 易溶于水，耐热，在酸、碱性溶液中比较稳定。

2. 生理功能与临床意义　尼克酸是辅酶Ⅰ及辅酶Ⅱ的重要组成成分，辅酶Ⅰ及辅酶Ⅱ在组织细胞氧化还原过程中起到传递氢的作用，是氢的供体或受体。此外，尼克酸还可促进消化，维持神经及皮肤的健康。缺乏时出现癞皮病：发病初有乏力、口腔及舌烧灼感、食欲不振、腹痛、腹泻；以后出现皮肤角化、晒斑、变黑，有干燥、脱屑现象，双颊呈蝴蝶样色素沉着；神经精神系统出现肌肉震颤、精神失常或痴呆。此即所谓"三 D"（皮炎 dermatitis、腹泻 diarrhoea 和痴呆 dementia）症状。

3. 来源及参考摄入量　尼克酸广泛存在于动植物食物中，含量较丰富的食物有肉类、肝脏、豆类、大米、花生等。玉米中尼克酸的含量也不低，甚至高于大米，但以玉米为主食的地区容易发生癞皮病，原因是玉米中的尼克酸为结合型，不能被吸收利用。所以，食用玉米时可加入 0.6% 的碳酸氢钠（小苏打），使尼克酸变成游离型，能够得到充分吸收。

维生素 PP 的推荐摄入量为成年男性 15mgNE/d，成年女性 12mgNE/d，详见表 1 – 10。

烟酸当量（NE，mg）= 烟酸（mg）+ 1/60 色氨酸（mg）

（四）维生素 C

1. 特性　维生素 C 又称抗坏血酸，可防治坏血病。是一种白色结晶状的有机酸，易溶于水，在酸性环境中稳定，遇空气中氧、热、光、碱性物质，特别是有氧化酶及微量铜、铁等金属离子存在时，可促使其氧化破坏。

2. 生理功能与临床意义　维生素 C 是一种活性很强的还原性物质，对机体内多种羟化反应起重要作用，可促进组织中胶原的形成。维生素 C 可将运铁蛋白中的三价铁还原为二价铁，利于铁的吸收，促进贫血的恢复。维生素 C 能促进无活性的叶酸转化为有活性的亚叶酸，有效地防止婴儿患巨幼红细胞性贫血。维生素 C 还可与各种金属离子络合，减少铅、汞、镉、砷等毒物的吸收。维生素 C 参与肝脏内胆固醇的羟化作用，形成胆酸，可降低血中胆固醇的含量。维生素 C 缺乏时出现坏血病，早期症状为食欲不振、乏力、肌肉痉挛、精神烦躁，口腔出现齿龈发炎、红肿、出血；重者可形成皮下、肌肉、关节出血及血肿，大腿后侧、小腿、臀部、腹部及上肢部位出现毛囊角化。儿童缺乏维生素 C 常见下肢肿胀、疼痛，出血症状较成人严重，有时出现胸膜腔及骨膜下出血等。

3. 来源及参考摄入量　维生素 C 的主要来源为新鲜蔬菜和水果，特别是青椒、西蓝花、豌豆苗、柑橘、鲜枣、猕猴桃等含量丰富。

维生素 C 的推荐摄入量为成年人 100mg/d，详见表 1 – 10。

三、类维生素

类维生素是指具有某些维生素特性和类似维生素的功能，但不完全符合维生素的定义，且在体内可以正常合成的一类有机化合物的总称，包括牛磺酸、肉碱、肌醇、辅酶 Q、对氨基苯甲酸等。由于这类物质在生物学功能及食物中的分布与 B 族维生素类似，因此，通常将其归于 B 族维生素范畴。

（一）牛磺酸

1. 特性　牛磺酸是体内一种含硫的非蛋白质氨基酸，在体内以游离状态存在，不参与蛋白质的生物合成，但与胱氨酸、半胱氨酸的代谢关系密切。人体合成牛磺酸的半胱氨酸亚硫酸羧酶活性较低，主要依靠摄取食物中的牛磺酸来满足机体需要。纯品为无色或白色斜状晶体，无臭。牛磺酸化学性质稳定，易溶于水，不溶于乙醚等有机溶剂，对热稳定，300℃可被分解破坏。

2. 生理功能与临床意义　牛磺酸在脑内含量丰富、分布广泛，能促进神经系统的生长发育和细胞的增殖、分化；在视网膜中浓度较高，对视网膜的发育分化具有促进作用；肝脏中牛磺酸与胆汁酸结合形成牛黄胆酸，能增加脂质和胆固醇的溶解性，有助于脂类的吸收和胆固醇的代谢；能抑制血小板凝集，降低血脂，预防动脉粥样硬化，对心肌细胞有保护作用。母乳中牛磺酸含量较高，尤其初乳中含量更高，如果补充不足，会使婴幼儿生长发育缓慢、智力发育迟缓。

3. 来源及参考摄入量　动物性食物是膳食牛磺酸的主要来源，海产品中含量尤其丰富，如海鱼、贝类、紫菜等，而一般植物和菌类几乎不含牛磺酸。

中国营养学会在《中国居民膳食营养素参考摄入量标准（2013 版）》中暂没有给出牛磺酸的参考摄入量标准。

表 1-10　中国居民膳食维生素 RNIs 或 AIs

年龄(岁)	维生素A (μgRE) RNI 男	女	维生素D (μg) RNI	维生素E (mgα-TE) AI	维生素k (μg) AI	维生素B_1 (mg) RNI 男	女	维生素B_2 (mg) RNI 男	女	维生素B_6 (mg) RNI	维生素B_{12} (μg) RNI	维生素C (mg) RNI	泛酸 (mg) AI	叶酸 (μgDFE) RNI	烟酸 (mgNE) RNI 男	女	胆碱 (mg) AI 男	女	生物素 (μg) AI
0 ~	300(AI)		10(AI)	3	2	0.1(AI)		0.4(AI)		0.2(AI)	0.3(AI)	40(AI)	1.7	65(AI)	2(AI)		120		5
0.5 ~	350(AI)		10(AI)	4	10	0.3(AI)		0.5(AI)		0.4(AI)	0.6(AI)	40(AI)	1.9	100(AI)	3(AI)		150		9
1 ~	310		10	6	30	0.6		0.6		0.6	1	40	2.1	160	6		200		17
4 ~	360		10	7	40	0.8		0.7		0.7	1.2	50	2.5	190	8		250		20
7 ~	500		10	9	50	1		1.0		1	1.6	65	3.5	250	11	10	300		25
11 ~	670	630	10	13	70	1.3	1.1	1.3	1.1	1.3	2.1	90	4.5	350	14	12	400		35
14 ~	820	630	10	14	75	1.6	1.3	1.5	1.2	1.4	2.4	100	5.0	400	16	13	500	400	40
18 ~	800	700	10	14	80	1.4	1.2	1.4	1.2	1.4	2.4	100	5.0	400	15	12	500	400	40
50 ~	800	700	10	14	80	1.4	1.2	1.4	1.2	1.6	2.4	100	5	400	14	12	500	400	40
65 ~	800	700	15	14	80	1.4	1.2	1.4	1.2	1.6	2.4	100	5	400	14	11	500	400	40
80 ~	800	700	15	14	80	1.4	1.2	1.4	1.2	1.6	2.4	100	5	400	13	10	500	400	40
孕妇(早)	+0		+0	+0	+0	+0		+0		+0.8	+0.5	+0	+1	+200	+0		+20		+0
孕妇(中)	+70		+0	+0	+0	+0.2		+0.2		+0.8	+0.5	+15	+1	+200	+0		+20		+0
孕妇(晚)	+70		+0	+0	+0	+0.3		+0.3		+0.8	+0.5	+15	+1	+200	+0		+20		+0
乳母	+600		+0	+3	+5	+0.3		+0.3		+0.3	+0.8	+50	+2	+150	+3		+120		+10

注:摘自中国营养学会《中国居民膳食营养素参考摄入量(2013 版)》。

（二）肉碱

1. 特性 肉碱，又名肉毒碱、维生素 BT，是一种具有多种生理功能的氨基酸类物质。自然界的肉碱有左旋（L）和右旋（O）两种形式，只有左旋肉碱具有生理活性，右旋肉碱是其竞争性抑制剂。左旋肉碱为白色粉末，易吸潮，稳定性较好，能耐200℃以上高温。

2. 生理功能与临床意义 左旋肉碱作为载体协助中长链脂肪酸通过线粒体膜，促进脂肪氧化供能。当左旋肉碱缺乏时，除供能不足外，还可造成中长链脂肪酸在细胞内异常堆积，导致脂质代谢紊乱，血浆游离脂肪酸和甘油三酯水平升高。此外，左旋肉碱还具有维持膜的稳定、抗氧化、清除自由基的作用。

3. 来源及参考摄入量标准 肉碱在人体肝脏中可由赖氨酸和蛋氨酸合成，但某些特殊情况下体内的合成不能满足人体需要。动物性食物中的肉碱含量高，瘦肉和乳制品是肉碱的良好食物来源，植物性食物中肉碱含量很低。

中国营养学会在《中国居民膳食营养素参考摄入量标准（2013版）》中暂没有给出肉碱的参考摄入量标准。

第七节 水

水是生命之源，是人类赖以生存的重要营养物质。为维持正常生命活动，人体必须每天摄入一定量的水。健康的机体可通过自我平衡机制来调节水分的摄入与排出，以维持组织中的水分处于最佳水平。

一、生理功能

1. 构成人体组织 水是人体中含量最多的组成成分，占成人体重的45%～60%，主要分布在细胞、细胞外液和身体的固态支持组织中。在代谢活跃的肌肉和内脏细胞中，水的含量最高。年龄越小体内含水量越多，胚胎含水约98%，婴儿含水约75%，成年女性约50%，男性约60%。机体脂肪含量增加时含水量下降。

2. 参与机体代谢和运送营养物质 水在体内直接参与物质代谢，体内的各种营养物质和代谢产物大部分溶于水。水作为载体将营养物质运送到体内各组织和细胞中，发挥其生理作用；同时又把体内的代谢废物通过呼吸、汗液和消化道排出体外。

3. 调节体温 水的比热大，它能吸收体内不断分解代谢产生的大量能量，使体温维持在36.5℃左右的正常范围内。当外界气温增高或体内生热过多时，可通过皮肤蒸发水分或出汗的形式散热，使体温恒定；而在寒冷时，由于水储备热量的潜力大，人体不致因外界温度低而使体温发生明显波动。

4. 维持消化吸收功能 食物进入胃肠道后，必须依靠消化道器官分泌的消化液进行消化，包括唾液、胃液、肠液、胰液和胆汁，而这些消化液的含水量高达90%。

5. 润滑作用 以水为基础的体液在体内各个部位发挥着润滑剂的作用，如唾液有助于食物吞咽，泪液有保护眼睛的作用，滑液具有关节润滑作用，浆膜腔液可减少器官摩擦。

二、水缺乏与过量

人体对水分的需求和代谢有复杂而完善的调节机制，通过调节系统维持水的平衡。在某些疾病情况下，水的需求或排泄超出此调节就会引起脱水或水中毒。

1. 水缺乏 根据水与电解质丢失比例不同，可分为高渗性脱水、低渗性脱水和等渗性脱水。水缺乏时可出现口渴、尿少、烦躁、眼球内陷、皮肤失去弹性、体温增高、血压下降，失水超过20%可引起死亡。

2. 水过量 由于水分在体内大量潴留，导致细胞外液渗透压降低，细胞肿胀，尤其脑细胞水肿，颅内压增高，可出现视力模糊、疲乏、淡漠，头痛、恶心、呕吐、嗜睡、抽搐和昏迷等症状。

三、水的分类

1. 自来水 将水源引入水厂，通过一系列的水处理如预沉、混凝、澄清、过滤、软化、除盐、消毒等，使水的各类标准达到国家生活饮用水标准。

2. 矿泉水 分为天然矿泉水和人工矿泉水。天然矿泉水是从地下深处自然涌出的或经人工开采的未受污染的地下矿水，含有一定量的矿物质和二氧化碳气体，其化学成分、流量、水温等相对稳定。人工矿泉水是使天然地下水流经人为的矿石层或通过加用食用级的元素化合物，使其达到天然矿泉水的饮用水标准。

（1）天然矿泉水的"界限指标"和"限量指标" 见表1-11，1-12。

表1-11　国家饮用天然矿泉水的标准界限指标*

项目	指标	项目	指标
锂	0.20~5.0mg/L	溴化物	≥1.0mg/L
锶	0.20~5.0mg/L（含量在0.20~0.40mg/L范围时，水温必须在25℃以上）	碘化物	0.20~0.50mg/L
偏硅酸	≥25.0mg/L（含量在25.0~30.0mg/L范围时，水温必须在25℃以上）	硒	0.01~0.05mg/L
溶解性总固体	≥1000mg/L	游离二氧化碳	≥250mg/L
锌	0.20~5.0mg/L		

注：* 界限指标必须有一项或一项以上指标符合表1-11的规定。

表1-12　国家饮用天然矿泉水的限量指标*

项目	指标	项目	指标
铜	<1.0mg/L	汞	<0.0010mg/L
钡	<0.70mg/L	银	<0.050mg/L
镉	<0.010mg/L	硼（以H_3BO_3计）	<30mg/L
铬（C_r^{6+}）	<0.050mg/L	砷	<0.050mg/L
铅	<0.010mg/L	氟化物（以F^-计）	<2.0mg/L
耗氧量（以O_2计）	<3.0mg/L	硝酸盐（以NO_3^-计）	<45.0mg/L
^{226}镭放射性	<1.10Bq/L		

注：* 各项限量指标均必须符合表1-12的规定。

（2）微生物指标　各项微生物指标均必须符合表 1 - 13 的规定。

表 1 - 13　矿泉水的微生物指标

项目	指标	
	水源水	灌装产品
菌落总数	<3cfu/mL	<50cfu/mL
大肠菌群	0 个/100mL	

（3）污染物指标　各项污染物指标均必须符合表 1 - 14 的规定。

表 1 - 14　矿泉水的污染物指标

项目	指标
挥发性酚（以苯酚计）	<0.002mg/L
氰化物（以 CN^- 计）	<0.010mg/L
亚硝酸盐（以 NO_2^- 计）	<0.0050mg/L
总 β 放射性	<1.5Bq/L

注：矿泉水标准引自中华人民共和国国家标准 GB8537 - 1995。

3. 纯净水　一般以自来水为原水，采用反渗透法、蒸馏法、离子交换树脂等组合水处理工艺，除去水中的矿物质、有机成分、有害物质及微生物等加工制作的，且不加任何添加剂，可直接饮用的水，是卫生、无污染的水。但是，纯净水（包括蒸馏水、太空水等）在生产中除去有害有机物和细菌的同时，也除去了对人体健康有益的矿物质，失去了饮水的营养功能。

四、需要量及来源

1. 水的需要量　人每天的需水量因气温、身体状况和劳动条件而异。一般情况下，健康成年人每日经肾脏排出尿液约 1500mL，随粪便排除水分约 100mL，经肺脏呼出水分约 400mL，皮肤蒸发水分约 500mL，总计每日排出水分约为 2500mL。所以，成人每日水的需要量约为 2500mL。气温高、劳动强度大、排汗增加会导致水分和电解质丢失过多，应补充水量及盐类。

2. 水的来源　人体水的主要来源有三方面：①饮水获取水分约 1200mL；②摄入食物（饭菜与水果）可获得水分约 1000mL；③蛋白质、脂肪、碳水化合物分解代谢时产生的内生水约 300mL。

第八节　植物化学物

植物性食物中不仅含有人体必需的各种营养素，还含有多种生物活性成分。这些成分其实是植物为适应周围环境通过次级代谢产生的多种低分子量产物，虽然和营养素相比数量甚少，但在人体内发挥着重要的生物学作用，能够促进健康、预防慢性病，其中除个别是维生素的前体物质外，其余均为非营养素成分，被统称为植物化学物。

植物化学物种类繁多，估计有 6 万 ~10 万种。按照化学结构或功能特点分类，常见的植物化学物有 10 类。其分类、分布及主要生物学作用见表 1 - 15。

表 1 -15　植物化学物的分类、分布及主要生物学作用

分类	分布	主要生物学作用
类胡萝卜素	红色、黄色蔬菜和水果	抗癌、抗氧化、免疫调节、降胆固醇
植物固醇	植物的种子及其油料	抗癌、降胆固醇
皂苷	豆科植物	抗癌、抗微生物、免疫调节、降胆固醇
芥子油苷	十字花科植物	抗癌、抗微生物、降胆固醇
多酚	蔬菜、水果及整粒的谷物	抗癌、抗微生物、抗氧化、抗血栓、免疫调节、抑制炎症过程、影响血压、调节血糖
蛋白酶抑制剂	所有植物，特别是豆类、谷类等种子	抗癌、抗氧化
单萜类	调料类植物（薄荷、葛缕子种子、柑橘油）	抗癌、抗微生物
植物雌激素	大豆、大豆制品、亚麻种子和粮食制品	抗癌、抗微生物
有机硫化物	大蒜及其他球根状植物	抗癌、抗微生物、抗氧化、抗血栓、免疫调节、抑制炎症过程、影响血压、降胆固醇、促进消化
植酸	谷物、粮食作物	抗癌、抗氧化、免疫调节、调节血糖

一、类胡萝卜素

1. 分类　类胡萝卜素是在蔬菜、水果和绿色植物中广泛存在的一类脂溶性天然色素的总称。在已经发现的 700 多种天然类胡萝卜素中，对人体有营养意义的有 40～50 种，如 α - 胡萝卜素、β - 胡萝卜素、γ - 胡萝卜素、番茄红素、隐黄素和叶黄素等。

2. 食物来源　胡萝卜素主要存在于深绿色或红黄色的蔬菜和水果中，番茄红素主要存在于番茄、西瓜、红色葡萄柚等果实中，叶黄素则在绿叶蔬菜如卷心菜、菠菜、莴笋、油菜及水果中含量丰富。

3. 生物学作用　α - 胡萝卜素、β - 胡萝卜素、γ - 胡萝卜素和隐黄素是维生素 A 的前体，能够在体内转化成维生素 A，其中 β - 胡萝卜素的转化率最高。另外，β - 胡萝卜素在抗氧化、抗癌、保护肝脏和预防心血管病等方面的作用已越来越多地被证实。

番茄红素和叶黄素不具有维生素 A 活性，但有重要的生物学功能。番茄红素有很强的抗氧化作用，能有效清除氧自由基，还能够提高机体免疫力，增强巨噬细胞、T 淋巴细胞的功能，对食管癌、膀胱癌、前列腺癌等有明显的抑制作用。番茄红素还能调节胆固醇代谢，降低低密度脂蛋白水平，从而减低心血管发病的风险。天然叶黄素也是抗氧化剂，具有高效清除氧自由基的能力。临床研究证实，摄取大量黄体素和玉米黄素可以减少老年性黄斑部退行性病变的发生，还可降低白内障发病的风险。另外，叶黄素和其他类胡萝卜素一样具有免疫调节、防癌抗癌、保护心血管等作用。

二、多酚

1. 分类　多酚是一类广泛存在于植物体内的多元酚化合物，主要为类黄酮和酚酸。类黄酮是人类饮食中含量最丰富的一类多酚化合物，目前已经确认有 4000 多种类黄酮。类黄酮又可进一步分为黄酮醇类、黄酮类、异黄酮类、黄烷酮类、黄烷醇类、花青素类及原花青素类等。酚酸常见的有咖啡酸和阿魏酸。

NOTE

2. 食物来源 黄酮醇类是最常见的类黄酮物质，如槲皮素，广泛存在于蔬菜、水果中，以红洋葱中的含量最高；黄酮类如木犀草素、芹菜素，分别在甜椒和芹菜中含量较高；异黄酮类主要分布于豆类食物及其制品中；黄烷酮类如橙皮苷、柚皮苷，主要见于柑橘类水果；黄烷醇类主要为儿茶素，在绿茶中含量最丰富；花青素类主要为植物中的色素，如草莓、葡萄、樱桃等蔬果中都含有；原花青素类在葡萄、花生皮、松树皮中含量丰富。

酚酸在植物性食物中含量丰富，其中咖啡酸存在于咖啡及多种蔬菜、水果中，阿魏酸在米糠和麦麸中含量较高。

3. 生物学作用 植物多酚具有较强的抗氧化作用，能有效清除自由基，抑制脂质过氧化，抑制血小板聚集，有助于预防动脉粥样硬化，降低患心脑血管疾病的风险。大量流行病学研究及动物实验证实，多酚类物质能够阻止多种癌症发生。植物多酚具有明显的细胞免疫和体液免疫调节作用，还对多种细菌、真菌及病毒有抑制作用。

大豆异黄酮的化学结构与雌激素类似，可与雌激素受体结合，具有双向调节作用，对低雌激素水平者表现弱雌激素活性，可防治骨质疏松和更年期综合征；对高雌激素水平者表现抗雌激素活性，可预防乳腺癌、前列腺癌等。

三、有机硫化物

1. 分类 有机硫化物是一类广泛分布于自然界的分子中含硫元素的有机化合物，在植物性食物中含量较高的主要有烯丙基硫化物和异硫氰酸盐两类。

2. 食物来源 异硫氰酸盐以其前体芥子油苷的形式主要存在于十字花科蔬菜中，如大白菜、小白菜、油菜、西蓝花、菜花、卷心菜、萝卜、芥菜等。在植物组织受到机械损伤如切割、咀嚼时，芥子油苷在芥子酶或葡萄糖硫苷酶的作用下水解成异硫氰酸盐。

烯丙基硫化物主要来自百合科蔬菜，如大蒜、大葱、洋葱中蒜氨酸的降解。当葱蒜组织结构破坏时，蒜氨酸在蒜氨酸酶的作用下生成蒜素，蒜素是一组不稳定的具有强烈辛辣气味的有机硫化物，具有广泛的生理功能。

3. 生物学作用 异硫氰酸盐具有抗癌活性，能选择性地抑制肿瘤发生。在众多植物性食物中，十字花科蔬菜的抗癌作用最为突出。大量研究结果表明，食用十字花科蔬菜能够降低包括胃癌、胰腺癌、结肠癌、肺癌、甲状腺癌、膀胱癌、皮肤癌在内的多种癌症的患病风险。另外，动物实验证实，西蓝花中含量最为丰富的莱菔硫烷能明显抑制幽门螺旋杆菌。

蒜素具有广谱抗菌作用，对多种革兰氏阳性菌、革兰氏阴性菌、真菌及病毒、原虫等均具有抑制或杀灭作用；还具有广泛的抑癌作用，通过多靶点抑制癌细胞增生，并诱导其凋亡；对消化道癌症，如胃癌、肠癌、肝癌，以及肺癌、前列腺癌、乳腺癌等多种肿瘤有明显的抑制作用；还有抗氧化、降低血胆固醇水平及抗血小板凝集的作用。

四、萜类化合物

1. 分类 萜类化合物是萜烯及其含氧衍生物的总称。与营养相关的萜类化合物主要是苎烯和皂角苷。胡萝卜素、维生素A、维生素E、维生素K、胆固醇也都是萜类化合物。

2. 食物来源 萜类在自然界中分布广泛，多存在于中草药、水果、蔬菜及全谷物中。苎烯在柑橘类水果皮中含量最高，食品调料、香料、精油、葡萄酒及米糠油、橄榄油、棕榈油也是其良好来源，黄豆和甘草根中皂角苷的含量较高。

3. 生物学作用　萜类化合物具有明显的抗氧化活性，能抑制脂质过氧化，有效清除自由基；能抑制胆固醇合成，影响胆固醇吸收，从而降低血胆固醇水平，保护心血管功能；还具有不同程度的抗肿瘤活性。动物实验研究显示，大豆皂苷还可调节机体的免疫功能。

五、植物固醇

1. 分类　植物固醇是以游离状态或与脂肪酸和糖等结合状态存在的一类甾体化合物，在自然界中种类丰富，其中含量最多的有 β - 谷固醇、豆固醇、菜子固醇 1 和菜子固醇 2。

2. 食物来源　植物固醇广泛存在于各种植物油、坚果、植物种子及水果、蔬菜中。

3. 生物学作用　植物固醇在肠道内可以与胆固醇竞争，阻止小肠对胆固醇的吸收，有效降低高脂血症患者血液中总胆固醇和低密度脂蛋白胆固醇的含量，而不影响高密度脂蛋白胆固醇，从而降低心血管病的患病风险。植物固醇还具有阻断致癌物质诱发癌细胞形成的作用，可以降低乳腺癌、胃癌、结肠癌、肺癌、皮肤癌等的发病风险。

第二章 各类食物的营养价值

食物的营养价值是指某种食品所含热能和各种营养素满足人体营养需要的程度,主要取决于摄入食品的种类、数量,进入机体后消化、吸收、利用的情况和烹调方法等。因为每类食物都由其特定的营养素构成,了解它们各自的营养价值,就可合理地选择、利用、烹调,使其满足人体需要。依据我国人民的饮食习惯及国情,可将食物大体分为以下五类。

第一节 粮谷类和薯类

粮谷类食物是我国人民的主要食物,包括大米、小麦、小米、玉米及高粱等。薯类包括马铃薯、红薯、木薯等。粮谷类的主要成分为淀粉,膳食中60%~70%的热量、70%的碳水化合物、50%左右的蛋白质及膳食纤维、B族维生素和矿物质是由粮谷类提供的。小米、玉米中含有胡萝卜素,谷类的胚芽、谷皮中含有维生素 E。这些营养素在体内发挥着不同的营养作用和功能。中医学认为,小麦能养心安神、清热除烦,麦片能温健脾胃、补益心气,粳米、糯米能补中益气、健脾止泻。

粮谷类食品在加工和烹调时会损失营养素,应加以注意。例如,谷物不要加工太细,烹调时避免淘洗次数太多,不要加碱,以免损失水溶性维生素。为提高其营养价值,可与豆类混合食用,也可以对食品进行营养素强化。

薯类既可作为主粮,亦可作为蔬菜。如马铃薯含淀粉较高,一般新鲜马铃薯含淀粉9%~20%,蛋白质1.5%~2.3%,脂肪0.1%~1.1%,粗纤维0.6%~0.8%。胃肠对马铃薯的吸收较慢,食用马铃薯后,常有饱腹感,也有一定的通便排毒作用。马铃薯具有抗衰老的功效,它含有丰富的 B 族维生素,并且是非常好的高钾低钠食品,有助于降低血压。中医学认为,马铃薯性平,有和胃、调中、健脾、益气之功效,能改善肠胃功能,对胃溃疡、十二指肠溃疡、慢性胆囊炎、痔疮引起的便秘均有一定的疗效。

第二节 豆类和坚果类

豆类主要为大豆,还有绿豆、红小豆、豇豆、蚕豆等,主要提供蛋白质、脂肪、矿物质及维生素。黄豆及青大豆含蛋白质较高,约为40%,为优质蛋白质。黄豆富含植物油脂,为不饱和脂肪酸,其中必需脂肪酸亚油酸含量高达50%以上。经常摄入大豆可预防心血管疾病的发生,有益健康。绿豆除以上营养作用外,还具有清热解毒、清暑防暑的作用。赤小豆具有清热利水、活血消肿和通乳的作用。

豆类及其制品因加工和烹调方法不同，消化率也不一样。如将大豆制成豆腐，加工过程中减少了膳食纤维，提高了消化吸收率；如再制成腐乳，经过发酵，会使蛋白质分解，不但能提高消化吸收率，而且会增加维生素 B_{12} 和核黄素的含量；将豆类发芽会增加维生素 C 的含量。生大豆中含有抗胰蛋白酶，将大豆加热煮熟后可使其破坏，提高蛋白质的消化率。整粒大豆熟食的消化率为 65%，而豆腐的消化率为 92%。

坚果类包括花生、核桃、松子、葵花子及榛子等，含脂肪及蛋白质较丰富，油脂可高达 50% ~ 70%，蛋白质为 15% ~ 20%。此类食品可滋补肝肾，强健筋骨。其所含的脂肪为不饱和脂肪酸，是构成脑组织的物质，因此可为脑组织的活动提供能量，是天然的健脑食品，对老年人及脑力劳动者很有益处。

第三节　蔬菜和水果

蔬菜和水果是人们膳食中不可缺少的重要食品，约占每日食物摄入量的40%。根据结构性状及可食部位的不同，蔬菜可分为叶菜类，如大白菜、小白菜、菠菜、韭菜、油菜、香菜等；根茎类，如萝卜、胡萝卜、马铃薯、芋头、葱等；瓜果类，如黄瓜、冬瓜、苦瓜、茄子、西葫芦、番茄等；鲜豆类，如扁豆、毛豆、芸豆、蚕豆等；花菜及食用薹类，如菜花、黄花菜、香菇、木耳等；野菜类有马齿苋、荠菜、苦菜、薄荷等。

蔬菜类碳水化合物含量不高，蛋白质、脂肪含量更少，但却富含矿物质，如钙、磷、铁、镁、铜、钾、锰等。油菜、小白菜、芹菜、雪里蕻等不仅含钙高，利用也较好。扁豆可健脾化湿，对脾虚有湿、体倦乏力、食少便溏或泄泻、妇女脾虚带下、暑湿吐泻等有治疗作用。菠菜、空心菜、茭白、葱头中因含有较多的草酸，影响钙的吸收，食用时当予以注意。蔬菜类是维生素，特别是维生素 C 和胡萝卜素的重要来源，如辣椒、苦瓜、大白菜、油菜含维生素 C 丰富，莴苣叶、芹菜叶、胡萝卜含丰富的胡萝卜素。黄花菜、香椿、甘蓝含有维生素 B_2 和尼克酸。马齿苋性寒、味酸，归肝经、大肠经，有清热利湿、解毒消肿、消炎、止渴、利尿的作用。荠菜能清肝明目、止血、和脾胃、降压，痢疾、肝炎、高血压、妇科疾病、眼病、小儿麻疹等患者可多食而有利于疾病康复。苦菜性寒、味苦，能清热解毒、凉血止痢，对痢疾、黄疸、血淋、痔瘘等有治疗作用。薄荷叶有疏散风热、清利咽喉、透疹止痒、消炎镇痛的作用。其清凉香气还可平缓紧张愤怒的情绪，能提振精神、欢愉身心、帮助入眠。

水果如鲜枣、山楂、柑橘、草莓、柠檬含有丰富的维生素 C，香蕉、苹果、海棠等含有丰富的纤维素、果胶、有机酸、维生素和矿物质，可刺激消化液分泌，增进胃肠的蠕动，减少毒物吸收及防止便秘。枸杞子滋补肝肾、明目、润肺，对肝肾阴虚之头晕耳鸣、腰膝酸软、遗精消渴，精血不足之眼目昏花、视力减退，以及阴虚劳嗽等有治疗作用。

但是，蔬菜和水果可受到农药污染和人畜粪便中寄生虫卵的污染，食用时要注意清洗和杀菌。

NOTE

第四节 肉类和蛋类

肉类包括猪、牛、羊、鸡、鸭、鹅、马、驴、狗肉及其内脏等。蛋类指鸡蛋、鸭蛋、鹅蛋、鸽蛋和鹌鹑蛋。肉类中的蛋白质含量占 10% ~ 20%，其中的必需氨基酸含量和利用率均较高。肉类中所含的脂肪因部位不同而异，含脂肪量在 10% ~ 30%，主要成分是甘油三酯和少量的胆固醇、卵磷脂。肉类含碳水化合物较少，但含有丰富的 B 族维生素。畜类动物内脏一般含脂肪较少，肝脏、肾脏等维生素 A 含量丰富，还含有维生素 B_{12} 和叶酸。蛋类的蛋白质生物价高达 94% 以上，是蛋白质及铁的主要来源。蛋黄中含有维生素 A、D、B_1 和 B_2，并含磷、镁、钙、铁、锌等。生蛋清中含有一种抗生物素蛋白或称卵白素，抗生物素蛋白能够与生物素在肠管内结合成难以消化吸收的化合物，引起体内生物素缺乏，影响身体健康。另外，生吃鸡蛋也不卫生，因此应当煮熟食用。

不同的肉类具有不同的作用，如牛肉补脾胃、益气血、强筋骨，羊肉补益精血、温中暖肾，猪肝养肝明目补血，猪肾补肾、止遗、止汗、利水，乌骨鸡养阴退热、益脾补中，鸡子黄益阴除烦等。

肉类的加工、烹调除损失水溶性维生素（主要为维生素 B_1）外，对其他营养素的损失很少，且各种炖、煮的方法可提高其营养价值。

第五节 奶类、鱼类及其制品

奶类、鱼类及其制品是优质蛋白质、脂溶性维生素和矿物质的良好来源。这些食物中蛋白质的氨基酸组成更适合人体需要，且赖氨酸含量较高，有利于补充植物蛋白质中赖氨酸的不足。奶类含钙量丰富，且吸收、利用程度高，是钙的极好来源，但有人对全脂牛奶饮用不耐受，出现腹胀、胃不适等，可改为饮用酸奶。鱼类特别是海鱼所含的不饱和脂肪酸有降低血脂和防止血栓形成的作用，如金枪鱼中含有的多不饱和脂肪酸。

中医学认为，不同的鱼类具有不同的功能。如黄花鱼具有补虚益精、开胃消食、调中止痢的作用，可治疗久病体虚、面黄羸瘦、目昏神倦、脾胃虚弱、少食腹泻或营养不良、脾虚水肿等。鲤鱼可健脾益气、利水消肿、下气通乳。牡蛎可滋阴养血、养心安神，牡蛎肉内含有丰富的微量元素锌，对儿童智力有促进作用。鲫鱼健脾利湿，主治脾虚食少、乏力、浮肿、小便不利等。

第三章　不同生理条件人群的营养与膳食

人体在从胚胎、生长发育、成熟到逐渐衰老的生命过程中，由于生理条件的变化，对各种营养素和能量的需求存在着差异。因而，对不同生理条件人群应进行营养与膳食调整，使机体处于健康状态，亦有利于预防疾病。

第一节　合理营养

随着经济的发展和人民生活水平的不断提高，我国的食品供应和饮食条件也大大改善。如何指导人群科学地用膳，合理地搭配食物，经济、高效地利用食物，是时代赋予营养工作者的使命。

一、合理营养的概念

自古以来，我国就有关于科学膳食的叙述。如《黄帝内经》中就论述了"五谷为养，五畜为益，五果为助，五菜为充"的膳食理念，即以粮食供给能量、碳水化合物和蛋白质，动物性食品补充蛋白质和脂肪，水果和蔬菜补充维生素和矿物质。有关记载中还有"饮食有节，饮食以时，饥饱得中"的观点，均与现代营养学的要求符合。但是，由于经济发展和营养知识宣传不够普及的原因，人群中仍然存在着"吃大鱼、大肉就有营养""价格越贵的食品营养价值越高""食物加工的越精越好"等错误认识，营养过剩、营养缺乏和"文明病"的患病率仍然很高。那么，什么才是科学的营养观？如何合理地调配膳食呢？

合理营养是指通过平衡膳食和科学的烹调加工，提供给机体种类齐全，数量充足，比例合适的热能和各种营养素，并使之与机体的需要保持均衡。

二、中国居民膳食指南

《中国居民膳食指南》是根据营养学原理，针对中国居民的营养状况及膳食中存在的主要问题而提出的通俗易懂、简明扼要的合理膳食指导原则。制定膳食指南的目的是帮助居民合理选择食物，进行适量的身体活动，以改善人群的营养和健康状况，预防营养相关慢性病的发生，提高国民的健康素质。

中国营养学会在 1989 年制定了我国第一个膳食指南，1997 年进行了修订。随后，我国居民的膳食状况有了明显改善，儿童、青少年的身体发育增长迅速，但贫困地区的营养不良问题仍然存在，而人群膳食结构不合理又造成慢性非传染性疾病患病率的增加。因而，中国营养学会在 2006 年重新修订了《中国居民膳食指南》，并于 2008 年 1 月 15 日由卫生部（现为卫生和计划生育委员会）新闻发布会正式公布。

《中国居民膳食指南》包括一般人群膳食指南（适用于 6 岁以上人群）、特定人群膳食指南和平衡膳食宝塔三部分。有关特定人群膳食指南在本章第二节以后介绍，其他两部分的具体内容为：

（一）一般人群膳食指南

1. 食物多样，谷类为主，粗细搭配　食物的种类多种多样，但各种食物所含的营养成分各不相同。平衡膳食必须由多种食物组成，才能满足人体合理营养的需要。谷类包括米、面、杂粮，是人体能量的主要来源，可以提供碳水化合物、蛋白质、膳食纤维及 B 族维生素。坚持谷类为主是为了保持我国膳食的良好传统，避免高能量、高脂肪和低碳水化合物膳食的弊端。一般成年人每天摄入 250 ~ 400g 谷类食物为宜，每天最好吃 50 ~ 100g 的粗粮、杂粮和全谷类食物。稻米、小麦不要研磨得太精，以免损失维生素、矿物质和膳食纤维。

2. 多吃蔬菜水果和薯类　蔬菜水果含水分大、能量低，是维生素、矿物质、膳食纤维和植物化学物的重要来源。薯类含有丰富的淀粉、膳食纤维及多种维生素和矿物质。富含蔬菜、水果和薯类的膳食对保持肠道正常功能，提高免疫力，降低患肥胖、糖尿病、高血压等慢性疾病的风险具有重要作用。我国成年人宜每天吃 300 ~ 500g 蔬菜，200 ~ 400g 水果，并注意增加薯类的摄入。

3. 每天吃奶类、大豆或其制品　奶类除含丰富的优质蛋白质和维生素外，含钙量也较高，且利用率很高，各年龄人群适当饮奶有利于骨骼健康。建议每天平均饮奶 300mL。有高血脂和肥胖倾向者应选择低脂奶或脱脂奶。大豆含丰富的优质蛋白质、必需脂肪酸、多种维生素和膳食纤维，且含有磷脂、低聚糖，以及异黄酮、植物固醇等多种植物化学物，建议每天摄入 30 ~ 50g 大豆或其制品。

4. 常吃适量的鱼、禽、蛋和瘦肉　鱼、禽、蛋和瘦肉均属于动物性食物，是优质蛋白、脂类、脂溶性维生素、B 族维生素和矿物质的良好来源。瘦畜肉的铁含量高，且利用率高；鱼类和禽类脂肪含量较低，并含有较高的多不饱和脂肪酸；蛋类富含优质蛋白质，各种营养成分比较齐全，是很经济的优质蛋白质来源。动物性食物含有一定量的饱和脂肪酸和胆固醇，摄入过多可能增加患心血管病的危险。推荐成人每日摄入鱼虾类 50 ~ 100g，畜禽肉类 50 ~ 75g，蛋类 25 ~ 50g。

5. 减少烹调油用量，吃清淡少盐膳食　脂肪摄入过多可引起肥胖、高血脂、动脉粥样硬化等多种慢性病。盐的摄入量过高与高血压的患病率密切相关。食用油和食盐摄入过多是我国城乡居民共同存在的营养问题。为此，建议我国居民应养成吃清淡少盐膳食的习惯，即膳食不要太油腻，不要太咸，不要摄食过多的动物性食物和油炸、烟熏、腌制食物。建议每人每天的烹调油用量不超过 25 ~ 30g，食盐摄入量（包括酱油、酱菜、酱中的食盐）不超过 6g。

6. 食不过量，天天运动，保持健康体重　进食量和运动量平衡才能保持健康的体重。如果进食量过大而运动量不足，多余的能量就会在体内以脂肪的形式储存下来，增加体重，造成超重或肥胖；而食量不足，可引起体重过低或消瘦。健康体重是指体质指数（BMI）在 $18.5 ~ 23.9kg/m^2$ 之间。我国大多数成年人体力活动不足或缺乏体育锻炼，应改变久坐少动的不良生活方式，每天坚持做一些消耗能量的活动。建议成人每天累计进行相当于步行 6000 步以上的活动。

7. 三餐分配要合理，零食要适当　即合理安排一日三餐的时间及食量，进餐定时定量。早餐提供的能量占全天总能量的 25% ~ 30%，午餐占 30% ~ 40%，晚餐占 30% ~ 40%，可根据职业、劳动强度和生活习惯进行适当调整。一般情况下，早餐安排在 6：30 ~ 8：30，午餐在 11：30 ~ 13：30，晚餐在 18：00 ~ 20：00 为宜。要天天吃早餐并保证其营养充足，午餐要吃好，晚餐要适量。不要暴饮暴食，不经常在外就餐。零食作为一日三餐之外的营养补充，可以适当选用。

8. 每天足量饮水，合理选择饮料　进入体内的水和排出来的水应处于平衡状态，饮水不足或过多都会对人体健康带来危害。在温和气候条件下生活的轻体力活动的成人，每天最少饮水 1200mL。饮水的方法为少量多次，不要感到口渴才主动喝水。最好选择白开水和淡茶水。乳饮料和纯果汁饮料含有一定量的营养素和有益膳食成分，可适量饮用。有些饮料添加了一定的矿物质和维生素，适合热天户外活动和运动后饮用。有些饮料只含糖和香精香料，营养价值不高。

9. 如饮酒应限量　白酒基本上是纯能量食物，不含其他营养素。无节制的饮酒，会使食欲下降，以致发生多种营养素缺乏、急慢性酒精中毒、酒精性脂肪肝，严重时甚至造成酒精性肝硬化。过量饮酒还会增加患高血压、中风等疾病的危险，并可导致事故及暴力的增加，对个人健康和社会安定都是有害的。饮酒还会增加患某些癌症的危险。若饮酒，应尽可能饮用低度酒，并控制适当的饮用量，建议成年男性一天饮用酒的酒精量不超过 25g，成年女性一天饮用酒的酒精量不超过 15g，儿童、青少年和孕妇应忌酒。

10. 吃新鲜卫生的食物　食物放置时间过长就会变质，产生对人体有毒有害的物质。另外，食物中还可能含有或混入各种有害因素，如致病微生物、寄生虫和有毒化学物质等。吃新鲜卫生的食物是防止食源性疾病、实现食品安全的根本措施，因此，应采购正规厂家生产、在保质期内、外观正常的食物。烟熏食品及有些加色食品可能含有苯并芘或亚硝酸盐等有害成分，不宜多吃。应使用高温、冷藏和冻藏的方法合理储藏食物；保持良好的个人卫生，注意食物加工环境和用具的洁净，避免食物烹调时交叉污染；腌制食物要加足食盐，并避免高温环境；避免误食含有天然毒素的动物或植物性食物。

（二）中国居民平衡膳食宝塔

中国居民平衡膳食宝塔（以下简称"膳食宝塔"）是根据《中国居民膳食指南》的核心内容，结合中国居民膳食的实际状况，把平衡膳食的原则转化成食物的种类、合理的数量及适宜的身体活动量，并以直观的宝塔形式表现出来，便于居民理解和在日常生活中应用。

1. 膳食宝塔的结构　膳食宝塔的五层结构包含了我们每天应吃的主要食物种类，而各层的位置和面积则反映各类食物在膳食中的地位和比重。新制定的膳食宝塔图增加了水和身体活动的形象，强调足量饮水和增加身体活动的重要性。具体见图 3 – 1。

2. 膳食宝塔建议的各类食物摄入量　膳食宝塔建议的各类食物摄入量指食物可食部分的生重。各类食物的重量不是指某一种具体食物的重量，而是一类食物的总量，因此在选择具体食物时，实际重量可以用同类食物互换。

3. 膳食宝塔的应用

（1）确定适合自己的能量水平　膳食宝塔中建议的每人每日各类食物的适宜摄入量范围适用于一般健康成人，在实际应用时要根据个人的年龄、性别、身高、体重、劳动强度、季节

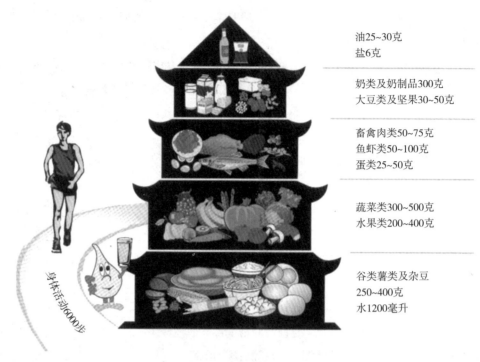

油25~30克
盐6克

奶类及奶制品300克
大豆类及坚果30~50克

畜禽肉类50~75克
鱼虾类50~100克
蛋类25~50克

蔬菜类300~500克
水果类200~400克

谷类薯类及杂豆
250~400克
水1200毫升

身体活动6000步

图 3 – 1   中国居民平衡膳食宝塔

等情况适当调整。

（2）根据自己的能量消耗水平确定食物需要   膳食宝塔按照能量消耗水平建议了10类食物的摄入范围，应用时要根据自身的能量需要进行选择。膳食宝塔中建议的各类食物摄入量是一个平均值，每日膳食应尽量包含膳食宝塔中的各类食物，但无需每日都严格按照各类食物的量，只要在一周左右的一段时间内，各类食物摄入量的平均值符合膳食宝塔的建议即可。

（3）食物同类互换，调配丰富多彩的膳食   选择多种多样的食物，不仅是为了获得均衡的营养，也是为了使饮食丰富，满足人们的口味享受。应用膳食宝塔可把营养与美味结合起来，按照同类互换、多种多样的原则调配一日三餐。

（4）因地制宜，充分利用当地资源   我国幅员辽阔，各地的饮食习惯及物产不尽相同，只有因地制宜，充分利用当地资源，才能有效地应用膳食宝塔。

（5）养成习惯，长期坚持   膳食对健康的影响是长期的，科学地应用平衡膳食宝塔需要自幼养成习惯，并坚持不懈，才能发挥对健康的促进作用。

第二节   孕妇的营养与膳食

按妊娠的时间，将孕前3~6个月称孕前期，妊娠1~12周称孕早期，妊娠13~27周称孕中期，妊娠28~40周称孕后期。妊娠期妇女的生理代谢会发生一系列的变化，以适应胎儿生长发育的需要，并为分娩和泌乳储备营养物质。孕妇的营养状况不仅关系到自身的健康，而且影响到孩子一生的身体健康和智力发育。

一、孕妇的生理特点

1. 激素与代谢的改变　孕妇体内的激素会发生一系列的变化，先是绒毛膜促性腺激素分泌增加，黄体产生的孕酮使胎盘形成；随后，胎盘产生大量雌激素和孕酮，刺激子宫和乳腺发育；进而，胎盘产生的绒毛膜生长催乳激素增加，促进乳腺生长。同时，孕妇的甲状腺功能增强，基础代谢率升高，使孕期的合成代谢增加，需要更多的能量与营养素。

2. 消化功能的改变　孕妇的消化液分泌减少，胃肠蠕动减慢，易出现胃肠胀气及便秘。孕早期常有恶心、呕吐等妊娠反应。对某些营养素，如钙、铁、维生素 B_{12} 和叶酸的吸收能力减弱。

3. 肾功能的改变　由于要排泄自身和胎儿的代谢物，孕妇的肾小球滤过功能增强，排出尿素、尿酸、肌酐、葡萄糖、叶酸、氨基酸的量均比孕前增加。

4. 血容量及血液成分的变化　孕期血容量增加35%～40%，其中血浆容积增加45%～50%，红细胞数量增加15%～20%，使血液相对稀释，可出现生理性贫血。孕早期可有血清总蛋白的降低，孕期除血脂及维生素 E 含量较高外，血浆中其他营养素均降低。

5. 体重增加　孕期体重平均增加12kg。孕早期增重2kg左右，孕中期和孕后期每周稳定增加350～400g。

二、孕妇的营养需要

1. 能量　孕妇既要维持自身的能量需要，还要为胎儿的生长发育、胎盘和母体的组织增长提供能量，因而，需要的总能量增加。中国营养学会制订的孕妇能量 RNI 为：在平衡膳食的基础上，孕早期与成年女子相同，孕中期增加300kcal/d，孕晚期增加450kcal/d。

2. 蛋白质　孕期对蛋白质的需要量增加，约占总能量的15%，优质蛋白质应占蛋白质总量的一半，以满足母体、胎盘和胎儿生长的需要。中国营养学会制订的孕妇蛋白质 RNI 为：孕早期与成年女子相同，孕中期增加15g/d，孕晚期增加30g/d。

3. 矿物质　由于孕妇的血浆容量和肾小球滤过率的增加，使得血浆中矿物质的含量随妊娠的进展逐步降低。孕期膳食中容易缺乏的矿物质主要是钙、铁、锌、碘。①钙：为保证胎儿骨骼和牙齿的生长发育，以及母体储存部分钙以备哺乳期使用，妊娠期对钙的需要量增加。中国营养学会制订的孕妇钙 RNI 为：孕早期与成年女子相同，孕中期和孕晚期增加200mg/d。②铁：由于孕期血容量的变化，加上孕早期的妊娠反应，使铁的摄入与吸收均下降，孕妇易患缺铁性贫血。中国营养学会制订的孕妇铁 RNI 为：孕早期与成年女子相同，孕中期增加4mg/d，孕晚期增加9mg/d。③锌：孕妇补充锌能促进胎儿的生长发育和预防先天畸形。中国营养学会制订的孕妇锌 RNI 为：整个孕期增加2mg/d。④碘：孕妇碘缺乏可致胎儿甲状腺功能低下，引起以严重智力发育迟缓和生长发育迟缓为主要表现的克汀病。中国营养学会制订的孕妇碘 RNI 为：整个孕期增加110μg/d。

4. 维生素　孕早期因妊娠反应，需摄入充足的 B 族维生素和维生素 C 等水溶性维生素，以减轻消化道症状。孕期许多维生素在血液中的浓度降低，故其维生素的摄入量均应高于成年女子。而特别需要考虑的是：①维生素 A：孕妇缺乏维生素 A 可致胎儿发育迟缓、低出生体重和早产。但孕早期维生素 A 摄入过量，可引起自发性流产和胎儿畸形。②叶酸：为满足胎儿的

NOTE

DNA 合成，胎盘、母体组织和红细胞增加等所需的叶酸，孕妇对叶酸的需要量大大增加。中国营养学会制订的孕妇维生素的 RNI 见表 1 - 9。

三、孕期营养不良对胎儿的影响

1. 低出生体重儿　新生儿出生体重小于 2500g 称为低出生体重儿。与孕妇孕前体重低、孕期增重低、孕妇血浆蛋白低、维生素 A 或叶酸缺乏、孕妇贫血及大量饮酒等有关。低出生体重儿在婴儿期的死亡率高，易出现营养不良、生长障碍、精神和智力不正常。

2. 胎儿宫内发育迟缓　孕期能量、蛋白质摄入不足、孕期增重低是胎儿宫内发育迟缓的主要原因。宫内发育迟缓婴儿的患病率和围产期死亡率均高于正常婴儿，而且生长发育迟缓，神经系统疾病较多，智力也受影响。

3. 先天畸形和疾病　孕妇叶酸缺乏可引起巨幼红细胞性贫血和神经管畸形；维生素 A 缺乏可发生角膜软化，过多又可导致中枢神经系统、心血管和面部畸形；维生素 D 和钙缺乏可导致先天性佝偻病、低钙血症抽搐；维生素 K 缺乏可引起新生儿出血性疾病；孕期营养缺乏、贫血易致唇裂和腭裂；孕早期血糖高和孕妇酗酒也是引起先天畸形的原因。

4. 巨大儿　指出生体重大于 4000g 的新生儿。随着生活水平的提高，我国城市巨大儿的发生率逐年上升，有的地区已达 8% 左右。巨大儿的发生可能是妊娠后期孕妇的血糖升高使胎儿血糖升高，并刺激胰岛素的分泌，而胎儿的高胰岛素水平具有生长因子样作用。另外，孕妇的盲目进食或进补造成某些营养素过多，使孕期增重过多，也可导致胎儿生长过度。

四、孕妇的膳食指南

1. 孕前期膳食　建议妇女从孕前 3 个月就应多摄取富含叶酸的食物，如动物肝脏、深绿色蔬菜及豆类，每日服用叶酸 400μg，并持续至整个孕期；丰富的铁营养是成功妊娠的必要条件，孕前铁缺乏易导致早产及新生儿低体重，孕前期妇女应适当摄入含铁丰富的食物，如动物血、肝脏、瘦肉、黑木耳、红枣等，缺铁性贫血的育龄妇女可适量摄入铁强化食物或在医生指导下补充 10 ~ 20mg/d 的铁剂，并补充维生素 C，促进铁的吸收；除摄入碘盐外，每周吃一次以上的海带、紫菜、鱼、虾、贝类等海产品；吸烟和饮酒易造成精子、卵子的畸形和影响胚胎发育，故孕前 3 ~ 6 个月要戒烟和禁酒。

2. 孕早期膳食　注意食物的多样化，数量不要很多，但营养成分一定要全面；尽量多摄入富含碳水化合物的谷类或水果，保证每天至少摄入粮谷类食物 200g；尽量选择含优质蛋白质的奶、蛋、鱼、禽类食物；多摄取富含叶酸的食物及蔬菜和水果；有妊娠反应者要采用少食多餐的方法，补充足量的 B 族维生素以改善食欲，饮食以清淡、适口、易消化为宜，多吃酸味食品和凉拌菜。

3. 孕中期膳食　此期胎儿生长速度加快，孕妇的食欲也好转，食物数量和品种都应增加，以保证充足的能量和营养素。每日膳食包括：粮谷类 400 ~ 500g，要注意选择一些杂粮；豆类及其制品 50g；肉、禽、蛋、鱼 100 ~ 150g；牛奶 250mL；蔬菜、水果 500g，其中深色蔬菜最好占一半以上；经常食用虾、海带、紫菜等含钙丰富的海产品；每周摄入 100 ~ 200g 的动物肝脏和动物血。

4. 孕晚期膳食　此期胎儿生长最快，体重增长约占整个孕期的一半，而且胎儿体内还需储存一定量的钙、铁和脂肪等营养素。为此，孕晚期的膳食要增加优质蛋白质、钙、铁的摄入量。每日膳食中粮谷类仍为 400~500g，肉、禽、蛋、鱼增至 150~200g，牛奶增至 500mL，其他与孕中期相同。由于子宫增大，孕妇常感胃部不适，可少食多餐。有水肿症状的孕妇要控制食盐的摄入量。

5. 适量活动，维持体重的适宜增长　孕妇应适时监测自身的体重，并根据体重增长的速度适当调节食物摄入量。每天进行 30 分钟以上的低强度活动，最好是 1~2 小时的散步、做体操等户外活动。若孕期营养低下，营养物质储存不良，则胎儿生长发育迟缓，早产儿发生率增高。但孕妇体重增长过度，一方面易出现巨大儿，增加难产的危险性；另一方面，孕妇体内可能有大量水潴留，易发生糖尿病、慢性高血压及妊娠高血压综合征。

第三节　乳母的营养与膳食

乳母是产后数小时至 1 年内为婴儿哺乳的妇女。乳母的营养状况不仅关系到乳母的身体恢复，而且可通过乳汁的质和量影响婴儿的生长发育。

一、泌乳生理

1. 内分泌的变化　妊娠早期的孕妇血中雌激素、孕激素、催乳素、生长激素等内分泌的变化使乳腺进一步发育，为泌乳做好了准备。

2. 乳汁的生成　母体血液中的大多数矿物质、水溶性维生素和水等营养物质可透过腺泡细胞进入乳汁；乳糖是由葡萄糖合成的，受孕酮和催乳素的调节；钙与酪蛋白结合后进入乳汁；乳脂则在乳汁内形成脂肪小球，内含胆固醇、磷脂酰胆碱和脂溶性维生素；另外，乳汁中的巨噬细胞可分泌溶菌酶和乳铁蛋白，淋巴细胞可产生 IgA 和干扰素。

3. 泌乳和排乳　乳母血中的催乳素和生长激素能促进泌乳，婴儿吸吮乳头也能刺激乳母垂体产生催乳素，引起乳腺腺泡分泌乳汁。婴儿吸吮乳头还可反射性地引起乳母垂体后叶释放催产素，引起乳腺导管收缩，出现排乳。若乳腺内储存的乳汁达到一定程度而未及时吸吮，可抑制乳汁分泌，乳腺也会逐渐退化。另外，催产素的释放受心理因素的干扰，焦虑、烦恼、恐惧等不良情绪都可抑制排乳。

二、乳母的营养需要

1. 能量　乳母的基础代谢较未哺乳妇女增加 20%，每天需在平衡膳食的基础上增加 500kcal 的能量。

2. 蛋白质　为保证母体的需要及乳汁中蛋白质的含量和泌乳量，每天需额外增加蛋白质 25g。

3. 脂肪　考虑到婴儿神经系统的发育和脂溶性维生素的吸收，乳母膳食中必须有适量的脂肪，一般占总能量的 20%~30% 为宜。

4. 矿物质　人乳中钙含量稳定，一般为 34mg/100mL。当摄入钙不足时不会影响乳汁的分泌量及乳汁中的钙含量，但可动用母体骨骼中的钙而引起乳母骨质软化症；铁在胎儿体内有一定的储存量，不能通过乳腺输送到乳汁，但需满足母体自身的需要；乳汁中碘和锌的含量受乳母膳食的影响。中国营养学会制订的乳母 RNI：钙增加 200mg/d，钾增加 400mg/d，铁增加 4mg/d，锌增加 4.5mg/d，碘增加 120μg/d。

5. 维生素 乳汁中维生素 A 的含量与乳母膳食维生素 A 的摄入量密切相关；维生素 D 基本不能通过乳腺，但母体对其需要量增加；水溶性维生素能通过乳腺，其需要量亦明显增加。详见表 1-9。

6. 水 乳母的饮水量与乳汁的分泌量关系密切，乳母平均每日泌乳 0.8L，因而每日应多摄入 1L 水。

三、乳母的膳食指南

1. 选择种类多样、数量充足、有较高营养价值的食物 多食用鱼、禽、蛋、瘦肉、奶类食物，大豆及其制品，海产品、蔬菜和水果。

2. 每日的膳食组成 粮谷类 450~500g，蛋类 100~150g，豆类及其制品 50~100g，鱼、禽、畜肉类 150~200g，牛奶 250~500mL，蔬菜 500g，其中深色蔬菜最好占一半以上，水果 100~200g，应多吃些水产品，食糖 20g 左右，烹调油 20~30g，适当限制食盐。

3. 注意烹调方法和膳食制度 多用炖、煮、炒，少用煎、炸的方法烹调食物。将鸡、鸭、鱼肉等食物炖成汤，食用时同时喝汤，有利于乳汁的分泌。每日三餐之外加两次餐，并多饮水、牛奶、豆浆等，以补充水分。避免饮用浓茶和咖啡。

4. 科学活动和锻炼，保持健康体重 适当运动及做产后健身操，促使机体复原，保持健康体重。

第四节 婴儿的营养与膳食

婴儿是指从出生至 1 岁以前的孩子。婴儿时期是人体生长发育的关键期，这段时期的营养状况如何，对其身体和智力发育均有很大的影响。

一、婴儿的生长发育特点

1. 生长发育迅速 婴儿期是人生长发育的第一高峰期。新生儿出生时的平均体重为 3.0kg（2.5~4.0kg），以后每月增长 0.6kg，6 月龄时增加至出生时的 2 倍，12 月龄时增加至出生时的 3 倍。新生儿的平均身长为 50cm，1 岁时达 75cm。出生时脑重约 370g，6 月龄时增加至 600~700g，1 岁时达 900~1000g，接近成人脑重的 2/3。

2. 消化系统发育不成熟 婴儿的消化器官幼稚，胃的容量小，消化液分泌较少，消化能力不强；牙齿刚刚生长，咀嚼能力有限。不恰当的喂养易致营养不良和机体抵抗力下降。

二、婴儿的营养需要

1. 能量及三大产能物质 婴儿的基础代谢高，生长发育所需的能量占总能量的 25%~30%，食物特殊动力作用占能量消耗的 7%~8%，对能量的需要相对比成人要高，中国营养学会制订的 0 ~ 6 个月婴儿的能量需要量为 90kcal/（kg·d），7 ~ 12 个月婴儿的能量需要量为 80kcal/（kg·d）；蛋白质供能应占总能量的 15%，中国营养学会制订的 0 ~ 6 个月婴儿的蛋白质 AI 为 9g/d，7 ~ 12 个月婴儿的蛋白质 RNI 为 20g/d；脂肪供能占能量的比重高于成年人，可增加至 40% ~ 50%；由于 3 个月以内的婴儿缺乏淀粉酶，应到 3 ~ 4 月后再添加淀粉类食物，碳水化合物供能占总能量的 40% ~ 50%。

2. 矿物质 母乳与牛乳喂养的婴儿要注意预防钙、铁、锌、碘等营养素缺乏，其他矿物质一般不易缺乏。中国营养学会制订的 0 ~ 6 个月婴儿钙的 AI 为 200mg/d，7 ~ 12 个月婴儿钙的 AI 为 250mg/d；0 ~ 6 个月婴儿铁的 AI 为 0.3mg/d，7 ~ 12 个月婴儿铁的 RNI 为 10mg/d；0 ~ 6 个月婴儿锌的 AI 为 2.0mg/d，7 ~ 12 个月婴儿锌的 RNI 为 3.5mg/d；0 ~ 6 个月婴儿碘的 AI 为 85μg/d，7 ~ 12 个月婴儿碘的 AI 为 115μg/d。

3. 维生素 如果科学喂养、及时添加辅食，婴儿一般不会缺乏维生素，但母乳中维生素 D 含量较少，应注意补充，中国营养学会制订的婴儿维生素 D 的 AI 为 10μg/d；维生素 A 的摄入量要与生长发育平衡，中国营养学会制订的 0 ~ 6 个月婴儿维生素 A 的 AI 为 300μgRAE/d（RAE 为视黄醇活性当量），7 ~ 12 个月婴儿维生素 A 的 AI 为 350μgRAE/d。

三、婴儿的合理喂养

对人类而言，母乳是唯一营养最全面的天然食物，而且其中的营养素与婴儿的消化功能相适应，是婴儿的首选食物。但是，如果母亲患有较严重的心、肝、肾、内分泌疾病，恶性肿瘤，活动性结核病，精神病等，或婴儿患有不宜母乳喂养的苯丙酮尿症、半乳糖血症等遗传代谢性疾病，就要采用人工喂养。如果乳母因为各种原因引起乳汁分泌太少或因为工作不能按时哺乳时，则可采用混合喂养。

（一）母乳喂养

完全用母乳满足婴儿的全部液体、能量和营养需要的喂养方式称母乳喂养。充足的母乳喂养所提供的能量及各种营养素的种类、数量和比例优于任何代乳品，并能满足 4 ~ 6 月以内婴儿生长发育的需要。婴儿应获得母乳喂养至少 4 个月，最好维持 2 年。

1. 母乳喂养的优点

（1）母乳含优质蛋白质。虽然母乳的蛋白质总量低于牛乳，但其中的乳清蛋白比例高，酪蛋白比例低，在胃内形成较稀软的凝乳，易于消化吸收。

（2）母乳含丰富的脂肪。母乳中所含的脂肪与牛乳相当，但其含有丰富的脂肪酶，易于被婴儿消化吸收；母乳含有大量的亚油酸，可防止婴儿湿疹的发生；母乳还含有较多的卵磷脂、鞘磷脂及牛磺酸等，可满足婴儿脑部的发育。

（3）母乳含丰富的乳糖。乳糖除提供能量外，还有利于钙的吸收，促进"益生菌"的生长，有利于婴儿肠道的健康。

（4）母乳中的矿物质容易吸收。母乳中的钙含量低于牛乳，但钙、磷比例合适，利于婴儿吸收并能满足其需要；母乳及牛乳中的铁含量均较低，但母乳中铁的吸收率比牛乳高得多；母乳中的锌、铜含量也高于牛乳，利于婴儿的生长发育。

（5）母乳中的维生素充足。母乳的维生素 A、维生素 C、维生素 E 等含量高于牛乳；维生素 D 在母乳中含量较少，但若能经常晒太阳，亦能预防佝偻病；母乳中的维生素 K 含量低于

NOTE

牛乳，应注意补充。

（6）母乳中含多种免疫球蛋白，尤其是分泌型 IgA，为婴儿提供特异性免疫保护；母乳中含丰富的乳铁蛋白、溶菌酶、乳过氧化氢酶、补体因子 C_3 及双歧因子等非特异性免疫物质。

（7）母乳喂养不易发生过敏，而且卫生、经济、方便。

（8）哺乳行为可增进母子间情感的交流，促进婴儿智力及正常情感的发育，并且有利于母亲子宫的收缩、产后恢复和降低患乳腺癌的危险。

2. 有关母乳喂养的几个具体问题

（1）做好哺乳的准备　在孕期就应注意营养，保证乳房的正常发育，做好乳房的保健和卫生，为哺乳做好准备。

（2）早期开奶　初乳对婴儿防御感染及建立初级免疫系统均十分重要。尽早开奶可减轻婴儿生理性黄疸、生理性体重下降和低血糖的发生。产后 30 分钟即可哺乳。

（3）母乳喂养的方法　出生 4～6 小时的新生儿可暂不哺乳，每隔 2 小时用奶瓶喂少许 5% 的葡萄糖水，以预防低血糖引起的大脑损伤。产后 1～2 日，母乳分泌少，应每 3～4 小时哺乳一次，每次 2～4 分钟。3～4 日后，乳汁逐渐充足，每次哺乳 15～20 分钟。自出生到 6 个月都要喂温开水，加在白天的 2 次哺乳之间，从 30mL 逐渐增至 100mL。哺乳的间隔时间可随婴儿月龄的增长而延长，一般出生 1～2 个月每 3 小时哺乳一次；3～5 个月，每 3～4 小时一次，并逐渐延长夜间哺乳的间隔；6 个月以后每 4 小时哺乳一次，力争养成夜间不哺乳的好习惯。

（4）尽早抱婴儿到户外活动　母乳中维生素 D 含量较低，适宜的阳光会促进皮肤维生素 D 的合成。

（5）及时添加辅助食品　在母乳喂养 4～6 个月后，可逐步添加婴儿所必需的辅助食品，以满足婴儿生长发育的需要。

（二）人工喂养

由于各种原因不能采用母乳喂养，而完全采用牛乳、羊乳等动物乳及其制品或植物性代乳品喂养称人工喂养。人工喂养时，应尽量采用配方乳、牛乳、鲜羊乳、乳粉等乳类及其制品，其次才是豆类、谷类等代乳品。

1. 婴儿配方乳粉　也称母乳化乳粉，是调整牛乳中的营养成分，使之接近母乳后制成的乳粉。方法是在牛乳中添加乳清蛋白、乳糖；脱去牛乳中的脂肪，添加适量植物油；脱去部分钙、磷、钠盐；强化牛磺酸、核酸、维生素 D、维生素 A 及适量其他维生素。婴儿配方乳粉依据母乳的营养素含量及其组成模式进行调整，比牛乳更适合小婴儿。但因其缺乏母乳中的免疫因子和生物活性因子，而且价格较贵，仍不及母乳。可按产品说明书进行调制和喂哺。

2. 牛乳　牛乳的蛋白质和矿物质含量比母乳高 2～3 倍，而乳糖含量仅为母乳的 60%，故饮用时需要用水稀释，并加入 5%～8% 的糖，使其成分接近母乳，以利于蛋白质的消化，并减轻肾脏负担。一般新生儿可用 2 份鲜牛奶加 1 份水稀释（2：1），两周后改为 3：1，再逐渐增至 4：1，可用开水或米汤稀释。加糖稀释后应煮沸，以消毒并使乳中的蛋白质变性而易于消化。每日人工喂养的次数、间隔时间和每次喂哺量的个体差异较大，以吃饱为度。无新鲜牛乳时，可用全脂乳粉加水冲调后喂养婴儿，但不宜长期用脱脂乳粉及炼乳喂养婴儿。因为脱脂乳粉的脂肪含量在 1% 以下，能量不足；而甜炼乳含蔗糖 40% 左右，蛋白质含量相对较低。

3. 豆浆 豆浆含有丰富的大豆蛋白、维生素和钙，对牛乳过敏的婴儿或乳制品缺乏的地区，可作为 3 个月后婴儿的代乳品，饮用时应煮沸、煮透，最好现做现食。

（三）混合喂养

由于母乳不足或母亲工作等原因不能按时给婴儿哺乳时，采用牛乳或其他代乳品作为补充或部分替代母乳的喂养称混合喂养。用以补充或替代母乳的食品与人工喂养相同，6 个月前以乳类为主，目的是保证优质蛋白质的供给。6 个月后，除乳类外，可补充豆类和谷类食品。

喂养的方法、次数和时间随乳母的具体情况而定。6 个月内的婴儿应尽量采用补授法，即先哺母乳，将乳房内的乳汁吸空，不足时再喂其他食品，以促进乳汁的分泌，防止母乳量的进一步减少。母亲因故不能按时哺乳，可用其他乳类或米、面替代一次母乳，称代授法。乳母应将多余的乳汁及时挤出，保存在清洁的容器中，待煮沸消毒后仍可喂哺婴儿。但每日母乳喂哺的次数最好不少于 3 次，否则，泌乳量会很快减少。

（四）添加辅助食品

辅助食品是指由单纯母乳喂养逐渐过渡到完全由母乳以外的食物喂养时，给婴儿吃的食物。无论采用何种喂养方法，为满足婴儿生长发育的需要和增强消化机能，都要及时添加辅助食品。制作辅助食品时应尽可能少放糖、不放盐、不加调味品，可添加少量食用油。

添加辅助食品的原则是：适时添加、由一种到多种、从少量到适量、由液体到固体、哺乳前添加。

添加辅助食品的时间和种类如下：

1. 出生 2 ~ 4 周，补充安全量的维生素 A 及维生素 D（或鱼肝油）。

2. 人工喂养儿第 2 周、母乳喂养儿第 5 ~ 6 周，添加菜汁、果汁或维生素片剂 20mg。

3. 人工喂养儿第 2 ~ 3 月、母乳喂养儿第 3 ~ 4 月，添加蛋黄、米、面糊。

4. 第 5 ~ 6 月，添加米粥、煮软的挂面、菜泥、果泥、鱼泥。

5. 第 7 ~ 9 月，添加粥、软面、全蛋、肝泥、碎肉末、豆腐、饼干、烤面包片、烤馒头片、煮甜薯、煮洋芋。

6. 第 10 ~ 12 月，添加软饭、馒头、包子、面条、豆腐干、碎菜、碎肉等。

第五节 幼儿的营养与膳食

幼儿是指 1 ~ 3 岁的孩子。幼儿处于快速生长发育的时期，对各种营养素的需求相对较高。

一、幼儿的生长发育特点

1. 生长发育迅速 幼儿体重每年增加 2 ~ 3kg，身高第 2 年增长 11 ~ 13cm，第 3 年增长 8 ~ 9cm。这个阶段已开始行走，活动量增加，语言和智力发育也加快。

2. 生理功能不成熟 幼儿机体的各项生理功能逐渐发育完善，防御不良食物刺激的能力仍然较差，不恰当的膳食易致营养不良和机体抵抗力下降。

二、幼儿的营养需要

1. 能量及三大产能物质 幼儿的基础代谢比婴儿期逐渐下降，食物特殊动力作用占能量

NOTE

消耗的5%左右，对能量的需要相对比成人要高。中国营养学会制订的1~3岁男孩的能量需要量为900~1250kcal/d，女孩为800~1200kcal/d；蛋白质的RNI为25~30g/d，其中动物性蛋白质达一半以上，供能比例达15%；脂肪占能量的比重达30%~35%；碳水化合物是能量的主要来源，供能比为50%~60%。

2. 矿物质　幼儿的钙、铁、锌、碘容易缺乏。中国营养学会制订的1~3岁幼儿钙的RNI为600mg/d，铁的RNI为9mg/d，锌的RNI为4.0mg/d，碘的RNI为90μg/d。

3. 维生素　维生素的摄入量与幼儿的生长发育密切相关，中国营养学会制订的1~3岁幼儿几种维生素的RNI为：维生素A为310μgRAE/d，维生素D为10μg/d，维生素B_1为0.6mg/d，维生素B_2为0.6mg/d，烟酸为6mgNE/d，维生素C为40mg/d。

三、幼儿期的膳食指南

幼儿膳食是从婴儿期以乳类为主，过渡到以奶、蛋、鱼、禽、肉、蔬菜和水果为辅的混合膳食，最后以谷类为主的平衡膳食。

1. 每日饮奶　每日供给幼儿配方奶或相应的奶制品不少于350mL。

2. 供应富含营养的食物　膳食中需要增加富含钙、铁的食物及增加维生素A、维生素C、维生素D等的摄入，必要时补充强化铁食物、水果汁、鱼肝油及维生素片。选择蛋类、鱼虾类、瘦禽畜肉等100g，粮谷类食物100~150g，植物油20~25g，新鲜蔬菜和水果各150~200g。有条件的地方，每周给孩子吃一些动物肝、血和海产类食物。忌用刺激性食物，少用或不用含味精、糖精、色素等添加剂的食品，慎用各种营养液及其制剂。

3. 烹调方法应与幼儿的消化、代谢能力相适应　幼儿膳食应单独加工，将食物切碎煮烂，去除食物的皮、核、骨、刺，采用蒸、煮、炖、煨等烹调方式，口味清淡，少加调味品，并注意食谱的变化。

4. 养成良好的饮食习惯　要引导和教育孩子自己进食，吃饭时暂停其他活动，每日可采用三餐两点制，进餐有规律，不挑食、不偏食、不乱吃零食。

5. 足量饮水，少喝含糖和碳酸的饮料　幼儿每天需要饮用600~1000mL的水，最好选择白开水，市场上销售的饮料大多含有葡萄糖、碳酸、磷酸等物质，过多饮用会导致肥胖和龋齿。

6. 多做户外活动，监测生长发育情况　每天坚持1~2小时的户外游戏或活动，既可接受日光照射，促进皮肤维生素D的合成和钙的吸收，又可锻炼体能和智能。每隔2~3个月测量一次孩子的身高和体重，并作记录，了解孩子发育的进度；注意孩子的血红蛋白是否正常；避免在幼年出现过胖，如果有肥胖倾向，可能是食用了含脂肪过多的食物，或是运动过少，应做适当的调整，改变不合理的饮食行为。

第六节　学龄前儿童的营养与膳食

学龄前儿童是指4~6岁的儿童。膳食的关键是供应生长发育需要的能量及各种营养素，养成良好的饮食习惯，建立健康的膳食模式。

一、学龄前儿童的生理特点

1. 身高、体重稳步增长，基础代谢率仍较高　与婴幼儿相比，学龄前儿童的生长速度减慢，但仍保持稳步生长，学龄前儿童体重每年增加2kg左右，身高每年增长5～7cm。此期各器官逐渐发育成熟。

2. 消化能力有限　由于咀嚼及消化道发育不完善，应注意食物的烹调方法。

3. 心理发育特点　注意力不集中，选择食物有倾向性，注意培养儿童良好的饮食习惯。

二、学龄前儿童的营养需要

1. 能量及三大产能物质　由于活动较多，应提供足够的能量和产能营养素。中国营养学会制订的4～6岁男孩的能量需要量为1300～1400kcal/d，女孩为1250～1300kcal/d；蛋白质的RNI为30g/d，其中动物性蛋白质占一半，供能比例达12%～14%；脂肪供能比例达30%～35%；碳水化合物是能量的主要来源，供能比例为50%～60%，以淀粉类食物为主，不要摄入过多的糖和甜食。

2. 矿物质　儿童的骨骼生长需要充足的钙，同时，易导致铁、锌、碘的缺乏。中国营养学会制订的4～6岁儿童钙的RNI为800mg/d，铁为10mg/d，锌为5.5mg/d，碘为90μg/d。

3. 维生素　中国营养学会制订的4～6岁儿童几种容易缺乏的维生素的RNI为：维生素A为360μgRAE/d，维生素D为10μg/d，维生素B_1为0.8mg/d，维生素B_2为0.7mg/d，烟酸为8mgNE/d。

三、学龄前儿童的膳食指南

1. 食物品种多样，谷类为主　每日需进食谷类主食125～250g，牛奶200～300mL，鸡蛋1个，无骨鱼、虾、禽、肉等100g，豆或豆制品10～20g，蔬菜100～200g和适量水果。每周进食一次动物肝或动物血，一次富含碘、锌的海产品。应荤素搭配合理，提供丰富而平衡的膳食。

2. 讲究烹调　注意食物的色、香、味、形，以促进食欲；食物加工中注意减少维生素的损失；讲究粗粮细做，适应其消化能力；膳食清淡、少盐、少油，避免添加辛辣等刺激性调味品。

3. 正确选择零食，引导孩子饮用清淡而充足的饮料　建议零食选用乳制品、海产品、蛋制品、豆制品、新鲜蔬菜水果及坚果类食品，少选油炸食品、糖果和甜点；每日饮水1000～1500mL，首选白开水。

4. 养成良好的饮食和卫生习惯　采用"三餐两点"的膳食制度，定时、定点、定量用餐；不偏食、不挑食；饭前不吃零食；自己用筷、匙吃饭；吃饭时专心、细嚼慢咽；饭前洗手，饭后漱口，吃饭前不做剧烈运动。

5. 食量与体力活动要平衡，保持正常体重　部分城市儿童饮食量大而运动量少，应调整饮食和重视户外活动，避免肥胖。

第七节　学龄儿童和青少年的营养与膳食

学龄儿童指6～12岁上小学的儿童。青少年为13～18岁读中学阶段的孩子。学龄儿童和青少年的营养需要有各自的特点，其共同特点是生长发育需要充足的能量及各种营养素。

一、学龄儿童和青少年的生理特点

1. 生长迅速、代谢旺盛　学龄儿童身高、体重增长较快，身高每年增长5～6cm，体重每年增加2～3kg。青少年进入生长发育的第二个高峰期，身高、体重快速增长，身高每年可增加5～8cm，甚至可达10～12cm；体重每年增加2～5kg，个别的可达8～10kg。

2. 个体发育速度相差很大　尤其是女孩子发育早，有些学龄儿童已经进入生长发育的高峰期，要注意增加营养素的供应。

3. 性发育成熟，体成分发生变化　青春期生殖系统发育，第二性征逐渐明显。女孩体内脂肪的比重增加。

二、学龄儿童和青少年的营养需要

1. 能量　学龄儿童和青少年对能量的需求逐渐增多，14～17岁到达高峰，青少年对能量的需求已超过成年人。中国营养学会制订的儿童青少年能量需要量见表1-7。

2. 蛋白质　学龄儿童和青少年对蛋白质的需要量占能量的13%～15%才能维持正氮平衡。青少年每日需要的蛋白质已超过成年人。中国营养学会制订的学龄儿童和青少年膳食蛋白质的参考摄入量见表1-2，其中最好有一半以上的优质蛋白质。

3. 脂肪　学龄儿童和青少年身体中脂肪的含量增多，所供能量占总能量的20%～30%为宜。

4. 矿物质　学龄儿童和青少年生长发育迅速，尤其是青春期，对钙、磷、铁、锌等的需要量大大增加，青春发育期的女孩应增加碘的摄入。中国营养学会制订的矿物质的参考摄入量见表1-8。

5. 维生素　维生素A、维生素D、维生素C和B族维生素的需要量亦明显增加，中国营养学会制订的维生素参考摄入量见表1-9。

三、学龄儿童和青少年的膳食指南

1. 三餐定时定量，保证吃好早餐　一般为一日三餐，早餐应食入相当于全日总能量的25%～30%，以保证儿童、青少年的生长发育、学习和活动的需要。

2. 注意平衡膳食　摄入含丰富优质蛋白质的食物，如鱼、禽、蛋、肉、奶及豆类等。每日应摄入谷类主食400～600g，牛奶300mL，鸡蛋1～2个，鱼、禽、肉100～150g，适量的豆制品，500g蔬菜和适量的水果，其中绿叶蔬菜不低于300g。

3. 积极预防贫血　学龄儿童和青少年生长迅速，铁需要量增加，加之女孩月经来潮后的生理性铁丢失，更易发生贫血，影响发育和健康。因此，应注意经常吃含铁丰富的食物和新鲜的蔬菜水果等。

4. 养成良好的饮食习惯　不偏食，不挑食，不暴饮暴食，少吃零食，少吃快餐食品，饮用清淡而充足的饮料。

5. 参加体力活动和运动，避免盲目节食　合理饮食，少吃高能量的食物，如肥肉、糖果和油炸食品等，每天最好进行 60 分钟中等强度的体育锻炼，减少看电视、玩电子游戏等静态活动的时间，参与家务劳动，使能量的摄入和消耗达到平衡，保持适宜的体重。青少年尤其是女孩，往往为了减肥盲目节食，引起体内新陈代谢紊乱，抵抗力下降，严重者可出现低血钾、低血糖，易患传染病，甚至由于厌食导致死亡，应引起重视。

第八节　老年人的营养与膳食

当人们步入老年，器官功能会逐渐减退，容易发生代谢失调、营养缺乏和慢性非传染性疾病。因而，合理安排老年人的膳食，是提高其身体素质、预防疾病、延长寿命的重要措施。

一、老年人的生理特点

1. 消化功能减退　随着年龄的增长，人的消化系统会发生一系列的变化，如牙齿脱落、消化液分泌减少，机体对营养成分的消化吸收能力下降。由于胃肠道蠕动减慢，食物在胃肠道滞留的时间增加，容易造成胃肠胀气、便秘。

2. 基础代谢率降低　老年人的基础代谢率下降，蛋白质合成减少，糖耐量降低，对能量的需求减少，更容易发生超重或肥胖。肥胖会增加患高血压病、糖尿病、心脑血管病的危险。因此，老年人应特别重视调整进食量和体力活动的平衡，把体重维持在适宜范围内。

3. 肾功能下降　老年人的肾小球数量逐步减少，肾血流量减少，肾小球的滤过率下降，体内代谢产物排泄缓慢。

4. 感觉器官的功能减退　老年人视力下降，减少了食物的颜色刺激；嗅觉减弱，对食物的香味感受下降；舌上味蕾的数量减少，对甜和咸的感觉迟钝。

5. 内分泌与免疫功能下降　老年人的垂体、甲状腺、胰腺、性腺的功能下降，胰岛素受体敏感性下降，易致高血糖、高脂血症、高血压、高尿酸血症等。另外，胸腺萎缩，T 淋巴细胞数量减少，导致机体对有害因素的抵抗力下降。

6. 身体成分变化　随着年龄的增长，代谢组织的总量逐步减少，细胞数量减少，脏器和肌肉萎缩；机体水分减少，应激情况下易脱水；脂肪比例增加；骨密度减少。

二、老年人的营养需要

1. 能量　由于基础代谢率下降、体力活动减少和体内脂肪组织比例增加，老年人对能量的需要量相对减少。50 岁以后，每增长 10 岁，能量需要减少 5% ~ 10%。中国营养学会制订的 50 岁以上轻体力劳动者的能量需要量为男性 2100kcal/d，女性 1750kcal/d；65 岁以上轻体力劳动者的能量需要量为男性 2050kcal/d，女性 1700kcal/d；80 岁以上轻体力劳动者的能量需要量为男性 1900kcal/d，女性 1500kcal/d。

2. 蛋白质 老年人由于分解代谢大于合成代谢，易出现负氮平衡。又因为胃肠功能紊乱、慢性疾病及肾脏功能下降，使氮的利用率降低。因而，需摄入足量、优质的蛋白质，蛋白质供应的能量占总能量的 12%～15%。中国营养学会制订的 50 岁以上人群蛋白质的 RNI：男性 65g/d，女性 55g/d。

3. 脂肪 老年人对脂肪的消化能力差，故脂肪的摄入不宜过多。一般脂肪供能占总能量的 20% 为宜，以富含多不饱和脂肪酸的植物油为主。胆固醇摄入量每天应小于 300mg。

4. 碳水化合物 由于老年人的糖耐量低，不宜食用过多的水果、蜂蜜等含糖高的食物，以防止血糖升高，进而血脂升高。应多吃蔬菜，增加膳食纤维的摄入，以增强肠蠕动，防止便秘。

5. 矿物质 老年人对钙的吸收能力下降，体力活动减少又降低了骨骼钙的沉积，骨质疏松较多见。中国营养学会制订的 50 岁以上人群钙的 RNI 为 1000mg/d。因为老年人对铁的吸收利用能力下降，造血功能减退，易发生缺铁性贫血。中国营养学会制订的 50 岁以上人群铁的 RNI 为 12mg/d。锌能维持机体免疫力，对预防癌症及免疫缺陷疾病有一定作用；硒对维持心肌功能及提高机体抗氧化能力有一定作用，老年人应注意补充。老年人味觉降低，易引起食盐摄入过多，而钠是高血压病的危险因素，因此，要注意控制钠的摄入，每日以小于 6g 为宜。

6. 维生素 为调节体内代谢和增强抗病能力，各种维生素的摄入量都应达到我国的推荐摄入量。维生素 D 的缺乏可导致钙的吸收下降，易发生骨折，中国营养学会制订的 65 岁以上人群维生素 D 的 RNI 为 15μg/d，比成年人的 10μg/d 高。维生素 B_6 可增强机体的免疫力、预防心血管疾病，中国营养学会制订的 50 岁以上人群维生素 B_6 的 RNI 为 1.6mg/d，比成年人的 1.4mg/d 高。维生素 A 对暗适应、预防滤泡性角膜炎、减少老年人皮肤干燥和上皮角化有一定作用。维生素 E 可减少细胞内脂褐素的形成。维生素 C 能增强机体的免疫力，防止血管硬化，利于胆固醇排出体外。以上维生素均应保证供应。

三、老年人的膳食指南

1. 食物要粗细搭配 粗粮含有丰富的 B 族维生素、膳食纤维、钾、钙等营养素，而膳食纤维有改善肠道菌群、预防老年性便秘、调节血糖、控制血脂和防治心血管疾病的作用，建议老年人每天摄入 100g 粗粮或全谷类食物；食物加工也不宜过精，因为谷类加工过细，会使大量膳食纤维和谷粒胚乳中含有的维生素及矿物质丢失。

2. 食物烹制宜松软，易于消化吸收 老年人消化功能减退，要关注加工食物的色、香、味、形，增强食欲。食物要切的细碎，烧的烂软，尽量采用蒸、煮、炖、炒，而少用煎、炸、烤的方法烹调食物。

3. 预防营养不良和体重不足 老年人由于体力活动减少、牙齿脱落和情绪不佳，可能致食欲减退，而造成营养不良和贫血。应坚持每天饮用 1 杯牛奶，吃 1 个鸡蛋，100～125g 的鱼、禽、瘦肉和海产品，100g 的豆腐或 50g 的豆腐干，提供足够的优质蛋白质；每日摄入 400～500g 的蔬菜，100～200g 的水果，补充足量的维生素、矿物质和膳食纤维；少食多餐，在两餐之间再加一次餐，以减少胃肠负担，提高消化吸收率，保证摄入足够的能量和营养素，维持适宜的体重。

4. 多饮水　增加水的摄入，一方面可以及时补充机体的水分，另一方面能促进体内代谢产物的排泄。但应少量多次地饮用，以减少肾脏的负担，提高吸收率。

5. 参加适度的体力劳动或运动　根据自己的身体状况，可做一些家务，选择走路、慢跑、打太极拳等户外运动，改善各种生理功能，保持能量平衡。

第四章   特殊作业人群的营养与膳食

特殊作业人群是指从事特殊工作或生活在特殊环境的人群，如高温、低温、高原、航空、航海、潜水等作业的人群。由于长期处于物理或化学因素的刺激下，人群机体的生理和代谢会发生一定的变化，如果通过膳食改善他们的营养状况，会加快其对特殊环境的适应能力，从而提高机体的抵抗力，减少疾病的发生。

第一节   高温环境下作业人群的营养与膳食

高温环境是指35℃以上的生活环境，32℃以上的工作环境。如果相对湿度达80%以上、环境温度达30℃以上的环境也可称为高温环境。在生产劳动和生活中常常会遇到高温环境，如铸造、炼钢、炼铁、热处理车间，纺织、印染、锅炉间、造纸的蒸煮作业场所，夏天田间劳动、建筑行业露天作业及环卫作业等。

人体在高温环境下劳动和生活时，主要通过出汗和汗液的蒸发散热，来调节和维持正常体温。高温环境下出汗量大，因而人体丢失了大量的水、矿物质和水溶性维生素。大量出汗时因机体失水和体温升高会引起能量代谢增加；蛋白质的分解增加，血清尿素氮排出量增多；消化液分泌减少，食欲下降；中枢神经系统兴奋性降低。

一、高温环境下人体的营养需要

1. 水和矿物质   高温环境中，人体排汗量每天可高达8~10L，汗液的99%为水，0.1%~0.5%为氯化钠，并含有少量的钙、镁、钾、铁、锌、铜、硒及水溶性维生素。因此，高温作业者每天应根据出汗量的多少及时补充水分。若机体失水量超过体重的2%时，会出现工作效率下降，严重时可出现虚脱。矿物质的丢失可引起水、电解质紊乱，甚至循环衰竭及热痉挛等。若中等劳动强度、中等温湿度的条件下，每天需补水3~5L；重体力劳动、气温及热辐射强度特别高时，每天需补水5L以上。宜饮用含盐饮料，氯化钠浓度以0.1%~0.15%为宜。每天钙的补充量为600~800mg，钾3~6g，镁200~300mg，锌15mg以上。

2. 能量   人体在高温环境下作业时，基础代谢率增高，能量代谢加速。同时，劳动强度也会影响能量代谢。能量供给以推荐量为基础，环境温度达30℃~40℃时，温度每增加1℃，能量的供给量应增加0.5%。

3. 蛋白质   人体在高温环境下作业时，会因出汗量多而丢失大量的氮，如尿素、氨、氨基酸、肌酐等。同时，机体失水可促进组织蛋白分解，尿氮排泄量增加。所以应适当提高蛋白质供应量，以每日蛋白质的摄入量占总能量的12%~15%为宜，并增加优质蛋白质的比重。

4. 维生素　水溶性维生素可通过汗液及尿液流失。因此，高温作业人员应增加水溶性维生素的补充。每天维生素 C 的摄入量为 150～200mg，维生素 B_1 3～5mg，维生素 B_2 3～5mg，维生素 A 1500μgRE。

二、高温环境下人群的膳食原则

1. 供应营养适宜的食物　可多食用鱼、瘦肉、奶、蛋及豆制品，以补充优质蛋白质；选择含钾高的水果、蔬菜、紫菜、豆类；含钙高的奶及奶制品、豆类、坚果类；含铁高的动物肝脏、动物全血、豆制品、鸡毛菜；含锌高的贝壳类海产品、动物内脏、红色肉类；含维生素 C 较多的新鲜蔬菜水果等；脂肪可增加菜肴的香味，但不宜摄取过多。

2. 采取促进食欲的措施　高温环境中，消化液分泌量减少，食欲下降。因此，应选择阴凉、舒适的就餐环境；进餐前可适量饮用饮料或汤；注意食物的种类多样、搭配合理；烹调时具有较好的色、香、味，以提高食欲，保证营养素的摄入。

3. 以汤作为补充水及矿物质的重要措施　可选用白开水、淡盐水、茶水、柠檬水，或将陈皮、山楂、酸梅等糖浆配成饮料饮用，也可供应鱼、肉、菜汤。水分最好是少量多次摄入，这种饮水方法可减慢汗液的排泄，也可防止冲淡胃液影响食欲和消化，水温宜为 12℃～18℃。

4. 可使用营养制剂　近年来，研制和使用的功能性饮料种类繁多，有 25% 氯化钾和 12.5% 氯化钙的电解质饮料，含氯化钠、维生素 C、钙、镁、钾等的保健饮料，可根据具体情况选择使用。

三、高温环境下人群的中医食疗方

党参粥　党参 10g，粳米 100g。党参水煎取汁，加粳米煮粥。党参甘、平，益气补脾。粳米甘、平，益五脏，强肌肉。

第二节　低温环境下作业人群的营养与膳食

低温环境作业是指在寒冷的室外或室内无采暖设施或有冷源设备的低温环境中工作。一般 10℃ 以下的环境会对人的工作效率产生不利影响。例如，交警，边防巡逻人员，邮递员，伐木工，从事冷藏、捕捞、水产加工、交通运输、田间劳动、护路、除雪、电信架线等作业人员都处于低温环境中。

低温环境下，消化液分泌增多，食欲提升；皮肤血管收缩、交感神经兴奋，使心输出量增加、血压上升、心率加快；同时，低温会使皮肤感觉的敏感性降低，肌肉的收缩力、协调性、灵活性均下降，易出现疲劳。因此，对低温环境作业人员的营养与膳食应做一定的调整。

一、低温环境下人体的营养需要

1. 能量　低温环境下作业人员应增加能量摄入。因为低温环境中人体会出现寒战和其他不随意运动，能量消耗增加；低温使体温散热加速，同时，防寒衣物增加了体力负荷；低温环境下基础代谢可增高 5%～17%。

NOTE

2. 脂肪、碳水化合物和蛋白质　低温环境下的作业人员应适量增加脂肪及碳水化合物的摄入，以提高人体的耐寒能力。人们在低温环境下生活或工作时也喜欢高脂肪饮食，提示机体对脂肪需要量的增加。一般脂肪产热应占总能量的 35% 左右，碳水化合物占总能量的 50% 左右，蛋白质占总能量的 13%~15%，应注重必需氨基酸的构成比例。近年认为，在低温适应过程中，蛋氨酸可通过甲基转移作用提供一系列必需的甲基，酪氨酸则能提高低温环境下的作业能力。

3. 矿物质　低温环境会使肾上腺素分泌增加，引起交感神经兴奋，从而导致血钙减少，尿钙排出增加。因此，每日应补充 600~1200mg 的钙。另外，低温环境中尿量增加，随尿液排出的钠、氯、钾、氟等也随之增加，人体对食盐的需要量为温带地区的 1~1.5 倍。

4. 维生素　维生素与低温适应关系密切，应增加其摄入量。增加维生素 C 的摄入，可明显减弱低温环境中直肠温度的降低，缓解肾上腺的过度应激反应，增强机体对低温的耐受性，每日供给量以 70~120mg 为宜。低温环境中体内氧化产热过程加强，食谱中维生素 B_1、维生素 B_2 和烟酸的供给量要适量增加。维生素 A 可增强机体耐寒能力，每日供给量以 1500μgRE 为宜。维生素 E 能提高线粒体的能量代谢能力，在低温环境中促进脂肪等组织中的环核苷酸代谢，提高机体的抗寒能力，应注意补充。

二、低温环境下人群的膳食原则

1. 在平衡膳食的基础上，增加能量的摄入　供应充足的谷类、豆类、动物性食品、食用油。选择含蛋氨酸丰富的食物，如鸡肉、蛋类、核桃、大豆及其制品等。

2. 注意膳食中矿物质和维生素的供应　膳食中除摄取足量的新鲜蔬菜和水果外，还应适当摄入鱼、蛋、瘦肉、肝脏等食品。

3. 减少低温地区食物营养素的损失　发展温室种植技术，研究冷冻冷藏技术，减少食物储存过程中营养素的流失；选择合适的烹调方法，减少营养素的损失；供应热食，提升食物的消化吸收率。

4. 合理安排饮食　低温环境下作业劳动强度大、能量消耗多、食量多，每天可供应四餐，早餐占一天能量的 25%，加餐占 15%，午餐占 35%，晚餐占 25%。

三、低温环境下人群的中医食疗方

生姜当归羊肉煲　生姜 30g，当归 20g，羊肉 500g，胡萝卜 50g。将生姜、当归洗净切片，当归用料酒炒一下，羊肉洗净剁成方块，胡萝卜洗净切块。将生姜、当归、羊肉、胡萝卜一同放入炖锅内，加入清水适量，武火烧沸，文火炖煮 45 分钟，调味即可。

第三节　高原作业人员的营养与膳食

高原地区是指海拔 3000 米以上的地区。海拔越高，气压及大气中的氧分压越低。氧分压下降使血氧饱和度降低，进而导致组织缺氧，高原环境对人体的主要影响就是缺氧。海拔为 0 米时，大气压为 765mmHg，氧分压为 159mmHg；海拔为 3000 米时，大气压下降至 530mmHg，氧分压降至111mmHg。高原缺氧不仅能阻碍体内营养物质的摄入、吸收和代谢，使缺氧加重，损害大脑功能，还会引起食欲减退、胃肠功能紊乱。同时，高原环境还伴有温湿度低、沸点低、太阳辐射及电离辐射强等特点。因此，膳食中要注意摄取耗氧少、能有效利用氧、提高缺氧耐力、缓解急性高原反应症状的营养素，加快高原习服过程。

一、高原环境下人体的营养需要

1. 碳水化合物　高碳水化合物膳食有助于缺氧习服。原因是碳水化合物分子中含氧最多，因此氧化过程中耗氧最少；高碳水化合物饮食能使动物氧分压提升（6.6±3.7）mmHg，肺扩张能力增加13.9%，促进气体交换；碳水化合物还能维持中枢神经系统及心肌的正常功能，缓解高原反应。进入高原环境后，葡萄糖和糖原被紧急调用，以维持血糖水平和脑功能。

2. 蛋白质和脂肪　高原缺氧初期，蛋白质分解加快，尿氮增加，会出现负氮平衡。色氨酸、酪氨酸、赖氨酸及谷氨酸等氨基酸能提高缺氧耐受力，故应增加蛋白质的摄入。但蛋白质氧化过程耗氧较多，不利于缺氧习服。因此，习服后提供占总能量10%的蛋白质即可，但要选择优质蛋白质，以维持氨基酸平衡。脂肪是生酮物质，酮体大量积聚会使缺氧耐力降低，不利于习服，所以应低脂饮食。

3. 能量　海拔高度越高，气温越低，低温环境中机体基础代谢率增加，加之着装笨重也增加了能量消耗。低温与缺氧环境会严重影响身体健康，所以应及时增加能量的供应量，可高于平原供应量的10%，冬季时应高于20%。

4. 维生素　补充维生素可提高缺氧耐受力。在缺氧状态下，机体对维生素的消耗量增加，加之食欲减退，维生素的摄入减少，所以应注意补充多种维生素。酶系统中大部分辅酶是B族维生素的衍生物，所以补充B族维生素能提高氧的利用率。维生素E可减少组织氧的消耗，还可促进红细胞的生成及含铁血红素细胞酶的合成，提升缺氧耐受力。维生素C可改善缺氧状态下的氧化还原反应过程，提高氧的利用率。有人提出在缺氧环境下进行体力劳动时，各种维生素的供给量应多于平原正常供给量。

5. 矿物质　刚进入高原环境的一段时间内，人体排尿量增多，钾的排出量也随之增多，而钾的丢失及水、钠潴留是引起急性高原反应的重要原因。可多食含钾丰富的食物，同时适当减少钠盐的摄入。缺氧时，机体造血功能增强，骨髓生成红细胞增多，血液中血红蛋白增加，铁需要量增加，应多食含铁丰富的食物或补充铁剂，有助于血红蛋白、肌红蛋白、酶及含铁蛋白的合成，加快人体对缺氧环境的习服。铜、锰可改善机体对缺氧的适应能力，也需注意补充。

6. 水　高原环境中空气干燥，水的表面张力降低，同时肺的通气量增加，使失水较多。每日应饮用水4~5L。

二、高原环境下人员的膳食原则

1. 选择适宜的食物种类　主食应以米类为主，能抑制恶心、呕吐症状。可提供高碳水化合物膳食，并选择容易消化吸收的双糖替代部分多糖；应增加含铁量较多的鸡、鱼肉，乳类及新鲜蔬菜；适量供应葱、姜、蒜、辣椒、醋及味精等能刺激食欲的食品和调味品。高原由于运输困难，可充分利用本土的野菜、野果和动物。

2. 维持正常的食欲和消化功能　缺氧会引起食欲下降或厌食，应注意烹调方法，少食多餐，餐间提供酸性水果和酸甜饮料。饮食应清淡少油腻，避免摄入产气和含纤维素多的食物。

3. 用高压锅蒸煮食物　在高原环境烹制食物时，由于气压低，水的沸点也低，食物不易煮熟，不仅影响口感，而且烹调时间过长会导致大量营养素流失，可选用高压锅烹调食物。

三、高原环境下人员的中医食疗方

山药茯苓包　山药 100g，茯苓 100g，面粉 200g，白糖 150g，青红丝适量。山药、茯苓研粉，加水浸泡成糊状，上蒸笼蒸半小时后调入面粉，白糖、青红丝拌匀成馅。面粉发酵制成包子面坯，包入馅心，上笼蒸熟。此膳方益脾胃，补气阴，涩精气，茯苓可提高机体急性耐缺氧能力。

第四节　潜水作业人员的营养与膳食

潜水作业是指在水下环境里进行的工作。主要见于海底采矿、探险、沉船及沉物的打捞、水下营救、桥梁和港口码头的建造、水中养殖等工作中。潜水作业人员能量散失较多，精神高度紧张，食欲下降。因此，潜水作业人员的营养与膳食应有其自身的特点。

一、潜水作业人员的营养需要

1. 能量　潜水作业对能量的需要增加，因为水下作业要穿戴和配挂潜水装备，使身体负荷增加；水下行动或作业时受到水的阻力较大；同时，由于水温低于体温，机体散热增加。潜水作业人员的能量需要量与水温、潜水时间及潜水服的保暖程度相关，潜水员每天的能量需要量为 14.6 ~ 18.8MJ（3500 ~ 4500kcal）。

2. 蛋白质、脂肪和碳水化合物　潜水员摄取丰富的蛋白质，有助于对高压应激的代偿；且蛋白质的消化吸收较慢，可在进餐后较长时间内为机体供能，供给量以每天 100 ~ 140g 为宜。由于潜水员需要高热量饮食，脂肪是较好的产热食物，可适当增加摄入量。但高脂肪饮食可引起高脂血症和肥胖，高脂血症对高压条件下潜水人员体内组织中惰性气体的脱饱和有不利影响，肥胖则易发生减压病。因此，脂肪摄入量不宜过多，应占总能量的 25% ~ 30%。碳水化合物能够迅速供能，每日供给量应占总能量的 55% ~ 65%。

3. 维生素　补充维生素对潜水员非常重要。高压可引起维生素 C、维生素 B_1 需要量的增加，维生素 B_6 可抑制减压病对机体的损害，维生素 A 和维生素 B_2 能提高潜水员的视觉暗适应能力。每天应供给维生素 A 1500μgRE，维生素 $B_1$2.5mg，维生素 $B_2$2.0 ~ 2.5mg，维生素 $B_6$2.2 ~ 3.0mg，维生素 C100mg。

4. 矿物质和水　潜水作业使尿量及尿中电解质的排出量增多，但这种影响不大，不必额外补充矿物质。每日应供水 2L。

二、潜水作业人员的膳食原则

1. 选择营养丰富的食物　膳食中除了提供粮谷类食物外，还应多摄取肉类、鱼类、蛋类、奶类及新鲜蔬菜，以提供足够的能量、蛋白质和维生素。若不能满足需要，可适量补充维生素制剂或强化食品。

2. 注意改善食欲　在高压的情况下，消化腺的分泌功能受到抑制，再加上身体疲劳，使潜水员的食欲下降。要通过合理配膳，提高烹调水平以供应可口的饭菜，改善潜水员的食欲。

3. 潜水作业期间不要食用易产气食物　潜水作业时，肠道中气体会在上升减压的过程中膨胀从而引起腹痛，这不仅痛苦，而且易与减压病相混淆。所以不要食用豆类、萝卜、韭菜、碳酸饮料等。

4. 禁止饮酒　酒能麻醉中枢神经系统，使判断力降低、反应迟钝、动作失调；也可影响心血管系统，带来不良后果。因此，从潜水的前夜就应禁止饮酒。

5. 合理安排潜水前后的饮食

（1）潜水作业前的膳食　潜水前2小时内严禁过分饱食，过饱会引起胃肠道不适，同时，大量血液流入胃肠帮助消化，导致其他部位血量减少，增加了循环系统的负担。但进食量也不可过少，饥饿引起低血糖也会影响作业。最好在潜水前摄入少量热的含糖饮料和易消化的点心，避免摄入易产气的食物及酒类。

（2）潜水作业后的膳食　潜水后，特别是在深水中潜水后，因为水温低于体温，身体处于低温状态，应先给予热的营养丰富的汤或饮料，使机体逐渐复原。由于在加压、减压过程中会让人感到不适，出现头晕、耳鸣、恶心及食欲减退等症状，所以正餐应安排在潜水后1~1.5小时进行，应合理烹调，提供清淡可口，含有丰富的营养物质，且色、香、味俱全的饭菜，使身体尽快恢复到正常状态。

三、潜水作业人员的中医食疗方

肉桂炖鸡肝　肉桂2g，鸡肝2副，姜3片，绍酒少许。将鸡肝、肉桂洗净放入炖盅内，注入适量水，并放入姜片及适量绍酒，隔水炖2小时左右，调味后即可食用。寒、湿是影响潜水作业人员人体代谢的主要因素，该膳食方可补肝肾，温肾阳。

第五节　脑力劳动者的营养与膳食

脑力劳动者是以脑力劳动为主的人们。由于经常用大脑进行分析、思维和记忆，如果脑组织的氧气及葡萄糖供应不足，易引起脑细胞疲劳，使工作效率下降，并出现头晕、失眠、神经衰弱等症状；而长期静坐工作，能量消耗少，易出现脂肪代谢障碍，引起高脂血症、动脉硬化、高血压、糖尿病、肥胖症等慢性疾病；而且用眼机会多，视力下降快；因为接触电脑、手机等电器的频率较高，易受到电磁辐射，致使机体的免疫力下降。由于产业机械化和办公自动化的程度不断提高，脑力劳动工作者所占的比重越来越大，怎样做好脑力劳动者的营养供给，已成为社会普遍关注的问题。

一、脑力劳动者的营养需要

脑力劳动者的营养与膳食应注意摄入充足的能量、构成脑细胞的磷脂、提高脑细胞活性的不饱和脂肪酸及参与调节脑细胞兴奋或抑制过程的蛋白质、维生素 A 和微量元素。

1. 蛋白质、脂肪和碳水化合物　脑力劳动者在分析、记忆和思考的过程中，需消耗大量的蛋白质，脑组织代谢也需要大量蛋白质的参与，膳食中提供优质足量的蛋白质是保证大脑皮质处于良好生理状态的重要前提。人脑所需要的脂类主要有脑磷脂、卵磷脂及不饱和脂肪酸，它们有补脑功能，使人精力充沛，工作及学习效率提高，因此应注意不饱和脂肪酸食物的摄取。碳水化合物分解为葡萄糖后，进入血液成为血糖，是脑组织活动的唯一能源。

2. 维生素　维生素 B 族、维生素 C、维生素 D 及维生素 E 都会直接或间接地对神经组织和细胞的多种代谢产生影响，若缺乏可使记忆力受损。紧密的思维及用眼，增加了机体对维生素 B 族、维生素 C 及维生素 A 的需要量。

3. 矿物质　磷是脑磷脂和卵磷脂的重要组成部分，是细胞内能量代谢不可或缺的物质。磷参与神经信号传导及细胞膜的生理活动，可增强大脑的记忆力和注意力。钙可调节神经递质的释放及神经元细胞膜的兴奋性，对大脑的记忆力和注意力有提高作用。锌和铁是人体必需的微量元素，与脑的发育密切相关。缺锌和缺铁的儿童，可出现注意力不集中、智商低，成人缺铁也会影响脑功能。

二、脑力劳动者的膳食原则

1. 保证充足的碳水化合物　碳水化合物的主要来源是谷类，即米、面、杂粮等，其在体内分解成葡萄糖进入血液后被脑细胞利用。脑力劳动者每天应保证摄入足量的碳水化合物，并且不可忽视早餐。

2. 提高蛋白质的摄入比例　注意选择含优质蛋白质的食物，如大豆、奶、蛋、鱼、虾、瘦肉等。最好每天搭配三种以上。

3. 增加磷脂食物的供应　供应含卵磷脂丰富的食物，如大豆、蛋黄、花生米、核桃仁、葵花子、松子、芝麻等。

4. 多吃蔬菜和水果　蔬菜和水果中含有丰富的维生素和矿物质，对提高视力、促进碳水化合物代谢起重要作用。

5. 控制产热食物和脂肪的摄入　脑力劳动者要少吃甜腻、油炸食物；主食的摄入量与能量的消耗保持平衡，保持适宜的体重。

三、脑力劳动者的中医食疗方

五味子粥　大麦仁150g，酸枣仁10g，五味子10g，麦门冬10g，莲子20g，桂圆肉20g，白糖适量。将酸枣仁、五味子捣碎，与麦门冬同煮，煎取浓汁。莲子去心煮烂备用。将大麦仁淘洗干净入锅，加莲子，加清水适量同煮粥，七成熟时加入酸枣仁等浓汁，加入桂圆肉，煮熟后加白糖即可食用。大麦仁健脾益气，酸枣仁、五味子安神、益智，莲子养心安神，桂圆肉益心脾、补气血。该膳食方可补气增力、补脑益智。

第六节　运动员的营养与膳食

运动员的生理特点为机体处于高度应激状态，能量消耗骤然增多，代谢旺盛，代谢产物堆积，身体内环境改变，心血管系统容量明显增大，心输出量水平升高。因此，运动员的营养应满足其生理特点的需要。

一、运动员的营养需要

1. 能量　运动员在训练和比赛期间，能量代谢强度较大。具体的能量需要量取决于运动强度、密度和持续时间。运动员每日所消耗的总能量由基础代谢、运动消耗、食物生热效应及其他活动四部分组成。我国运动员能量供给标准为 50～60kcal/kg。

运动员的每日总热能供给推荐参考值按 5 级划分，具体项目划分见表 4-1。

表 4-1　不同运动项目运动员每日热能供给推荐值

级别	运动项目	能量消耗（平均数）
1	棋牌类	2000～2800kcal（2400kcal）
2	跳水，射击（女），射箭（女），体操（女），艺术体操，蹦床，垒球	2200～3200kcal（2700kcal）
3	体操（男），武术散手（女），武术套路，乒乓球，羽毛球，短跑（女），跳远（女），跳高，举重（75 公斤以下），网球，手球，花样游泳，击剑，射箭（男），速度滑冰，花样滑冰（女），柔道（女），赛艇（女），皮划艇（女），跆拳道（女）	2700～4200kcal（3500kcal）
4	花样滑冰（男），中长跑，短跑（男），跳远（男），竞走，登山，射击（男），球类（篮球、排球、足球、冰球、水球、棒球、曲棍球），游泳（短距离），高山滑雪，赛艇（男），皮划艇（男），自行车（场地），摩托车，柔道（男），拳击，跆拳道（男），投掷（女），沙滩排球（女），现代五项，武术散手（男），越野滑雪，举重（75kg 以上），马拉松，摔跤（女）	3700～4700kcal（4200kcal）
5	游泳（长距离），摔跤（男），公路自行车，橄榄球，投掷（男），沙滩排球（男），铁人三项	4700kcal 以上（4700kcal）

运动员的能量摄入具体应用时，应该注意以下问题：

（1）有减体重和控制体重要求的运动员，不能套用以上标准，应该做个性化的安排　在运动员处于训练最佳体重期时进行一次基础水平的膳食营养调查，以这次调查得到的能量摄入值为基础，根据控制体重和减体重的数量和速度的需要确定控制体重和减体重期的热能摄入量。

（2）三大热能营养素每日供热比例　运动员膳食中碳水化合物、脂肪、蛋白质的比例是十分重要的。蛋白质是参与机体修复的营养素；脂肪氧化时氧的利用率较低，不能满足高强度运动的需要；碳水化合物氧化时可提高细胞氧的饱和度，有助于运动员发挥最佳运动能力，应为运动员膳食的主要成分。所以优秀运动员每日三大产能营养素的供热推荐参考值为：碳水化合物提供的热能占总热能的 50%～60%，耐力项目可适当增加到 65%～70%（运动员训练前、中、后摄入的运动饮料中所含的碳水化合物也应计入）；脂肪占总热能的 25%～30%，游泳和冰上项目可增加到 35%；蛋白质占总热能的 12%～15%，其中优质蛋白不能低于 30%，少年运动员还应适当增加蛋白质的摄入，以满足生长发育的需要。

（3）每日早、中、晚三餐及训练中加餐的比例分配　为了保证上、下午的训练，一日三餐的热能供给应合理安排。为保证上午训练的质量，运动员应有一个营养素齐全的早餐，并提供 25% 的热能。午餐热能应占 30%～50%，有利于下午的训练。晚餐后运动员主要是休息，所以热能的比例不应超过 30%。训练中的加餐总量虽占的比例很小（仅占 5%～10%），但对于保证训练质量至关重要。

2. 蛋白质　主要功能不是提供能量，而是调节各种生理活动及构成身体的成分。蛋白质的供给量为 1.5～2.5g/kg。因为蛋白质代谢时耗氧较多，在代谢和排泄中增加肝脏和肾脏的负担，因此不宜摄入过多。提供足量的优质蛋白质，对于补充运动员的消耗，增加肌肉力量，加速疲劳的恢复都很有帮助。从我国运动队的饮食情况看，只要摄入的能量足以维持机体活动，正常膳食的蛋白质量对运动员是足够的。在训练初期应适当提高蛋白质量，对维持肌肉质量，以及肌红蛋白、酶量和红细胞的生长都很有必要。训练比赛阶段消耗较大，可适当增加到总能量的 12%～15%，力量项目可以增加到 15%～16%，其中优质蛋白应占 1/3，要采用谷类食物和豆类食物混合食用的方式。动物性蛋白的量应占总蛋白量的 55%～65%，处于生长发育的青少年运动员对蛋白质的需要量增加。

3. 脂肪　脂肪产生的能量较高，是运动员较理想的储能形式。中等强度的运动项目，短时间内的能量消耗主要来自脂肪和糖类。持续运动 1 小时后，脂肪能量的利用率逐渐增加，在耐久运动中，脂肪提供的能量约 80%。因为脂肪不易消化，代谢时耗氧量较高，会影响氧的供给，运动员不宜从饮食中摄入过多脂肪。我国运动员膳食中脂肪的供能应占总能量的 25%～30%，游泳和冰上项目可增加到 35%。应注意控制饱和脂肪酸的摄入量，使饱和脂肪酸、多不饱和脂肪酸和单不饱和脂肪酸的比例为 1：1：(1～1.5)。

4. 碳水化合物　糖类是运动员最理想的能量来源。因为它的分子结构比蛋白质、脂肪简单，易于消化吸收，且分解产热快，氧化时耗氧较少，可在有氧和无氧的情况下分解产能，产能效率较高，并且中枢神经系统只能靠碳水化合物供给，对维持神经组织功能有重要的作用。在运动前、运动中适量补充葡萄糖，有利于运动中维持血糖水平。因此，膳食中碳水化合物提供的热能所占的比例以总热量的 55%～65% 为宜，耐力项目可以增加到 70%，并注意增加谷类和薯类等食物。

5. 维生素　维生素虽然不产生能量，但它们是机体代谢所不可缺少的物质。某些维生素的缺乏，可影响运动能力。运动过程中组织代谢增强，组织更新增加，维生素利用率增加；同时，训练引起线粒体、酶和功能性蛋白质的数量增加，故维生素的需要量也增加。维生素的每日供给量：维生素 A 1500μgRE，视力紧张项目可增加为 1800μgRE，维生素 B_1 3～5mg，维生素 B_2 2～2.5mg，烟酸 20～30mg，维生素 B_6 2.5～3.0mg，叶酸 400μg，维生素 B_{12} 2μg，维生素 C 140mg（比赛期可增加到 200mg），维生素 E 30mg（高原训练可增加到 30～50mg），维生素 D 10～12.5μg。神经系统紧张的项目应适当增加 B_1，视力活动紧张的项目应注意维生素 A 的营养水平。运动员控制体重期间应增加维生素的摄入量，以达到推荐的 AI 值；在高原训练时运动员应增加维生素 A、维生素 C 和维生素 E 的摄入量，并增加能量 10%～20%。

6. 矿物质　由于钠、钾、镁、钙对维持神经信息的传导和肌肉的收缩有重要作用，而且运动员因出汗量较大，矿物质随汗液流失的量增加，故对钠、钾、镁的需求量高于普通人。中国运动员每日钠、钾、镁的适宜摄入量分别为：钠小于5g（高温环境训练小于8g），钾3~4g，镁400~500mg。钙、铁、锌的摄入因运动项目有所不同。每日钙的适宜摄入量为1000~1500mg，大运动量项目的运动员在高温环境下训练或比赛时的钙摄入量可考虑上限，即1500mg。运动加快铁和锌的代谢，使铁和锌的吸收受到影响、排出增多，增加了运动员对铁和锌的需求量，中国运动员每日铁和锌的适宜摄入量均为20mg，大运动量或高原环境下训练或比赛可为25mg。另外，硒的适宜摄入量为50~150μg，碘的适宜摄入量为150μg。

二、运动员的膳食原则

1. 热量平衡，热源比例适当　应使摄入的能量和运动消耗的能量平衡，保持适宜的体重和体脂，三大产能营养素比例适当。

2. 平衡膳食　食物多样，谷类为主，营养平衡。多吃蔬菜、水果、薯类、豆类及其制品，每天喝牛奶或酸奶，肉类食物要适量，多吃水产品。

3. 食物易于消化，维持酸碱平衡　由于紧张的训练和比赛，运动员经常处于交感神经兴奋的应激状态下，消化机能较弱，因此应吃易消化的食物。

4. 膳食制度合理　膳食制度包括进餐次数、时间和膳食分配。运动员应定时进餐，采用少量多餐制，三餐二点制或三餐三点制，注重早餐和必要的加餐。运动结束后，血液主要分布在肢体皮肤血管内，内脏仍处于一时性缺血的状态。因此，运动结束后不宜立即进食，要休息40分钟以后再进食。

5. 充足的水分　运动员的补液原则：应根据体质、运动训练或比赛的情况和环境因素，以及以往的经验，及时地补液。最好在运动前和运动中进行预防性补液，避免发生脱水，防止运动能力下降；运动后补液以促进恢复。应遵循少量多次的方法，避免一次性大量补液加重胃肠道和心血管系统的负担。补液的总量要大于失水的总量。

6. 饮食禁忌　应避免摄入高脂肪、干豆、含纤维多的粗杂粮、韭菜等容易产气或延缓胃肠排空的食物。少用或不用辛辣和过甜的食物，以预防食物对胃肠道的刺激。忌烟酒。

7. 按照"五个一"原则　对于大多数运动员，可按照每人每日"五个一"的原则，即500g粮食，500g蔬菜，500g水果，500g奶，50g豆制品，但应根据运动量的变化和体重、年龄、性别等情况调整。

第五章　人群营养状况的评价

营养状况（nutritional status）是指各种营养素满足机体生理需要的程度。营养状况评价（assessment of nutritional status）是对从膳食调查、人体测量、临床检查和实验室检查中获取的数据信息进行综合评价分析。人群营养状况的评价是全面了解个体或群体营养状况的基本方法，目的是了解不同生理状况、生活环境和劳动条件下人群的膳食结构、营养状况及存在的健康问题，为有计划地改善和提高人群膳食质量提供科学依据。

进行人群营养状况的评价，首先要有科学、严密和可行的调查设计，明确调查对象、规模、目的、内容和方法；其次要求工作人员有认真负责的态度和熟练的专业技术能力；同时应依靠各级领导的支持和调查对象的合作，才能完成一次高质量的调查。人群营养状况的评价主要包括膳食调查、体格检查（包括人体测量和临床检查）和实验室检查三个方面。

第一节　膳食调查

膳食调查是通过调查不同人群或个体在一定时间内摄入的各种食物的种类和数量、饮食习惯及烹调方法，了解调查对象通过膳食所摄取的能量和各种营养素的数量和质量，然后与膳食参考摄入量（DRIs）进行比较，以此来评定正常营养需求得到满足的程度。单独的膳食调查结果可作为对调查单位或人群进行营养咨询、膳食指导和改进膳食结构的主要依据。

由于一年四季食物供应变化较大，膳食调查需每个季节进行一次，才能反映全年的营养状况。由于条件的限制，至少要在夏秋和冬春进行两次调查，每次不少于 4 天，其中不包括节假日。

一、膳食调查的方法

膳食调查常用的方法有"称重法""记账法""膳食询问法""食物频率法"和"化学分析法"等，每种方法都各有其优点和不足，实际调查时多将两种或多种方法结合使用，以提供准确的调查结果。

1. 称重法　即对某一饮食单位或个人每日每餐各种食物的食用量进行称重，然后计算出每人每日各种营养素的平均摄入量。调查时间一般定为 3～7 天，太长消耗人力物力，太短又不能反映真实水平。适用于比较严格的团体、个体和家庭膳食调查。

称重法的主要步骤有：①准确记录每餐的就餐人数，每餐各种食物的名称、毛重、可食部分的生重、烹调后的熟重及剩余饭菜的重量，得出每种食物的实际摄入量；②计算生熟比，即生熟比值＝烹调前食物可食部分的生重/烹调后食物的熟重，然后按生熟比计算出所摄入的各种食物的原料生重量；③将调查期间所消耗的食物按品种分类、综合，除以就餐人日数，求得每人每日的食物消耗量；④对照食物成分表，计算出每人每日的各种营养素摄入量。需要注意的是：三餐之外的零食，如水果、糖果和花生、瓜子等也要称重并记录；调味品及食用油应在每日早餐前和晚餐后进行称重，早晚之差即为全日用量。

称重法的优点是可准确反映被调查对象的食物摄取情况，也能看出一日三餐食物的分配情况；缺点是花费的人力和时间较多，不适合大规模的营养调查。

2. 记账法　是通过查阅或记录过去某一段时期内各种食物的消费总量，并根据同一时期的进餐人日数，计算出平均每人每日各种食物摄入量的方法。适用于食物消耗账目清楚的集体单位、家庭或大样本调查。

记账法的主要步骤为：①写出具体的食物名称，逐日分类准确记录食物的消耗量，食物消耗量 =（调查前的库存量 + 采购量）− 调查结束时的库存量；②准确统计进餐人数，并分别登记其年龄、性别和劳动强度（工种）等；③自制的食品要分别登记原料、食品名称及食用数量；④根据同一时期的进餐人数，粗略计算每人每日各种食品的摄取量，再按照食物成分表计算这些食物所供给的能量和营养素数量。

家庭如用本法进行调查，可于调查开始前登记其所有储存的食物种类和数量，然后详细记录调查期间每日购入的各种食物种类及其数量和各种食物的废弃量，在调查结束时再次称量全部剩余食物的重量，然后计算出调查期间消费的食品总量。要计算每日每餐的进餐人数，然后计算总人日数。还要了解进餐人的性别、年龄、劳动强度及生理状况。由于家庭成员年龄、性别等相差较大，因此需按混合系数计算其营养素摄入量。

记账法的优点是简便、快速，但由于该调查结果只能得到全家或集体中的人均摄入量，难以分析个体膳食摄入状况，与称重法相比不够精确。

3. 膳食询问法　又称膳食回顾法，常指 24 小时膳食回顾法。即通过询问并记录调查对象 24 小时内各种主副食品的摄入情况，然后借助食物成分表，计算出每天的能量和营养素摄入量，并进行初步膳食评价。可用于个体或群体的膳食调查。

膳食询问法简便易行，不依赖于应答者的长期记忆，应答率较高，并可量化食物摄入量，是最常用的一种膳食调查方法。但由于难以准确估计食物的重量，常存在一定的误差，为提高其准确性，可调查连续 3 天的食物摄入情况，也可借助食物模具和食物图谱。

4. 食物频率法　多以调查问卷的形式，获得被调查者在指定的一段时间内摄入某些食物频率的一种方法。通过调查个体每日、每周、每月甚至每年所各种食物的次数或种类，了解经常性的食物摄入种类，来评价膳食营养状况。食物频率法的问卷应包括两方面：①食物名单；②食物频率。

根据食物频率法得到的食物和营养素摄取量，将个体划分为不同的等级，以比较不同的摄入量与疾病的关系。由于经常性的膳食摄入比某几天的食物摄入更有意义，故常用此法研究膳食习惯和某些慢性疾病的关系。

5. 化学分析法　是收集调查对象一日膳食中摄入的主副食品，通过实验室化学分析的方法来测定其能量和营养素的数量和质量。

化学分析法收集样品的方法有两种。一种为双份饭菜法，是最准确的样品收集方法，即制作两份完全相同的饭菜，其中一份供食用，另一份作为分析样品。另一种方法是双份原料法，即收集整个研究期间消耗的各种未加工的食物或从市场上购买的相同食物作为分析样品。后者的优点是收集样品较容易，缺点是收集的样品与所食用的不完全一致，所得的结果只为烹饪食物的营养素含量。

化学分析法能准确地得出食物中各种营养素的实际摄入量，但是分析过程复杂、代价高，故除非特殊需要，一般不用。

二、膳食调查资料的收集和整理

膳食调查资料的收集、分类和整理是膳食调查结果评价的前提和依据，尤其是个体膳食调查资料的整理，对群体的营养状况评价是必不可少的。

1. 个体数据的收集和整理　根据调查目的和方法合理设计相应表格，记录个体食物的摄入量。常见表格有：

（1）一日三餐的食物摄入量　见表 5-1。

表 5-1　三餐食物摄入量调查表

姓名：　　性别：　　身高（cm）：　　体重（kg）：　　就餐地点：　　就餐时间：

餐次	食物品种	生重（g）	熟重（g）
早餐			
午餐			
晚餐			
其他			

（2）各类食物的摄入量　见表 5-2。在进行食物归类时应注意有些食物要进行折算才能相加。如计算乳类摄入量时，不能将鲜奶与奶粉直接相加，应按蛋白质含量将奶粉算出一个系数，此系数与奶粉量相乘，折算成鲜奶量再相加。其他类食物如豆制品也应进行折算后再相加。

表 5-2　各类食物摄入量表

食物类别	食物重量（g）
粮谷类	
蔬菜、水果	
肉禽	
蛋类	
鱼虾	
豆类及豆制品	
奶类及奶制品	
油脂类	

（3）三餐的能量分配　见表 5-3。

表 5-3　三餐的能量分配表

餐次	能量（kcal）	百分比（%）
早餐		
午餐		
晚餐		
合计		

（4）三大产热营养素在机体能量供给中所占的比例　见表 5-4。

表 5-4　能量的营养素来源分布表

	摄入量（kcal）	占总能量（%）
碳水化合物		
脂肪		
蛋白质		
合计		

（5）优质蛋白在总摄入蛋白中所占的比例　见表 5-5。

表 5-5　蛋白质的食物来源分布表

食物来源	摄入量（g）	占总蛋白（%）
优质蛋白质（动物性蛋白 + 豆类蛋白）		
非优质蛋白		

2. 群体数据的收集和整理

（1）群体数据的收集　群体数据的基础是个体数据，其收集方式可参考个体数据的收集。在收集到调查期间总的食物摄入量的情况下，还须登记就餐人数，以方便计算平均摄入量。

（2）群体数据的分类整理　与个体数据的分类整理类似。进行餐次和食物的分类，目的是进行餐次分布、膳食结构和蛋白质来源分布的评价等。

（3）群体数据的计算

①就餐总人日数：人日数是代表被调查者用一日三餐为标准折合的用餐天数，一个人吃早、中、晚 3 餐为 1 个人日。在现场调查中，不一定能收集到整个调查期间被调查者的全部进餐次数，应根据餐次比来折算。就餐人日数 = 早餐人次 × 早餐餐次比 + 中餐人次 × 中餐餐次比 + 晚餐人次 × 晚餐餐次比。

如规定餐次比是早餐占 20%，午餐和晚餐各占 40%，假如某一个体仅询问到早午两餐，则其人日数为：$1 \times 20\% + 1 \times 40\% = 0.2 + 0.4 = 0.6$（人日）。

在做集体膳食调查时，如在某单位调查，早餐有 20 人进餐，午餐有 25 人，晚餐有 30 人。如果三餐能量比各占 1/3，则总人日数为：$20 \times 1/3 + 25 \times 1/3 + 30 \times 1/3 = 25$（人日）；如果三餐能量比为 30%、40%、30%，则总人日数：$20 \times 0.3 + 25 \times 0.4 + 30 \times 0.3 = 25$（人日）。

②平均每日各种食物摄入量：将调查对象在调查期间所消耗的各种食物量除以总人日数，即为平均每日各种食物摄入量。

③折合标准人系数：由于被调查人群的年龄、性别和劳动强度有很大差别，所以无法用食

物或营养素的平均摄入量直接进行比较。因此，一般将各个人群都折合成标准人进行比较。折合方法是以成年男子轻体力劳动者为标准人，以其能量供给量 10.0MJ（2400kcal）作为 1，其他各类人员按其能量供给量与 10.0MJ 之比得出折合系数，然后将一个群体中各类人的折合系数乘以其人日数，将各项乘积相加（求和）的结果除以其总人日数，即得出该群体折合标准人的系数（混合系数）。平均食物或营养素摄入量除以该混合系数，即可得出该人群折合标准人的食物和营养素摄入量。用公式表达为：

折合系数 = 能量供给量（kcal）/2400（kcal）

某人群的混合系数 = $\sum$（折合系数 × 人日数）/总人日数

例如：某调查人群由三类人员组成，其中能量供给量为 2000kcal 的有 12 人，2400kcal 的有 8 人，2600kcal 的有 6 人，每类人群均进行了 3 天的膳食调查。那么能量供给量为 2000kcal 的人群的折合系数为 2000kcal/2400kcal = 0.83，能量供给量为 2400kcal 的人群的折合系数为 2400kcal/2400kcal = 1.0，能量供给量为 2600kcal 的人群的折合系数为 2600kcal/2400kcal = 1.08，混合系数 =（0.83 × 12 × 3 + 1.0 × 8 × 3 + 1.08 × 6 × 3）÷（12 × 3 + 8 × 3 + 6 × 3）= 0.94。假如该调查人群的蛋白质平均摄入量为 70g，则该人群折合标准人的蛋白质摄入量为 70 ÷ 0.94 = 74.5（g）。

三、膳食调查结果的评价

1. 膳食结构评价 膳食结构是指膳食中各类食物的数量及其在膳食中所占的比例。膳食结构的评价一般可参考我国居民平衡膳食宝塔的模式进行。我国居民膳食宝塔主要包括粮谷类、蔬菜水果、动物类食品、奶豆类及油脂类 5 类食品。膳食结构的平衡要求食物种类多样化、比例适当。如果一天膳食中包含 5 大类食物，且食物品种达到 15 种以上，认为膳食结构合理；如果包含 4 大类食物，且食物品种达到 10 种以上，认为膳食结构比较合理；如果只包含 2 ~ 3 大类食物，且食物品种在 10 种以下，认为膳食结构单调，组成不合理。

2. 能量和营养素摄入量评价 即应用"中国居民膳食营养素参考摄入量（DRIs）"对个体和群体的能量和营养素摄入量进行评价。一般认为，能量及各种营养素的摄入量应占参考摄入量的 90% 以上；低于参考摄入量的 80% 为供给不足，长期供给不足会导致营养不良；如果低于 60% 则认为是缺乏，会对身体造成严重影响。

3. 能量来源分布评价 一般包括食物来源和营养素来源分布评价。食物来源：我国推荐的 2000 年膳食目标要求总能量的 60% 来自于谷类，动物性食物比为 14%。营养素来源：蛋白质占 11% ~ 15%（其中婴幼儿为 12% ~ 15%，成人为 11% ~ 14%），脂肪占 25% ~ 30%，碳水化合物占 55% ~ 65%。

4. 蛋白质来源分布评价 对膳食蛋白质的评价不但要考虑其数量，还要对其质量进行分析评价。一般认为，合理膳食应在蛋白质数量足够（成人 70g）的基础上，优质蛋白质（动物性蛋白及豆类蛋白）占总蛋白质的 1/3 以上。

5. 能量餐次分配评价 一般认为三餐能量分配的适宜比例为早餐 30%，午餐 40%，晚餐 30%。

第二节　体格检查

营养状况的体格检查是应用临床方法来检查受检者的生长发育情况及营养缺乏或过剩引起的营养相关疾病的症状。包括身体测量和营养相关疾病体征检查两方面。检查结果是评价群体或个体的营养状况对生长发育及某些生理功能产生影响的可靠数据。

一、身体测量

常用的身体测量指标有身高、体重、皮褶厚度、上臂围、上臂肌围等。通常年龄不同选用的指标也不同，但身高、体重可综合反映蛋白质、能量和一些矿物质的摄入、利用和储备情况，皮褶厚度可反映全身脂肪含量和膳食能量摄入的情况。上述三项指标是世界卫生组织规定的必测项目。

（一）身高和体重

1. 身高　是评价生长发育和营养状况的基本指标之一，主要应用于儿童，可反映较长时期的营养状况。长期营养不良可导致儿童生长发育迟缓，表现为身高较相同年龄儿童矮小。

测量方法：用身高计、身高坐高计，或利用墙壁及软尺进行测量。被测者脱去鞋袜、帽子，背靠身高计，两眼平视前方，两臂自然下垂，两脚尖呈40°~60°，膝伸直，头、背部、臀部、脚跟紧靠立柱，测量者轻轻把滑板移动至头顶后读数。测两遍取平均值。3岁以下儿童需用专用的身长计测量卧位身长，测量时婴儿平卧，头部接触头板，移动足板使之紧贴足跟，读数记录。

由于脊柱弯曲度的变化及脊柱、髋关节、膝关节等处软骨的压缩，身高在一日之内有波动，故身高的测量时间应固定，一般在上午10点进行。

2. 体重　能较好地反映一定时期内营养状况的变化。体重一日之内随饮食、大小便、出汗等的影响而波动，因此测量时间也应固定。被测者最好清晨空腹，排空膀胱，仅穿内衣，立于体重计的中央，读数并记录。

将实际体重的测量结果与标准体重（又称理想体重）进行对比，可衡量体重是否在适宜范围。由于适用人群不同，标准体重的计算公式有许多，常见的有：

Broca 公式（国外常用）：标准体重（kg）＝身高（cm）－100

Broca 改良公式（我国常用）：标准体重（kg）＝身高（cm）－105

平田公式：标准体重（kg）＝［身高（cm）－100］×0.9

幼儿标准体重按以下公式计算：标准体重（kg）＝3＋［身高（cm）－50］/3.80。幼儿身高为125cm以下时，其体重与身高是一起发展的，即身高每增加3.8cm，体重增加1kg。

若实测体重处于标准体重±10%为正常范围，±（10%~20%）为超重或消瘦，±20%以上为肥胖或极度消瘦。

3. 根据身高和体重计算评价指数

（1）KAUP 指数　用于评价学龄前儿童的体格发育状况。KAUP 指数＝［体重（kg）/身高（cm）^{2}］×10^4，指数小于10为消耗性疾病，10~13为营养不良，13~15为消瘦，15~19

为正常，19～22为良好，大于22为肥胖。

（2）ROHRER指数　用于评价学龄儿童和青少年的体格发育状况。ROHRER指数＝［体重（kg）/身高（cm）^{3}］×10^7，小于92为过度消瘦，92～109为消瘦，110～139为中等，140～156为肥胖，大于156为过度肥胖。

（3）身体质量指数（BMI）　BMI是目前评价营养状况最常用的方法之一。BMI＝体重（kg）/身高（m）^{2}。WHO建议，BMI＜18.5为消瘦，18.5～24.9为正常，25～29.9为超重，≥30为肥胖；亚洲标准为BMI18.5～22.9为正常，23.0～24.9为超重，≥25.0为肥胖。2003年"中国肥胖问题工作组"根据我国二十多个地区流行病学数据与BMI的关系分析，提出我国成人BMI标准，BMI18.5～23.9为正常，24～27.9为超重，≥28.0为肥胖。

（二）皮褶厚度

皮褶厚度是人体一定部位连同皮肤和皮下脂肪在内的皮肤皱褶的厚度。皮褶厚度主要反映体脂含量，可代替人体脂肪的测量。测量皮褶厚度通常用特定的皮褶计，连续测量3次，取平均值，单位用mm表示。成年人参考值（三头肌皮褶厚度）：男12.5mm，女16.5mm。若实测值＞90%为正常，80%～90%为轻度营养不良，60%～80%为中度营养不良，＜60%为重度营养不良。常用的测量部位为肱三头肌、肩胛下和脐旁三个测量点。皮褶厚度一般不单独作为肥胖的标准，通常与身高、体重结合起来判定。

1. 肱三头肌皮褶厚度（TSF）　被测者立位，上臂自然下垂，取左上臂背侧肱三头肌肌腹中点，即左肩峰至尺骨鹰嘴连线中点上方1～2cm处。测量者位于被测者后方，用左手拇指和食指从测量点旁1cm处将皮肤连同皮下脂肪顺臂之长轴捏起皮褶测量。

2. 肩胛下皮褶厚度　被测者上臂自然下垂，测量点为左肩胛骨下角下方2cm处。

3. 脐部皮褶厚度　于脐左方1cm处测量。

（三）上臂围（AC）

上臂围是上臂中点的围长，是反映能量和蛋白质营养状况的指标之一。测量时被测者左上臂自然下垂，用软尺测量上臂外侧肩峰至鹰嘴连线中点的围长。我国1～5岁儿童上臂围13.5cm以上为营养良好，12.5～13.5cm为营养中等，12.5cm以下为营养不良。成年男性上臂围的参考值为27.5cm。测量值相当于参考值的80%～90%为轻度营养不良，60%～80%为中度营养不良，＜60%为重度营养不良。

（四）上臂肌围（AMC）

上臂肌围是反映机体蛋白质储存情况的指标，其与血清白蛋白的含量有密切关系，若患者的血清白蛋白低于28g/L时，约87%的患者上臂肌围也减少。

上臂肌围的计算公式为：AMC＝AC（cm）－TSF（cm）×3.14。男、女参考值分别为25.3cm和23.2cm。

二、营养缺乏的临床检查

营养缺乏的发生是一个渐进的过程，缺乏的严重程度与所缺乏营养素的种类、数量和持续时间有关。营养缺乏病的体征是体内营养素储存量降低，导致组织中营养素缺乏，进而引起一系列生理功能改变而出现的病理状态，临床上常表现为非典型的体征，检查时应认真做好鉴别。营养缺乏表现最敏感的部位是皮肤、毛发和口唇。常见的营养缺乏体征与营养素的关系见

表 5 – 6。

表 5 – 6　营养缺乏体征与营养素的关系

部位	体征	缺乏的营养素
全身	消瘦、浮肿、发育不良	能量、蛋白质、维生素、锌
	贫血	蛋白质、铁、叶酸、维生素 B_{12}、维生素 B_6、维生素 C
皮肤	干燥、毛囊角化症	维生素 A
	毛囊四周出血点	维生素 C
	癞皮病皮炎	烟酸
	脂溢性皮炎、阴囊炎	维生素 B_2
头发	稀少、缺少光泽	蛋白质、维生素 A
眼睛	毕托斑、角膜干燥、夜盲	维生素 A
	角膜边缘充血	维生素 B_2
唇	口角炎、唇炎	维生素 B_2、维生素 B_{12}、维生素 PP
口腔	牙龈炎、牙龈出血、齿龈松肿	维生素 C
	舌炎、舌猩红、舌肉红	维生素 B_2、烟酸
	地图舌	维生素 B_2、烟酸、锌
指甲	舟状甲	铁
骨骼	鸡胸、串珠胸、O 型腿、X 型腿、骨质软化症	维生素 D、钙
	骨膜下出血	维生素 C
神经	多发性神经炎、球后神经炎	维生素 B_1
	中枢神经系统失调	维生素 B_{12}、维生素 B_6
其他	甲状腺肿	碘

第三节　实验室检查

　　人体营养状况的实验室检测是采用生理、生化的实验手段，以受检者的血、尿等为试样，进行多项生化指标的检测，以便早期发现亚临床不足症、营养储备水平低或营养过剩等征兆，从而及早采取有效的防治措施。我国人体营养水平常用的检测指标及参考值见表 5 – 7。

表 5 – 7　人体营养状况常用的生化检测指标及参考值范围

营养素	检测指标	参考值范围
蛋白质	血清总蛋白	60.0 ~ 87.0g/L
	血清白蛋白	35.0 ~ 55.0g/L
	血清球蛋白	20.00 ~ 30.00g/L
	空腹血中氨基酸总量/必需氨基酸	>2
	血液比重	>1.015
血脂	血清甘油三酯	0.40 ~ 1.70mmol/L
	血清总胆固醇	2.80 ~ 5.80mmol/L
	血清高密度脂蛋白	1.10 ~ 2.00mmol/L
	血清低密度脂蛋白	0.00 ~ 4.00mmol/L

NOTE

续表

营养素	检测指标	参考值范围
钙	血清钙	90~110mg/L（其中游离钙45~55mg/L）
磷	血清无机磷	儿童40~60mg/L 成人30~50mg/L
锌	发锌	125~250μg/g
	血浆锌	800~1100μg/L
铁	全血血红蛋白浓度	成年男性>130g/L 妇女、儿童>120g/L 6岁以下儿童和孕妇>110g/L
	血清铁	500~1840μg/L
	血清运铁蛋白饱和度	成人>16%，儿童>7%~10%
维生素A	血清视黄醇	儿童>300μg/L，成人>400μg/L
	血清胡萝卜素	>800μg/L
维生素B$_1$	4小时负荷尿	>200μg（5mg负荷）
维生素B$_2$	4小时负荷尿	>800μg（5mg负荷）
维生素C	血浆维生素C含量	4~8mg/L
	4小时负荷尿	5~13mg（500mg负荷）
叶酸	血清叶酸	3~16μg/L
	红细胞叶酸	130~628μg/L
其他	尿糖	（－）
	尿蛋白	（－）
	尿肌酐	0.7~1.5g/24h
	全血丙酮酸	4~12.3mg/L

在取得膳食调查、体格测量和实验室检查结果之后，应综合三方面的材料，对被调查者进行全面的营养状况评价。三方面的调查结果有时存在相关性，有时会出现不一致的情况，这是由于膳食调查结果仅说明调查期间食物或营养素的摄取情况，实验室检查结果反映机体近期的营养状况，而体格检查则说明较长时期的营养状况，特别是原发性的营养缺乏病，从摄取不足到出现缺乏症状需要一个过程。因而，三项调查结果出现不一致时应作具体分析。

第六章　医院膳食

疾病的治疗是医疗、护理和营养方面的综合治疗。医院膳食是医疗的一部分，直接或间接影响医院的医疗水平和服务质量。

第一节　医院膳食种类

医院膳食是为住院患者制订符合人体基本营养需要和各种疾病治疗需要的膳食，其种类很多，为了便于管理，概括起来分为基本膳食、治疗膳食（限制营养素膳食）和试验膳食。

一、基本膳食

根据膳食的质地、形态及烹饪原则，基本膳食分为普通膳食、软饭、半流质、流质。这几种膳食的区别在于食物质地不同，能够满足不同疾病患者的需要。这四种常规膳食是可以相互转化的。无论哪一种质地的基本膳食，营养都应该是"均衡合理"的，即营养素种类齐全、营养量充足。

（一）普通膳食

普通膳食是医院膳食的基础，在综合医院中有 70% ~80% 以上的住院患者采用此类膳食。

1. 特点　本膳食接近正常人饮食。每日供应早、午、晚三餐，每餐之间间隔 4 ~6 小时。

2. 适用对象　①体温正常、咀嚼和吞咽功能正常、消化功能正常的患者。②恢复期患者。③在治疗上对膳食无特殊要求的。④内、外、妇产、五官等科患者均可适用。

3. 膳食原则　膳食配制应以均衡营养和接近正常膳食为原则，每日热能 1800 ~2000kcal，蛋白质 60 ~75g。供给的食物中应包括谷类、蔬菜、鱼肉、蛋类、奶类、肉禽类、豆类及适量的脂肪和少量的调味品。每日的蔬菜不应少于 300g，其中黄绿色蔬菜 >50%。

（二）软饭

软饭也是一种平衡膳食。

1. 特点　是一种质软、容易咀嚼、易消化的膳食，常作为半流质到普通饭的过渡膳食，每日供应 3 ~5 餐。软食较易消化吸收，有补脾和胃、清肺强身之功效，对保护消化道有很多好处。

2. 适用对象　①咀嚼或吞咽不利者。②小儿、老年人。③低热、食欲下降、胃肠功能减弱者。④手术恢复期者。

3. 膳食原则　食物加工和烹制要细、软、烂，不选含粗纤维多的蔬菜，清淡、少盐。一般采用清蒸、氽、烩、炖、清炒等烹调方式。每日热能 7.53 ~ 8.37MJ （1800 ~2000kcal），蛋白质60~75g。主食以发酵类面食为主。长期采用软饭的患者因蔬菜在切碎、煮软的过程中水溶性维生素和矿物质损失较多，应注意适当补充。

（三）半流质

半流质是介于软食和流食之间的膳食。

1. 特点 是一种比较稀软，呈半流质状态，易于咀嚼和消化的膳食。虽然食物质地更为稀软，但半流食也应提供充足的能量和各种营养素。为此，必须多次进食。

2. 适用对象 发热、消化道疾病，或用于膳食过渡。

3. 膳食原则 采用无刺激的半固体食物，忌用粗纤维、粗粮、咀嚼吞咽不便的食物。少量多餐，每日进食5~6餐，每餐食物的总容量为300mL左右。每日热能6.28~7.53MJ（1500~1800kcal），蛋白质55~90g。根据病情和消化能力可吃些软荤菜、软素菜及去皮软水果等少渣半流质膳食：比较严格地限制膳食中的纤维，除过滤的菜汤、果汤、果汁外，不用其他果菜。常用的食物有面条、面片、馄饨、粥类、肉末、鱼肉、鸡蛋羹等。

（四）流质

流质是流体状态食物。

1. 特点 由液体食物组成，不需咀嚼，易于吞咽。

2. 适用对象 高热、吞咽困难、口腔疾患、术后和急性消化道疾患等。

3. 膳食原则 用液状食物，如米汁、稀藕粉、菜汁、果汁等。因所含热量及营养素不足，故只能短期使用。特殊医学用途配方食品的应用可避免流质因长期使用而造成的营养素缺乏。用法：每日6~8次，每2~3小时1次，每次200~300mL。每日热能6.28~7.53MJ（1500~1800kcal），蛋白质55~90g。

二、治疗膳食（限制营养素膳食）

（一）高能量膳食

1. 适用对象 甲亢、高热、烧伤、产妇、需增加体重及恢复期患者。

2. 膳食原则 在基本膳食的基础上加餐两次；如普通膳食者三餐之间可加牛奶、豆浆、鸡蛋、藕粉、蛋糕等；如半流质或流质饮食，可加浓缩食品如奶油、巧克力及特殊医学用途配方食品等。每日供给总热量12.55MJ（3000kcal）左右。

（二）低能量膳食

1. 适用对象 需要减轻体重者，如单纯性肥胖者；为控制病情减少机体代谢负担的患者，如糖尿病、高血压、高脂血症、冠心病等患者。

2. 膳食原则 根据病情限制能量供给，平衡膳食，饮食多样化，定时、定量、限油，增加新鲜蔬菜尤其是深绿叶蔬菜的摄入，每日盐的摄入量应控制在6g以下。每日热能不低于5.02MJ（1200kcal），能量减少应逐渐进行，以利于机体动用、消耗储存的脂肪，防止出现不良反应。

（三）高蛋白膳食

1. 适用对象 营养不良、严重贫血、烧伤、肾病综合征、大手术后及癌症晚期等患者。

2. 膳食原则 在基本膳食的基础上增加含蛋白质丰富的食物，如肉类、鱼类、蛋类、乳类、豆花等。蛋白质供给每日每公斤体重1.5~2g，但总量不超过120g，总热量10.46~

12.552MJ（2500～3000kcal）。

（四）低蛋白膳食

1. 适用对象 限制蛋白质摄入者，如急性肾炎、尿毒症、肝性昏迷等患者。

2. 膳食原则 维持正常能量，每日蛋白质摄入量为0.6～0.8g/kg，限于40g以下。减少植物蛋白质含量高的食物摄入，如菇类、菠菜、菜花、豆角等。每天摄入一定量的麦淀粉既可以满足能量又不增加植物蛋白质的摄入。

（五）低脂肪膳食

1. 适用对象 肝胆疾患、高脂血症、动脉硬化、肥胖症、腹泻患者。

2. 膳食原则 避免多用动物油，可用植物油，不用油煎及含脂肪高的食物。每日脂肪摄入量在50g以下。

（六）低盐膳食

1. 适用对象 心脏病、肾脏病、肝硬化（有腹水）、重度高血压的患者。

2. 膳食原则 每日食盐不超过2g，禁食腌制品和酱制品。

（七）低嘌呤膳食

1. 适用对象 高尿酸血症及痛风患者。

2. 膳食原则 应供给足量的碳水化合物和脂肪，蛋白质及盐量要控制。可选用大米、玉米、面粉及其制品。如心肾功能正常，应多饮水，每日饮水量应保持在2000～3000mL，以促进尿酸排泄及避免结石的形成。蛋白质每日摄入量为0.8～1.0g/kg为宜，以牛奶和鸡蛋为主，可适量食用瘦肉、禽肉、河鱼，将肉切成片或块煮沸，去汤再吃。每日盐不超过6g为宜，一般控制在2～5g。烹调方法多用烩、煮、熬、蒸、氽等，少用煎、炸方法。禁用肝、肾、脑、蛤蜊、蟹、鱼、肉汤、鸡汤、豌豆、扁豆、蘑菇和各种强烈的调味品及加强神经兴奋的食物如酒、茶、咖啡、辣味品等。豆类制品限食为宜。还须禁酒，尤其是啤酒，应绝对禁止。

三、试验膳食

（一）潜血试验膳食

1. 适用对象 用于配合大便潜血试验，以了解消化道出血情况。

2. 膳食原则 试验前3天禁食肉类、动物血、蛋黄、含铁剂药物及大量绿色蔬菜。可食蛋白、豆制品、菜花、面条、马铃薯等。

（二）内生肌酐清除率试验膳食

1. 适用对象 测定肾小球滤过功能的患者。

2. 膳食原则 检查前3天均素食，禁食肉类、鱼类、鸡类等食物，试验期间不要饮茶和咖啡。

第二节　医院膳食管理

医院膳食又称医疗膳食，是临床营养的重要组成部分，是临床营养治疗的手段之一。营养科管理的对象主要是人、财、物三个方面，只有制度健全，人员组织结构合理，分工明确，责任落实，才能更好地发挥治疗作用。

一、医院膳食管理原则

1. 医院膳食的管理模式　医院膳食是医疗的一部分，为了切实可行地落实临床营养治疗，医院膳食的管理应隶属营养科全面管理。

2. 医院膳食的执行程序　医院膳食的执行程序同医嘱相同，由医疗膳食配制室（患者食堂）制作。由临床医生开具膳食医嘱，同时做营养风险筛查；护士通知营养科；营养医生查房，通过化验、检查及患者的症状，做出营养评价、营养诊断，制定营养治疗方案，编制食谱；医疗膳食配制室采购食品，按处方称重制作；由膳食护士送至患者床前。这是一项十分复杂而又细致的工作。

二、医院膳食管理制度

医院膳食管理制度包括住院患者膳食管理制度、行政财务管理制度、膳食护士预约分发送餐工作制度、原料采购制度、库房管理制度、餐前检查制度、卫生制度、食品留样制度、值班交接班制度、医院感染监督制度、设备维护维修制度、考核制度等。

三、医疗膳食配制室的基本设备

1. 食品加工、配制　准备间、各配制间的设备和容器用具，称重膳食配制间配备天平、量杯、专用治疗盘等器具。

2. 冷藏冷冻储存　库房及配制间的冰箱、冰柜、货架货柜。

3. 刷洗消毒设备　刷洗池、蒸汽锅等消毒设备。

4. 运送、冬季保温　送餐车等车辆，自保温餐车或充汽管道。

5. 膳食质量检测　食品留样柜和膳食质量检测设备。

四、医疗膳食人员配备及职责

要建立各级人员职责。

1. 医疗膳食配制室主管　营养或烹饪相关专业大学专科以上学历。

2. 营养烹调师　烹饪院校大学专科以上毕业，取得相应技术等级证书。人数与医院床位比例为1：（25～30）。

3. 膳食护士　护理及营养相关专业中专以上学历，人数与医院床位比例为1：（35～40）。

4. 其他人员　财务人员、库管人员、采购人员。

第三节　营养病历的书写

营养病历是危重患者营养治疗过程中重要的医疗文书，反映患者临床治疗中全程的病情变化及营养治疗的疗效。完整的营养病历应该包括以下内容。

一、门诊病历

门诊病历应该包括疾病名称、主要治疗措施、患者症状、化验指标、身高、体重、年龄、人体成分分析指标、代谢率指标、膳食调查情况、营养评价、营养诊断、营养治疗。

二、住院病历

（一）病历首页

是营养治疗有关内容的简要小结。填写是在患者停止使用饮食后进行，应包括肠外、肠内和经口膳食营养治疗的效果，简明扼要。

（二）病历内容

1. 概况 病史摘要、主诉、现病史及过去史、膳食营养史、临床诊断。

2. 营养体格检查 临床各种阳性体征，初步的营养诊断，营养与膳食评价，包括测量指标等。

3. 营养诊疗原则 不同阶段的热能及产热营养素供给量及分配比，维生素、矿物质和微量元素、某种特殊营养素的需要补给和限制，营养治疗方式的选择，预测病情发展，营养治疗过程中可能发生的问题，每日标准的营养需要量及膳食内容。

4. 营养素计算 详细计算摄入的营养素，包括肠外营养、肠内营养与经口膳食等，必要时计算氮平衡，预后营养指数评价等。每次更改饮食配方均需要重新计算营养素，一式两份，分别存留在临床病历与营养病历中，如肠外、肠内医嘱单。

5. 病程记录 疾病与营养，营养与有关药物的应用，称重饮食者每天的实际摄入量，营养治疗后的疗效观察，食欲变化，消化吸收情况，机体代谢及症状变化，修改配方的意见，三级人员查房意见等均应认真详细记录。

6. 营养监测指标记录 包括身高、体重变化，肱三头肌皮褶厚度、臂围、臂肌围，生化检验指标，目前的应激状态，相关营养与疾病检查的项目等应有详细的记录。

7. 营养治疗小结 扼要的总结营养治疗疗效，出院或停止营养治疗后患者的饮食指导个体营养方案及注意事项。

（三）注意事项

书写营养病历应注意科学性、真实性、可靠性、准确规范的医学用语，文字简洁，字迹端正，按序排列，真实反映营养治疗中的有关数据，可作为营养与代谢研究的资料。

营养病例书写格式见附录1。

下篇 常见疾病的营养治疗

第七章 心血管系统疾病的营养治疗

心血管系统疾病属于常见病、多发病，近年来发病率有增高的趋势，死亡率也一直居高不下。据国家卫生和计划生育委员会的统计资料表明，心血管系统疾病的死亡率居各种疾病的前三位。许多研究表明，膳食不平衡与心血管疾病密切相关。

常见的心血管系统疾病有冠心病、高血压、高脂血症、心功能不全等。

第一节 冠状动脉粥样硬化性心脏病

冠状动脉粥样硬化性心脏病简称冠心病，是指冠状动脉粥样硬化使血管狭窄或闭塞导致心肌缺血缺氧而引起的心脏病，属于缺血性心脏病。本病多发生于中老年人，现在年轻人的发病率也有增高的趋势。其发病与膳食不平衡、高血脂、高血压、吸烟、肥胖、糖尿病、缺少体力活动、精神紧张等因素有关。冠心病的治疗一般采用综合疗法，营养治疗是其中重要的组成部分。

一、临床表现

冠心病的主要临床表现是心绞痛、心肌梗死和猝死。临床可分为以下五型：

1. 隐性冠心病型 患者无症状，但静息或负荷试验后的心电图有 ST 段下移，T 波低平或倒置等。

2. 心绞痛型 心前区或胸骨后缩窄性疼痛，是以心肌急剧的、暂时性的缺血、缺氧所致的胸痛为特征的临床综合征。

3. 心肌梗死型 大多数起病突然，以剧烈持续的胸痛为特征。

4. 心力衰竭或心律失常型 表现为心力衰竭和（或）心律失常。

5. 猝死型 系缺血的心肌发生局部电生理紊乱引起的原发性心脏骤停。

二、营养治疗原则

营养治疗的目的是通过调整饮食中的营养比例，来预防和控制动脉粥样硬化的发生和发展。

1. 热能摄入　以维持理想体重为原则，防止热能过量导致肥胖。肥胖是高脂血症、高血压、糖尿病等疾病的危险因素。据临床报道，肥胖者合并冠心病多于正常体重者，所以控制体重是防治冠心病的重要环节。每人每日所需的热能，因年龄、性别、劳动强度不同而有所差别。40 岁以后，身体基础代谢逐渐下降，体力劳动和日常活动量也有所降低，因此热量摄入也要随之减少。老年人的热能供给量要低于成年人。

2. 控制脂肪总量及种类　脂肪总量摄入过多是引起血脂增高的主要因素。据国外流行病学调查发现，摄入脂肪占总热能 40% 以上的地区，其居民动脉粥样硬化的发病率明显增高。世界卫生组织对二十几个国家的调查提示，55 岁男性每天脂肪的摄入量与冠心病死亡率之间呈明显正相关，故减少脂肪摄入量是防治冠心病的有效措施。《中国居民膳食参考摄入量（DRIs）》规定，年龄 50 岁以上者，膳食脂肪应占总热能的 20% ~ 30%。

除脂肪总量外，还要注意脂肪的种类。一般认为，动物脂肪含饱和脂肪酸较多，可以使血胆固醇升高，故应减少饱和脂肪酸的摄入量，少食或不食动物脂肪，如肥肉、猪油、奶油等。植物油中含单不饱和脂肪酸或多不饱和脂肪酸较多，有降低胆固醇的作用。因此，可以适量地采用植物油烹调，如橄榄油、菜籽油、茶油、玉米油、花生油、豆油、葵花籽油等。

目前主张多不饱和脂肪酸、单不饱和脂肪酸、饱和脂肪酸之间的比例为 1∶1∶1。多数资料证实，膳食中胆固醇含量增高有可能升高血中总胆固醇的水平，所以应适当控制膳食中胆固醇的摄入。中老年人每日胆固醇摄入量应控制在 300mg 以下，治疗膳食不应超过 200mg。动物食品中含胆固醇较多，应尽量少食。而植物食品中含有植物固醇，可以竞争性地抑制胆固醇的吸收，提倡多吃，尤以豆类为佳。

3. 适量摄入碳水化合物　碳水化合物是人体热能的主要来源。摄入过多，多余的葡萄糖在肝脏转化为甘油三酯，成为血脂的来源，可引发高脂血症、动脉硬化。碳水化合物的总量与冠心病有一定相关性。碳水化合物的总量应占热能的 60% ~ 70% 为宜。

美国和加拿大的冠心病发病率较高，可能与食用精制糖过多有关。碳水化合物的选择提倡多用复合碳水化合物（如谷类），少用精制糖及其制品。

4. 充足的膳食纤维　膳食纤维具有吸附胆固醇的作用，还能加速胆酸从粪便中排出，防止血胆固醇升高。供给充足的膳食纤维，有利于冠心病的防治。可多摄入些粗杂粮、蔬菜和水果。

5. 优质蛋白质　蛋白质的摄入应注意动物性蛋白质和植物性蛋白质的合理搭配。动物性蛋白质升高血清胆固醇的作用比植物性蛋白质明显得多。植物性蛋白，尤其是大豆蛋白有降低胆固醇和预防动脉粥样硬化的作用。可以适量选用大豆及其制品，如豆腐、豆腐皮、豆浆等。蛋白质供给量每日 1 ~ 1.2g/kg，优质蛋白质占总蛋白的 20% ~ 30% 为宜。

6. 充足的维生素　有利于冠心病防治的维生素有维生素 C、维生素 E。维生素 C 可降低胆固醇，增强血管韧性。维生素 E 具有较强的抗氧化作用，可预防多不饱和脂肪酸氧化，维持细胞膜的完整性，防止动脉硬化。在日常生活中，应充分供给这些维生素。

7. 适量矿物质　目前的研究认为，铬、锌有利于脂类和糖的代谢，碘可抑制胆固醇在肠道的吸收，铅、镉对动脉粥样硬化有促进作用。食盐的主要成分是钠，摄入过多的钠不利于冠心病。因此，每日膳食中食盐应控制在 5g 以内，以利于控制血压，减少发生冠心病的危险性。

8. 少量多餐，避免过饱 餐次安排应少量多餐，营养丰富，避免过饱。食量过多、过饱，可诱发心绞痛、心肌梗死。

9. 食物选择 可选食物有粗杂粮、脱脂奶、鱼类、瘦肉、大豆及其制品、各种蔬菜、水果。洋葱、海带、香菇、芹菜、木耳、大蒜均有降脂作用，可适量选用。限用食品有含脂肪多的食品，如油条、炸糕、油炸方便面、全脂乳、奶油、肥肉、动物内脏、动物油脂等；含胆固醇高的食物，如鱼子、脑、肝、松花蛋等；含高糖、高热量的食物，如冰淇淋、甜点心；刺激性强的食物，如辣椒、芥末；高度酒也应忌用。

三、参考食谱举例

冠心病的参考食谱

食谱组成

早餐：大米粥（大米50g），馒头（面粉50g），豆腐丝50g。

加餐：牛奶200mL。

午餐：米饭（大米150g），肉丝炒四季豆（肉丝40g，四季豆100g），黄瓜汤（黄瓜100g）。

加餐：橘子150g。

晚餐：米饭（大米100g），素炒茭白（茭白100g），鲫鱼汤（鲫鱼100g，冬瓜100g）。

全天食用盐5g，橄榄油25g。

四、中医食疗方举例

冠状动脉粥样硬化性心脏病属于"胸痹""心痛"等范畴。

冠状动脉粥样硬化性心脏病的食疗方参考薤白粥（《寿亲养老新书》）。

原料：薤白10g，粳米50g，葱白适量。

做法用法：将薤白洗净，细切备用；粳米洗净，放入锅内，加水适量，武火煮沸，改用文火继续熬煮，待粥将熟时，下薤白和葱白，再稍煮片刻即成。每日1次。

功能：理气宽胸，通阳散结。方中薤白辛散苦降，性温通达，入心、肺经，既散阴寒之凝滞，又行胸阳之壅遏，为治胸痹疼痛之要药，最宜用治痰浊闭阻、胸阳不振之胸闷胀痛；葱白辛散温通，既可宣通阳气，温散寒凝，助薤白通阳散结，又可调味；粳米养胃。三味合用，共奏理气宽胸，通阳散结之功。

第二节　高脂血症

高脂血症是指血中脂类物质浓度增高超出正常范围的一种病症。按血脂增高的成分可分为：单纯高胆固醇血症、单纯高甘油三酯血症、混合型高脂血症。由于血液中的脂类都与蛋白相结合，以脂蛋白的形式存在，故高脂血症常反映高脂蛋白血症。高脂蛋白血症分型比较细，本节从略。

高血脂是心血管疾病、脑血管疾病的主要危险因素之一。一般首选饮食治疗，食疗不愈才

NOTE

采用药物疗法，即便如此，也不应放弃饮食控制，食疗可以提高药疗的效果。

一、临床表现

高脂血症有原发性和继发性两种。原发性高脂血症主要由遗传因素、饮食因素引起；继发性高脂血症是由于其他疾病所致，如糖尿病、慢性肾脏病、甲状腺功能低下、痛风等。

临床表现主要为实验室检测血脂增高。

二、营养治疗原则

无论何种类型的高脂血症，合理营养、控制饮食是治疗本病的重要措施。

1. 单纯高胆固醇血症　宜选择低胆固醇或含单不饱和脂肪酸、多不饱和脂肪酸丰富的食物。若肥胖或超重者，应限制总热能，尽量保持理想体重。胆固醇摄入量适当控制，应增加多糖类或含膳食纤维高的食物。脂肪在总热量中的比例可降至20%，可选择糙米、全麦片、粗粮、大豆制品、鸡蛋白、脱脂奶、瘦肉、鱼虾等食物；蔬菜和瓜果类可多食洋葱、香菇、大蒜、木耳、苹果、鸭梨等增加食物纤维，加速胆固醇的排出，降低血液胆固醇水平。

2. 单纯高甘油三酯血症　应控制热能的摄入，防止肥胖。控制碳水化合物的摄入，并注意种类的选择，多吃复合的碳水化合物，少吃蔗糖及甜味制品，少食含糖多的水果。同时补充蛋白，尤其是植物蛋白，如大豆蛋白。对食物中的胆固醇不必严格限制，每周可食鸡蛋3个，可食瘦肉、鱼虾等。新鲜蔬菜可增加食物纤维及饱腹感，又可供给丰富的维生素和矿物质。

3. 混合型高脂血症　治疗重点是控制总热能，使体重尽可能维持在标准体重范围之内。控制胆固醇的摄入量，每天控制在200mg，禁食含高胆固醇的食物，如鱼子、蟹黄、沙丁鱼、肝、肾、松花蛋等。脂肪占总热能的30%以内，多食单不饱和脂肪酸或多不饱和脂肪酸。禁食蔗糖、冰糖、蜂蜜、巧克力、冰淇淋、各种水果糖、甜点心等。适当增加蛋白质的摄入，尤其是大豆蛋白，以占总热能的15%～20%为宜。多吃新鲜蔬菜及瓜果，增加食物纤维、多种维生素和矿物质，戒烟，限制饮酒。

4. 食物的选择　宜选蛋白质食物，如瘦肉、去皮的禽类、鱼类，特别是海鱼。建议多用大豆及其制品代替部分动物蛋白，对降低血胆固醇含量有利。多吃粗粮、蔬菜和水果，以增加膳食纤维和维生素C。食用有降脂作用的食物，如香菇、木耳、海带、紫菜、山楂、淡茶、魔芋等。少吃精制糖及其制品，少吃动物脂肪。

三、参考食谱举例

高脂血症食谱参见冠心病。

四、中医食疗方举例

高脂血症属于"痰湿""痰瘀"等范畴。

高脂血症的食疗方参考山楂饮（《本草纲目》引《简便方》）。

原料：山楂20g。

做法用法：将山楂洗净，放入锅中，加入适量水，武火煮沸，改用文火继续煎煮5～10分钟，代茶饮用即可。每日 1 次。

功能：消食滞，化瘀结。方中山楂味甘酸，性微温，归脾、胃、肝经，可消食导滞，《日用本草》谓其可"化食积，行结气，健胃宽膈，消血痞气块"。现代研究发现，本品含有的黄酮类能扩张血管，增加冠状动脉血流量，预防血栓的形成，多用本品及其制剂治疗高血压、冠心病、高脂血症，有较好疗效。

第三节　高血压

高血压病是以体循环动脉血压持续性增高为主要特征的一种常见临床综合征。按国际标准，收缩压＞187kPa（140mmHg）和（或）舒张压＞120kPa（90mmHg）即可诊断为高血压病。高血压病为一种常见病、多发病，近年来发病率逐年增高，40～50 岁的中年人多见。高血压是脑血管病和心血管病的危险因素，应当引起重视。高血压的发病与遗传因素、长期精神紧张、摄入食盐过多、过食肥甘厚味、活动过少等有一定关系。

高血压分为原发性高血压和继发性高血压两大类。原发性高血压是指病因尚不十分清楚，以血压升高为主要表现的一种独立的疾病，占高血压的 80%～90%，多与遗传因素有关。继发性高血压是指继发于某些疾病（如糖尿病、肾炎、肾病综合征、肾功能衰竭、痛风等），作为症状之一出现的高血压，占高血压的 10%～20%。

一、临床表现

高血压病早期可无症状，中晚期常见头晕、头痛、耳鸣、失眠、健忘、心慌等症状。出现症状时通常表示已发生较严重的并发症。

1. 心脏并发症　高血压性心脏病，左心室肥厚、劳损，严重者可见左心衰竭。

2. 肾脏并发症　由于肾动脉硬化，使肾脏功能逐渐减退，有的还发展为肾功能衰竭（尿毒症）。

3. 脑并发症　由于脑血管硬化或痉挛，致使脑组织缺血缺氧，轻者见头晕头痛、耳鸣眼花、肢体麻木，重者引起脑卒中，如脑出血、脑梗死、脑血栓形成。

4. 眼底并发症　眼底动脉硬化，有时可见出血或视盘水肿。

二、营养治疗原则

营养治疗的目的是控制体重，纠正肥胖，尽可能地使血压稳定在接近生理水平的范围内，从而预防或延缓心、脑、肾并发症的发生。

1. 控制总热能　高血压患者常合并有肥胖或超重。肥胖和高血压均可使心脏的工作负荷增加。临床观察表明，多数患者的血压常随体重的减轻而下降，而增加体重会升高血压，体重每增加 1%，收缩压升高 6.5mmHg，说明肥胖与血压呈正相关关系。所以控制热能摄入，使体重维持在正常范围内，对高血压的防治十分重要。

肥胖者应节食减肥，体重减轻以每周 1～2kg 为宜。建议每公斤理想体重供给 25～30kcal热能。

2. 适当限制脂肪和胆固醇　由于高血压是动脉硬化的主要因素之一，因此，应适当控制食物中胆固醇的摄入量和饱和脂肪酸的摄入量，脂肪供给量以 40 ~ 50g/d 为宜，同时增加单不饱和脂肪酸及多不饱和脂肪酸的比例。

3. 适量摄入蛋白质　以前强调低蛋白饮食，但目前认为，除合并有慢性肾功能不全外，一般不必严格限制蛋白质的摄入量。高血压患者每日蛋白质的摄入量以 1g/kg 为宜，最好食用鱼肉蛋白、大豆蛋白。它们虽无降压作用，但能防止脑卒中的发生。如果高血压合并肾功能不全时，应限制蛋白质的摄入。

4. 限制钠盐的摄入量　大量流行病学资料表明，吃盐多的地区高血压发病率明显高于吃盐少的地区。适当减少食盐的摄入有助于降低血压，减少体内的水钠潴留。为了预防高血压，我国建议正常人每日食盐摄入不超过 6g。高血压患者每日食盐的摄入量应在 3g 以下。

5. 相对增加钾盐的摄入　除了限制钠盐以外，还应相对地增加膳食中钾盐的摄入。钾能抑制钠盐的吸收，低钠高钾膳食有利于降压，故可适当补充钾盐及摄食一些含钾较丰富的食品，如柑橘、香蕉、大豆、土豆、蘑菇、紫菜、香椿、水果汁、肉汤等。但对于伴有肾脏疾病的患者，应慎重采用高钾膳食。

6. 食物的选择　可选食物有含膳食纤维较多的粗杂粮，如糙米、玉米、小米、全麦粉、燕麦等，可促进肠蠕动，加速胆固醇排出，有利于高血压、动脉硬化的防治；选有保护血管及降脂作用的食物，如芹菜、香蕉、山楂、木耳、洋葱、番茄、海参、大蒜、香菇、海带等，对防治高血压病、脑出血、脑血栓均有较好的效果。应慎用含钠高的食品，如虾米、松花蛋、香肠、罐头等；浓茶、咖啡、烈酒、浓烈的调味品及刺激性食物均应禁用；少食单糖、双糖（如蔗糖、果糖、葡萄糖）。

三、参考食谱举例

高血压的参考食谱

食谱组成

早餐：豆浆 150mL，面包（面粉 50g）。

加餐：牛奶 200mL。

午餐：米饭（大米 150g），清蒸鲈鱼腐竹（鱼 50g，腐竹 25g），蔬菜汤（芹菜 100g，番茄 150g，紫菜 5g）。

加餐：香蕉 100g。

晚餐：馒头（面粉 100g），小米粥（小米 50g），瘦肉炒冬瓜（肉 50g，冬瓜 250g）。

加餐：西瓜 250g。

全天食用盐 3g，橄榄油 25g。

四、中医食疗方举例

高血压属于"头痛""眩晕"等范畴。

高血压的食疗方参考菊花粥（《老老恒言》）。

原料：白菊花 10 ~ 15g，粳米 50 ~ 100g。

做法用法：将菊花洗净备用；粳米洗净，放入锅内，加水适量，武火煮沸，改用文火继续熬煮，待粥将熟时，放入菊花，稍煮一两沸即成。每日 1～2 次。

功能：疏散风热，清肝明目。方中菊花味辛甘苦，性微寒，归肝、肺经，能平肝阳、清肝热，略养肝阴，常用于肝阳上亢证，《本经》谓其"主诸风头眩、肿痛"。现代研究证实，菊花有扩张冠状动脉，增加冠脉血流量，降血压等作用；粳米味甘，性平，归脾、胃、肺经，可补脾胃。二味合用，共奏疏散风热、清肝明目之功。

第四节　心功能不全

心功能不全也称心功能衰竭，简称心衰，是指心功能改变、心排出量不能满足机体组织代谢需要的一种病理生理综合征。其发病原因较多，主要有以下几种：①心肌病变引起心肌收缩力减弱，导致心衰，如心肌梗死、心肌炎、肥厚性心肌病等。②高血压、二尖瓣狭窄引起左心室压力负荷过度，造成左心衰。③慢性支气管炎、肺气肿引起右心室负荷过重，导致右心衰。④甲状腺功能亢进、贫血、脚气病引起组织代谢增加，血液循环加速，心室容量负荷加重，导致心衰。

心衰的发生常与感染、输液或输血过快、过度劳累、妊娠和分娩、洋地黄过量或不足等因素有一定的关系。心功能不全多数发病缓慢，有的伴有水钠潴留。营养治疗对本病的康复具有重要意义。

一、临床表现

左心功能不全与右心功能不全的临床症状不尽相同。左心功能不全主要为肺循环淤血，以不同程度的呼吸困难为主，并有咳嗽、咯血、头昏等症状，急重左心衰竭可导致急性肺水肿。右心功能不全以大循环淤血为特征，可见颈静脉充盈、肝肿大及压痛、浆膜腔积液、下肢水肿等表现。

二、营养治疗原则

营养治疗的目的是通过控制体内钠、水潴留，减轻心脏负荷，预防和减轻水肿，缓解心力衰竭，供给心肌所需的营养素，使之维持正常功能。

1. 适当限制热量和蛋白质的摄入　限制热量和蛋白质的摄入，可以减轻心脏负担。

对于肥胖者，可采用低热能饮食，减轻心脏负荷；但对于消瘦者应提高热能供给，使其恢复正常体重，增强机体抵抗力。蛋白质供给一般不必严格限制，可按每公斤体重 1g 供给。若病情严重者，可按每公斤体重 0.8g 供给。

2. 限制钠盐的摄入　适当地限制钠盐的摄入量，有利于控制病情。临床一般根据心衰患者的病情，采用低盐、无盐、低钠膳食。低盐膳食：轻度心力衰竭者每人每日总钠量 < 1500mg，全日烹调用盐控制在 3g 以内。无盐膳食：适用于中、重度心衰患者，全日总钠量 < 700mg，烹调时基本不放盐和酱油。低钠膳食：适用于重度心衰者，全日总钠量 < 500mg，除烹调时不放盐、酱油、味精等调味品外，还应注意选食含钠量低的食物。

3. 注意钾的平衡　钾平衡失调是心功能不全最常见的电解质紊乱之一。其中缺钾是临床最常见的。心功能不全患者一般食欲很差，钾摄入普遍不足。另外，呕吐、腹泻、透析、利尿剂等均可造成体内钾的丢失。缺钾可引起肠麻痹、心律失常、呼吸肌麻痹等，易诱发洋地黄中毒，造成严重后果。对低钾患者，应鼓励其多食含钾丰富的食物，如香蕉、橘子、土豆、蘑菇、菠菜、紫菜等。

4. 供给充足的维生素　供给充足的维生素，尤其是维生素 B_1 和维生素 C，有利于保护心肌的健康。

5. 适量饮水　一般患者液体的摄入量可控制在每天 1000~1500mL 比较适宜，夏季可略高，为 2000~3000mL，并根据患者的病情及生活习惯进行调整。对于严重心衰伴有肾功能减退者，因其排水能力减低，必须适当控制水分的摄入，否则，可引起稀释性低钠血症。这是顽固性心衰的诱因之一，如果发生此种情况，可将水量限制在每天 500~1000mL。

6. 膳食细软，少食多餐　膳食宜清淡，制作细软、易消化。少食多餐，每日可安排 4~5 餐，以减轻餐后胃肠过度充盈、膈肌抬高和避免心脏负荷加重。

7. 食物选择　因患者心脏功能较差，肝脏及消化道淤血，消化能力减弱，患者以流质、半流质和软饭为主。可选用牛奶、鱼、虾类、瘦肉、豆制品，鸡蛋等。蔬菜水果均可选用（含钠高的蔬菜如芹菜、茴香菜除外）。主食可选用米粥、面条、馄饨、面包、软米饭、馒头等。限用食物：各种含钠高的食物，如咸蛋、香肠、火腿、咸鱼、海米、腐乳、咸菜等；刺激性强的食品和调味品，如烈酒、浓茶、辣椒、芥末等。

三、参考食谱举例

心功能不全的参考食谱

食谱组成

早餐：大米粥（大米 50g），茶叶蛋 50g，馒头（面粉 50g）。

加餐：香蕉 100g。

午餐：软米饭（大米 100g），肉末烧豆腐（肉末 50g，嫩豆腐 100g），鸡蛋番茄汤（鸡蛋 30g，番茄 100g）。

加餐：藕粉 20g，白糖 15g。

晚餐：软米饭（大米 100g），碎小白菜炒肉片（小白菜 100g，瘦肉 50g）。

全天食用油，如橄榄油 25g。

四、中医食疗方举例

心功能不全属于"心悸"范畴。

心功能不全的食疗方参考龙眼肉粥（《粥谱》）。

原料：龙眼肉 15g，粳米 50g。

做法用法：将龙眼肉洗净备用；粳米洗净，放入锅内，加水适量，武火煮沸，放入龙眼肉，改用文火继续熬煮，煮至粥熟米烂即成。每日 1 次。

功能：补益心脾，养血安神。方中龙眼肉味甘，性温，归心、脾经，可补心脾，益气血，安心神，《随息居饮食谱》谓其"补心气，安志定神"，多用于心脾气血两虚所致的心慌心悸、失眠多梦、健忘等症；粳米味甘，性平，归脾、胃、肺经，可补脾胃；二味合用，共奏补益心脾，养血安神之功。

第八章　内分泌系统与代谢性疾病的营养治疗

内分泌系统是由内分泌腺及存在于某些脏器中的内分泌组织和细胞所组成的一个体液调节系统。其主要功能是在神经系统的支配下和物质代谢反馈的基础上释放激素，调节人体的生长、发育、生殖、营养物质代谢等，维持人体内环境的相对稳定。如果神经、激素等调节失常，可引发各种代谢性疾病，临床上常见的有糖尿病、肥胖症、痛风等。因这些疾病的发生均与饮食因素密切相关，故饮食营养治疗作为这些疾病综合治疗体系中最基本的一项措施，正越来越受到重视。

第一节　糖尿病

糖尿病（diabetes mellitus，DM）是由于胰岛素分泌不足或胰岛素抵抗所致的一组代谢性疾病，以慢性高血糖伴有碳水化合物、脂肪和蛋白质代谢紊乱为特征。早期症状常不明显，病程发展后期可造成多个器官的慢性损伤、功能障碍，甚至衰竭，严重影响患者的生存质量。随着人民生活水平的提高、饮食结构的改变、人口老龄化及肥胖发生率的增加，我国糖尿病的患病率呈逐年攀升趋势，糖尿病的防控形势异常严峻。

糖尿病依据发病原因和机制不同可分为 4 种类型：1 型糖尿病、2 型糖尿病、妊娠期糖尿病和其他类型糖尿病。其中 1 型糖尿病是在易感基因和环境因素的共同作用下诱发胰岛 β 细胞自身免疫引起胰岛 β 细胞损伤所致，好发于儿童和青少年时期，初期症状明显，需依赖胰岛素维持生存，若控制不良易出现酮症酸中毒及肾和眼底等的微血管病变。2 型糖尿病发病机制的两个基本环节和特征是胰岛素抵抗和胰岛素分泌缺陷，好发于中老年人，初期症状不明显，不依赖胰岛素，但在饮食和口服降糖药治疗效果欠佳时或因并发症和伴发症的存在，有时亦需要用胰岛素控制。妊娠时发现葡萄糖耐量减低或明确的糖尿病，均可诊断为妊娠期糖尿病。其他类型糖尿病多继发于其他疾病，也包括 β 细胞功能遗传性缺陷或胰岛素作用遗传性缺陷所致。

一、临床表现

糖尿病的典型表现为"三多一少"，即多饮、多食、多尿和体重减轻。1 型糖尿病患者三多一少症状明显。2 型糖尿病患者起病缓慢，症状相对较轻，有的仅表现为乏力，有的可表现为视物模糊、牙周炎、皮肤感染等。糖尿病的并发症主要分急性与慢性两大类。急性并发症包括感染、酮症酸中毒、非酮症高渗性昏迷、乳酸性酸中毒等。慢性并发症主要为微血管病变，主要包括视网膜、肾脏、肢端微循环、皮肤及心肌病变等。

NOTE

二、营养治疗原则

营养治疗、健康教育、运动、药物和血糖监测被视为糖尿病综合治疗的"五驾马车",其中规范化的医学营养治疗(medical nutrition therapy, MNT)是糖尿病预防和治疗的重要基石。营养治疗的目的在于达到并维持理想的血糖水平;控制异常血脂和高血压以降低心血管病的风险;防止或延缓并发症;在考虑患者个人文化、习惯、意愿等因素的情况下,制定个体化策略。

1. 控制能量摄入　能量平衡是糖尿病营养治疗的核心。能量供给量取决于治疗开始时患者的营养状况、体重、年龄、性别、体力活动情况及有无并发症等,以维持正常体重或略低于正常体重为宜。肥胖者应减少能量摄入,同时增加体力活动,降低体重;消瘦者则应适量增加能量供给。

2. 控制碳水化合物摄入　控制碳水化合物是控制血糖的关键。碳水化合物摄入的总量与类型都很重要。建议摄入量占总热量的50%～60%,但最少不宜低于130g/d。提倡多吃复合糖类,尤其是糙米、糙面、荞麦、燕麦等粗杂粮。严格控制单、双糖及其制品,如各种糖果、巧克力、糕点、饼干、冰淇淋、蜂蜜、含糖软饮料等。水果可以在减去部分主食后放在两餐之间少量食用。喜食甜食者可选用无糖食品,即以适量安赛蜜、阿斯巴甜、木糖醇等甜味剂代替蔗糖。建议参考血糖生成指数和血糖负荷这两个指标指导碳水化合物的选择,更有助于血糖控制。

血糖生成指数(glycaemic index, GI)是衡量食物引起餐后血糖反应的一项有效指标,它是含50克碳水化合物的食物与相当量的葡萄糖在一定时间内(一般为2小时)体内血糖反应水平的百分比值,反映食物与葡萄糖相比升高血糖的速度和能力。通常把葡萄糖的血糖生成指数定为100。含碳水化合物的食物可根据GI值进行分类。一般认为,GI值小于55为低GI食物,如大麦、黑麦、荞麦、玉米渣、高纤维面包、饼干、方便面、绿豆、蚕豆及其他杂豆、所有乳类、生薯、苹果、桃、杏干、李子、樱桃、猕猴桃、葡萄、柑、柚子等;GI值为55～70为中GI食物,如粗麦粉、全麦粉面包、甜玉米、玉米面、荞麦粉、二合面窝头、炸马铃薯片、烤马铃薯、甘薯、山药、葡萄干、芒果、菠萝等;GI值大于70为高GI食物,如各种精制谷类食物及制品、精白粉面包、饼干及蜂蜜、麦芽糖、马铃薯泥、煮甘薯、南瓜、胡萝卜、西瓜等。糖尿病患者宜选用血糖生成指数偏低的品种。常见食物血糖生成指数表见附录2。

考虑到单纯以食物血糖指数值的高低来衡量食物血糖效应具有片面性,在糖尿病饮食治疗领域又引入了血糖负荷(glucose load, GL)的概念。血糖负荷是指某种食物的碳水化合物数量与其GI的乘积,再除以100,即GL＝(食物中碳水化合物克数×GI)/100。GL将机体摄入的碳水化合物的数量与质量相结合,能够更全面的评估膳食总的血糖效应。一般认为,GL值高于20为高血糖负荷食物,11～19为中等血糖负荷食物,小于10为低血糖负荷食物。食物GL值越高,食用相同重量的食物对餐后血糖的影响程度越大。所以,糖尿病患者宜选用GL偏低的食物品种,更有利于血糖的控制。

3. 适量蛋白质　糖尿病患者由于体内糖异生旺盛,蛋白质消耗量大,易发生负氮平衡,故蛋白质的供应量要充足。蛋白质以占总热量的10%～20%为宜。成年患者约为1g/(kg·d),孕妇、乳母为1.5g/(kg·d),儿童为2～3g/(kg·d)。优先增加优质蛋白质的食物如鱼、禽、蛋、奶及大豆制品的摄入，优质蛋白质不低于总蛋白的1/3。特别是糖尿病肾病早期患者，为预防肾功能进一步降低，应选用优质蛋白质饮食以降低尿蛋白和保护肾功能。但应避免矫枉过正，蛋白质过多对糖尿病无益。肝肾功能衰竭者须根据病情限制蛋白质的摄入。

4. 减少脂肪　为防止糖尿病伴发血脂异常及心脑血管疾病，须限制脂肪的摄入，脂肪所供能量以占总能量的25%～30%为宜。尤其要减少饱和脂肪酸的摄入，饱和脂肪的摄入量不应超过总摄入能量的7%，少吃猪油、牛油、羊油、鸡皮、奶油等。适当增加不饱和脂肪酸的摄入，如植物油、鱼类等。胆固醇的摄入量应控制在每日300mg以下，少吃动物内脏、肥肉、蛋黄、鱼子、虾卵、蟹黄等。另外，反式脂肪酸含量丰富的快餐、糕点、油炸食品尽量不吃。

5. 增加膳食纤维　膳食纤维具有降低血糖、改善糖耐量的作用，还能调节血脂、产生饱腹感、减少热量的摄入，建议糖尿病患者增加摄入。最初的纤维摄入标准为每1000kcal能量14g。全麦制品、粗杂粮、蔬菜、水果是膳食纤维的良好食物来源，但用量也不宜过多，以免影响蛋白质、无机盐和维生素的吸收。

6. 补充维生素　糖尿病的发生、发展和并发症的出现与维生素B族、C、A、D等关系密切。B族维生素主要作为各种辅酶或辅基参与各种代谢活动，是糖、脂和蛋白质代谢过程中所必不可少的。维生素B_6不足可伴发葡萄糖耐量下降，胰岛素和胰高血糖素分泌受损；维生素B_1、B_{12}缺乏与糖尿病神经病变的发生有关。另外，维生素C缺乏与糖尿病合并神经和血管病变有关，维生素A缺乏可能导致1型糖尿病的发生和胰岛细胞凋亡，维生素D缺乏可能导致胰岛素分泌减少，血浆维生素E水平降低时，加重糖代谢紊乱，促使或加重糖尿病血管并发症的发生。因此，糖尿病患者应保证每日摄入足量的维生素。B族维生素主要存在于谷类外皮及胚芽、酵母、豆类等食物中；维生素C以绿色蔬菜、新鲜水果，特别是番茄、柑橘、鲜枣中含量较高；维生素A、D含量丰富的食物有动物肝脏、鱼肝油、奶油、蛋黄等；植物油及高油脂坚果是维生素E的良好食物来源。糖尿病患者应每日摄入一定量的上述食物，以保证体内维生素的需要量。一般情况下，食物即能保证足量维生素的供给，无须药物补充。没有确切证据表明，不缺乏维生素的糖尿病患者，补充这些营养物质会使患者得益。因为缺乏有效性和有关长期安全性的证据，不主张常规服用抗氧化剂维生素E、C和胡萝卜素的增补剂。

7. 补充矿物质　矿物质能影响胰腺的分泌功能或组织对胰岛素的敏感性，从而导致糖尿病的发生；糖尿病患者由于体内代谢障碍，可造成多种矿物质的异常。影响胰岛素活性和糖脂代谢的矿物质主要有镁、铬、锌、铁、硒、铜等，这些矿物质在糖尿病发病、病程演化和并发症的发生过程中起重要作用。人体内镁含量的减少会造成机体对胰岛素的敏感性下降，产生胰岛素抵抗，而补镁可提高β细胞的反应能力。铬能改善糖耐量，降低胰岛素抵抗，在糖脂代谢中能增强胰岛素的作用。锌是体内多种酶的组成成分，能影响胰岛素合成、贮存、分泌及胰岛素结构的完整性，减少并发视网膜和周围神经病变的几率。铁能减少自由基，减少糖尿病及其并发的血管病变。硒具有类胰岛素样作用，能降低血糖，抗动脉粥样硬化。铜能降低血糖，缺乏可以使胰岛细胞内超氧化物歧化酶的活性下降，更易受自由基的损伤。糖尿病患者应注意在膳食中补充上述矿物质。镁主要存在于全谷物、豆类、坚果、蘑菇、紫菜等食物中。啤酒酵母、糙米、乳酪、肉类、全谷物中含有丰富的铬。牡蛎、动物肝脏、鱼、蛋、奶、肉是锌的良好来源。动物血液、动物内脏、肉类、鱼类等是补铁的良好来源。动物内脏、海产品、肉类含硒丰富。贝类等海产品及坚果类是铜的良好来源。

8. 限盐　食盐摄入量限制在每天6g以内，伴有高血压的糖尿病患者更应严格控制。少摄入味精、酱油、调味酱、熟肉制品等含盐量高的食品。

9. 限酒　不推荐糖尿病患者饮酒。若饮酒，每日不应超过1~2份标准量。1份标准量为啤酒350mL或红酒150mL或低度白酒45mL，约含酒精15g。

10. 餐次分配比例　总的原则是少食多餐，定时定量，防止一次进食过多，加重胰岛负担，或一次进食过少，发生低血糖或酮症酸中毒。通常结合饮食习惯、血糖尿糖升高的时间、服用降糖药尤其是注射胰岛素的时间及病情是否稳定，来确定其分配比例。若病情稳定，可按每日三餐分配为1/5、2/5、2/5或1/3、1/3、1/3，也可按四餐分为1/7、2/7、2/7、2/7。

三、饮食计算与计划

1. 能量及产能营养素供给量的计算　确定每日饮食的总热量和宏量营养素的供能比之后，将热量换算为营养素的量。这里以病情较轻者为例，说明采用单纯饮食治疗的饮食计算与计划。例如：2型糖尿病患者赵某，男，66岁，身高170cm，体重80kg，退休后以轻体力劳动为主，采用单纯饮食治疗。

（1）能量供给量　可以按标准体重及体力活动水平进行计算。标准体重（kg）=身高（cm）-105，成年糖尿病患者每日每千克标准体重能量供给量标准见表8-1。

表8-1　成年糖尿病患者能量供给量标准　[kJ（kcal）/kg]

体型	极轻体力劳动	轻度体力劳动	中度体力劳动	重度体力劳动
消瘦	105~126（25~30）	146（35）	167（40）	188~209（45~50）
正常	84~105（20~25）	126（30）	146（35）	167（40）
肥胖	63~84（15~20）	84~105（20~25）	126（30）	146（35）

标准体重=170-105=65（kg），目前体重为80kg，超过标准体重23.1%，属于肥胖体型。能量供给量=65×（20~25）=1300~1625（kcal/d）。根据患者年龄，将能量供给量定为1500kcal。

（2）碳水化合物供给量　碳水化合物按占总能量的55%计算，碳水化合物供给量=1500×55%÷4≈206（g/d）。

（3）脂肪供给量　因患者体型肥胖，脂肪摄入量不宜太多，按总能量的25%计算，脂肪供给量=1500×25%÷9≈42（g/d）。

（4）蛋白质供给量　蛋白质供给量=1500×20%÷4=75（g/d）。

（5）餐次　因采用单纯饮食治疗，按一日三餐的供给方法，早餐占1/5，午餐、晚餐各占2/5的饮食分配原则供给。

早餐能量=1500kcal×1/5=300kcal，早餐碳水化合物=206g×1/5=41.2g，早餐脂肪=42g×1/5=8.4g，早餐蛋白质=75g×1/5=15.0g。依次可得午餐和晚餐的能量、碳水化合物、脂肪、蛋白质分别为600kcal、82.4g、16.8g、30.0g。

2. 食谱计算与计划

（1）食物成分表计算法　按食物成分表的营养素含量计算食谱中各类食物的用量。此法所得的数值较准确，但计算较烦琐，糖尿病患者在家不易掌握使用。

（2）主食固定法　根据患者的情况确定主食摄入量。此法简单易行，但如副食不定量亦可能造成能量超标，故建议主食固定的同时确定副食用量，以保证能量摄入的恒定。

（3）食品交换份法　是将日常食品按营养成分的特点分成四大类八小类，每一类食品按常用量计算出热量和产能营养素的量，同类的其他食品按等值营养成分算出使用量，详见北京协和医院的食品交换份表8－2～表8－10。此法简单易行，是目前常用的糖尿病食谱计算方法。

表8－2　每一交换份食品的产能营养素含量表

组别	食品类别	每份重量（g）	能量（kcal）	蛋白质（g）	脂肪（g）	碳水化合物（g）
谷薯组	谷薯类	25	90	2.0	—	20.0
蔬果组	蔬菜类	500	90	5.0	—	17.0
	水果类	200	90	1.0	—	21.0
肉蛋奶豆组	大豆类	25	90	9.0	4.0	4.0
	奶类	160	90	5.0	5.0	6.0
	肉蛋类	50	90	9.0	6.0	—
油脂坚果组	油脂类	10	90	—	10.0	—
	坚果类	15	90	4.0	7.0	2.0

表8－3　谷薯类食品的能量等值交换份表

食品名称	重量（g）	食品名称	重量（g）
大米、小米、糯米、薏米	25	干粉条、干莲子	25
高粱米、玉米碴	25	油条、油饼、苏打饼干	25
面粉、米粉、玉米面	25	烧饼、烙饼、馒头	35
混合面	25	咸面包、窝窝头	35
燕麦片、莜麦面	25	生面条、魔芋生面条	35
荞麦面、苦荞面	25	马铃薯	100
各种挂面、龙须面	25	湿粉皮	150
通心粉	25	鲜玉米（1个，带棒心）	200
绿豆、红豆、芸豆、干豌豆	25		

注：每份谷薯类食品提供蛋白质2g，碳水化合物20g，能量376kJ（90kcal）。根茎类以可食部重量计算。

表8－4　蔬菜类食品的能量等值交换份表

食品名称	重量（g）	食品名称	重量（g）
大白菜、圆白菜、菠菜、油菜	500	白萝卜、青椒、茭白、冬笋	400
韭菜、茴香、茼蒿	500	南瓜、菜花	350
芹菜、苤蓝、莴笋、油菜苔	500	鲜豇豆、扁豆、洋葱、蒜苗	250
西葫芦、番茄、冬瓜、苦瓜	500	胡萝卜	200
黄瓜、茄子、丝瓜	500	山药、荸荠、藕、凉薯	150
芥蓝、瓢儿菜、塌棵菜	500	慈姑、芋头	100
蕹菜、苋菜、龙须菜	500	毛豆、鲜豌豆	70
鲜豆芽、鲜蘑、水浸海带	500	鲜百合	50

注：每份蔬菜类食品提供蛋白质5g，碳水化合物17g，能量376kJ（90kcal）。蔬菜以可食部重量计算。

表 8-5 水果类食品能量等值交换份表

食品名称	市品重量（g）	食品名称	市品重量（g）
柿子、香蕉、鲜荔枝	150	李子、杏	200
梨、桃、苹果	200	葡萄	200
橘子、橙子、柚子	200	草莓	300
猕猴桃	200	西瓜	500

注：每份水果提供蛋白质1g，碳水化合物21g，能量376kJ（90kcal）。水果以市品重量计算。

表 8-6 大豆类食品能量等值交换份表

食品名称	重量（g）	食品名称	重量（g）
腐竹	20	北豆腐	100
大豆	25	南豆腐（嫩豆腐）	150
大豆粉	25	豆浆（黄豆重量1份加水重量8份磨浆）	400
油豆腐	30		
豆腐丝、豆腐干	50		

注：每份大豆及其制品提供蛋白质9g，脂肪4g，碳水化合物4g，能量376kJ（90kcal）。

表 8-7 奶类食品能量等值交换份表

食品名称	重量（g）	食品名称	重量（g）
奶粉	20	牛奶	160
脱脂奶粉	25	羊奶	160
乳酪	25	无糖酸奶	130

注：每份奶类食品提供蛋白质5g，碳水化合物6g，能量376kJ（90kcal）。

表 8-8 肉、蛋类食品能量等值交换份表

食品名称	重量（g）	食品名称	重量（g）
熟火腿、香肠	20	鸡蛋（1大个带壳）	60
肥瘦猪肉	25	鸭蛋、松花蛋（1大个带壳）	60
熟叉烧肉（无糖）、午餐肉	35	鹌鹑蛋（6个带壳）	60
熟酱牛肉、熟酱鸭、大肉肠	35	鸡蛋清	150
瘦猪、牛、羊肉	50	带鱼	80
带骨排骨	50	草鱼、鲤鱼、甲鱼、比目鱼	80
鸭肉、鸡肉	50	大黄鱼、黑鲢、鲫鱼	80
鹅肉	50	对虾、青虾、鲜贝	80
兔肉	100	蟹肉、水浸鱿鱼	100
鸡蛋粉	15	水浸海参	350

注：每份肉类食品提供蛋白质9g，脂肪6g，能量376kJ（90kcal）。除蛋类为市品重量，其余均以可食部重量计算。

表 8-9 油脂、坚果类食品能量等值交换份表

食品名称	重量（g）	食品名称	重量（g）
花生油、香油（1汤匙）	10	猪油	10
玉米油、菜籽油（1汤匙）	10	牛油	10
豆油（1汤匙）	10	羊油	10

续表

食品名称	重量（g）	食品名称	重量（g）
红花油（1汤匙）	10	黄油	10
核桃	15	葵花子（带壳）	25
杏仁	15	西瓜子（带壳）	40
花生米	15		

注：每份油脂类食品提供脂肪10g，能量376kJ（90kcal）。

表8-10　不同能量所需的各类食品交换份数

能量（kcal）	交换单位（份）	谷薯类		蔬果类		肉蛋类			豆乳类			油脂类	
		重量（g）	单位（份）	重量（g）	单位（份）	重量（g）	单位（份）	豆浆（g）	牛奶（g）	单位（份）	重量（g）	单位（份）
1200（1287）	14	150	6	500	1	150	3	200	250	2	2汤匙	2
1400（1463）	16	200	8	500	1	150	3	200	250	2	2汤匙	2
1600（1639）	18	250	10	500	1	150	3	200	250	2	2汤匙	2
1800（1815）	20	300	12	500	1	150	3	200	250	2	2汤匙	2
2000（1991）	22	350	14	500	1	150	3	200	250	2	2汤匙	2

注：表中括号中的数字为计算所得值，所列的数据取整数，以便于计算；本表所列饮食并非固定模式，可根据就餐的饮食习惯，参看各类食物能量等值交换表加以调整。

四、参考食谱举例

成人糖尿病的参考食谱

食谱组成

早餐：玉米发糕（小麦粉30g，玉米面20g），香干拌笋丝（豆腐干25g，竹笋100g），蒸鸡蛋（鸡蛋50g），牛奶燕麦粥（牛奶200g，燕麦20g）。

加餐：苹果100g。

午餐：杂粮饭（粳米30g，黑米20g，红小豆15g，绿豆15g），地三鲜（茄子50g，土豆50g，柿子椒50g），清蒸鲳鱼（鲳鱼50g），青菜菌菇汤（油菜50g，番茄50g，蘑菇30g，鸡蛋20g）。

加餐：柚子100g。

晚餐：全麦馒头（全麦粉50g），白菜炖豆腐（大白菜100g，豆腐50g，黑木耳5g），芹菜炒肉丝（芹菜100g，瘦肉50g），小米南瓜粥（小米30g，南瓜30g）。

全日食用盐5g，植物油20g。

五、中医食疗方举例

糖尿病属于中医学"消渴病"范畴，按照临床表现可分为上、中、下三消。

中消的食疗方参考葛根粉粥（《太平圣惠方》）。

原料：葛根粉 30g，粳米 100g。

做法用法：粳米洗净，与葛根粉同入砂锅内，加水适量，用文火煮至粥稠即可。每日早晚随餐服食。

功能：清热生津。方中葛根味甘，性凉，归肺、胃经，具有解肌退热、生津止渴之功，《本草经疏》谓其"主消渴"；粳米功擅养胃生津。两味合用，共奏清胃泻热、益胃生津之功。

第二节   肥胖症

肥胖症（obesity）是一种由多因素引起的慢性代谢性疾病，其特点为体内脂肪细胞的体积和数目增加，占体重的百分比过高，并在某些局部过多沉积。如果脂肪主要在腹壁和腹腔内蓄积过多，称为"中心性"或"向心性"肥胖，是多种慢性病的重要危险因素之一。目前普遍认为，肥胖的发生受遗传、社会环境、个人行为及心理因素的综合影响。近年来，由于经济收入和生活水平的提高，居民膳食结构的变化和体力活动的减少，我国超重和肥胖人群明显增加，慢性病的发病率和死亡率迅速上升。预防超重和肥胖，已成为关系中华民族健康素质的重大公共卫生问题。

肥胖可分为单纯性肥胖和继发性肥胖。其中无明显病因可寻者称为单纯性肥胖，此型占肥胖症总人数的95%以上。继发性肥胖则是以某种疾病为原发病的症状性肥胖，临床上较少见。

肥胖症一般以标准体重或体重指数为测量指标。如体重超过标准体重的20%或体重指数（BMI）≥28.0，排除水肿或瘦体重增加，即可诊断为肥胖症。中心性肥胖多以腰围为评测指标，如果男性腰围≥85cm，女性腰围≥80cm，则被认为腹部脂肪堆积。

一、临床表现

除继发性肥胖症患者的原发病症状外，肥胖症患者最常见的临床表现就是体重增加，活动能力下降，活动时气促，睡眠时打鼾，重度肥胖症患者常常会出现乏力、气短、关节疼痛、全身或局部水肿及活动困难等症状。肥胖症患者罹患糖尿病、高血压、冠心病、高脂血症、静脉曲张、痛风、关节炎及某些癌症的危险性明显高于正常人，病死率也随之增加。另外，肥胖不仅会影响人体的身体健康，还会对人的心理产生潜在的危害，患者常出现自卑、退缩、依赖、抑郁、焦虑等心理障碍。

二、营养治疗原则

肥胖症是能量的摄入超过消耗，以致体内脂肪过多蓄积的结果。因此，减少由膳食摄入的能量，加强体力活动以增加能量消耗是肥胖症治疗的最基本措施。减重膳食构成的基本原则为低能量、低脂肪、适量优质蛋白质、适量复合糖类、增加新鲜蔬菜和水果在膳食中的比重。

1. 减少能量摄入   合理的减重膳食应在平衡膳食的基础上减少每日摄入的总热量，既要满足人体对营养素的需要，又要使热量摄入低于能量消耗，让身体中的一部分脂肪氧化以供机体能量消耗所需。一般以理想体重决定适宜的能量摄入量，能量摄入量（kcal/d）=理想体重（kg）×（20～25）。为了保证人体需要的营养素供给，男性每日能量摄入量不应低于

1500kcal，女性不应低于1200kcal。体重以每周降低0.5kg为宜。

2. 减少脂肪摄入 减少能量摄入应以减少脂肪摄入为主。脂肪摄入的总量要控制，以占总能量的25%左右为宜。严格限制饱和脂肪酸、反式脂肪酸和胆固醇的摄入。肥肉、动物内脏、蛋黄、奶油等均需严格控制。减少每餐的烹调用油，少吃油煎炸食品。

3. 适量复合碳水化合物摄入 适当减少碳水化合物摄入的总量，碳水化合物供能以占总热量的60%～65%为宜。严格控制简单糖类，各种糕点、蜜饯类食品、含糖软饮料、冰淇凌、巧克力等应少吃或不吃。提倡进食复合碳水化合物，粮谷类、薯类和杂豆类可以适量摄入。

4. 适量优质蛋白质摄入 在能量负平衡时，摄入足够蛋白质可以减少人体肌肉等瘦组织中的蛋白质被动员作为能量而被消耗。蛋白质提供的能量应占总能量的15%～20%。为维持正常的氮平衡，应优先保证膳食中有足够的优质蛋白质，如鱼类、瘦肉、脱脂奶、豆制品等。

5. 增加膳食纤维摄入 膳食纤维体积大，能量低，易产生饱腹感，还能正向调节血糖和血脂，有利于控制体重，防治慢性病。建议肥胖者增加含膳食纤维丰富的食物的摄入，如粗杂粮、蔬菜、水果等。

6. 补充维生素和矿物质 为了避免因食量减少引起的微量营养素缺乏，应注意增加新鲜蔬菜和水果、豆类及脱脂牛奶的摄入以补充维生素和矿物质，或者在医师指导下适量服用含维生素 A、B_2、B_6、C 和锌、铁、钙等的微量营养素增补剂。

7. 限制酒精摄入 1g 酒精在体内能产生 7kcal 能量，不利于肥胖者减重。另外，长期饮酒会影响糖脂代谢，诱发脂肪肝、痛风及心脑血管疾病。故肥胖者最好不饮酒，如饮酒应限量。

8. 纠正不良饮食习惯 肥胖者常见的不良饮食习惯有不吃早餐、晚餐过饱、常吃快餐、爱吃夜宵、喜欢零食、甜食、进餐速度过快等。肥胖者应做到规律进餐，不暴饮暴食，不要一餐过饱，也不要漏餐。

9. 加强体力活动和锻炼 体力活动能增加能量消耗，是减重最有效的措施之一。应循序渐进，持之以恒。运动的种类、强度和时间因人而异，提倡采用中等强度或低强度的有氧运动，如走路、骑车、爬山、打球、慢跑、游泳、划船、滑冰、滑雪及舞蹈等，每天坚持 30～60 分钟。

三、参考食谱举例

肥胖症的参考食谱

食谱组成

早餐：花卷（小麦粉50g），拌什锦菜（芹菜30g，绿豆芽30g，胡萝卜30g，金针菇30g），煮鸡蛋（鸡蛋50g），脱脂牛奶200g。

加餐：橘子200g。

午餐：杂豆饭（粳米50g，小米30g，红小豆20g），萝卜炖羊肉（萝卜100g，羊肉50g），鲤鱼烧豆腐（鲤鱼50g，豆腐50g），洋葱拌木耳（洋葱50g，青椒25g，红椒25g，黑木耳5g），玉米面粥（玉米面20g）。

加餐：雪梨200g。

晚餐：紫米馒头（小麦粉80g，紫米粉20g），爆炒双花（白菜花75g，西蓝花75g，胡萝卜50g），虾皮冬瓜汤（冬瓜20g，虾皮5g，香菜5g）。

全日食用盐 5g，植物油 20g。

四、中医食疗方举例

肥胖症属于中医学"痰饮"范畴。

肥胖症的食疗方参考荷叶冬瓜汤（《饮食疗法》）。

原料：鲜荷叶 1 张，冬瓜 500g。

做法用法：荷叶、冬瓜共入锅内，加水适量，开锅后转文火煮至瓜熟即可。每日早晚随餐服食，饮汤食冬瓜，淡食为佳。

功能：祛湿清热。方中荷叶味苦，性平，功善利湿解暑，升发清阳；冬瓜味甘淡，性凉，具有利尿消肿、化痰止渴、清热祛暑、解毒排脓之功效。两味合用，共奏清湿热、化痰饮之功效。

第三节　痛　风

痛风（Gout）是人体内嘌呤代谢障碍，导致血尿酸增高伴组织损伤的一组代谢性疾病。血液中尿酸长期增高是痛风发生的关键原因。血尿酸浓度过高时，尿酸以尿酸盐的形式沉积在关节、皮下组织及肾脏等部位，引起关节炎、痛风石、肾脏结石或痛风性肾病等一系列临床表现。

痛风是一种世界流行的代谢病，可发生于不同国家及不同种族人群，其发病与遗传、性别、年龄、生活方式、饮食习惯、治疗药物、其他疾病等诸多因素有关。近年来由于我国人民生活水平的提高，特别是饮食结构及生活方式的变化，高尿酸血症及痛风的患病率不断增加。痛风好发于高蛋白膳食、营养过剩、酗酒、体型肥胖的中老年男性和绝经期以后的女性，常被称为"富贵病"。

一、临床表现

1. 急性痛风性关节炎　为痛风最常见的首发症状，60% ~ 70% 首发于第一跖趾关节，反复发作逐渐影响踝、跟、膝、腕、指、肘等多个关节。通常出现在夜间或清晨，起病急骤，常在几小时内达到顶峰，受累关节红肿热痛、功能障碍。痛风发作通常会持续数天，可自行缓解。缓解期可数月、数年乃至终生。但多数在一年内再次发作，诱因常为受寒、劳累、剧烈运动、酗酒、高蛋白饮食、感染、创伤、降压药、利尿剂、阿司匹林、胰岛素等药物。痛风性关节炎的急性关节炎期，绝大部分患者的血尿酸是升高的，但也有一些患者的血尿酸可以不升高。

2. 慢性痛风性关节炎　多由急性痛风性关节炎反复发作迁延而来，表现为多关节受累，发作频繁，间歇期缩短，疼痛加重，甚至发作过后疼痛也不能完全缓解。痛风石是本期最常见的特征性损害，是由尿酸沉积于软骨、滑液膜、肌腱和软组织等结缔组织处形成。常见于耳轮、指间、掌指、足趾、肘、膝等处，呈黄白色大小不一的隆起，小如芝麻，大如鸡蛋。初起质软，随着纤维增生渐硬如石，导致关节僵直、畸形、活动受限。

3. 痛风性肾病　20%~40%痛风患者会出现尿酸盐性肾脏病变，是尿酸盐在肾间质沉积所致。患者可有间歇性蛋白尿、高血压、血尿素氮升高，晚期可发展为肾功能不全。

4. 泌尿系尿酸盐结石　结石在高尿酸血症期即可出现，其发生率与血尿酸水平及尿酸排出量呈正相关，绝大多数为纯尿酸结石。泥沙样结石常无症状，结石较大者可有肾绞痛、血尿等表现。

5. 伴发症　痛风患者常伴发肥胖、高脂血症、糖尿病、高血压病、冠心病、脑梗死、脂肪肝等。

二、营养治疗原则

痛风营养治疗的目的是减少外源性尿酸的形成和促进体内尿酸的排泄。

1. 控制能量的摄入　痛风患者多伴有肥胖、糖尿病、高血压、高脂血症等，故肥胖者应限制膳食能量以减低体重，以接近或稍低于理想体重为目标。减重应循序渐进，以免引起体脂分解产生大量酮体，抑制尿酸排泄从而诱发痛风急性发作。能量供给一般为 25~30kcal/（kg·d），共 6.28~8.37MJ（1500~2000kcal/d）。

2. 适量限制蛋白质　因食物中的核酸多与蛋白质合成核蛋白存在于细胞内，故适量限制蛋白质供给可减少嘌呤的产生。其供给量以 0.8~1.0g/（kg·d）或 50~70g/d 为宜。优质蛋白质可选用不含或少含核蛋白的食物，如鸡蛋、牛奶；但不宜饮酸奶，因其含乳酸较多，会阻滞尿酸排泄；尽量不用肉、禽、鱼类。若发生痛风性肾病，则应根据尿蛋白丢失和血浆蛋白质水平适量补充蛋白质；但在肾功能不全的尿毒症期，应严格限制蛋白质的摄入量。

3. 适量限制脂肪　脂肪有阻碍肾脏排泄尿酸的作用，应适当限制，每天控制在 50g 左右，以植物性油脂为主。

4. 限制单双糖　为控制总能量，碳水化合物不宜摄入过多，尤其要限制单双糖。如蔗糖、蜂蜜、果汁等，因其含果糖较高，而果糖会增加血尿酸水平。

5. 供给充足的维生素和矿物质　宜多食富含 B 族维生素和维生素 C 及富含矿物质的碱性食物，有利于尿酸的溶解与排出，如新鲜的水果和蔬菜中嘌呤含量较低的品种。由于痛风患者易患高血压、高脂血症和肾病，应限制钠盐的摄入，通常用量 2~5g/d。

6. 多饮水　宜多饮白开水和碱性饮料，入液量应保持 2000~3000mL/d，以维持一定的尿量，碱化尿液，促进尿酸排泄，防止结石生成。为防止夜尿浓缩，可在睡前或半夜饮水。

7. 避免高嘌呤食物　尿酸是嘌呤代谢后的产物，多食嘌呤含量高的食物会导致血尿酸升高，诱发痛风发作，故痛风患者应长期控制高嘌呤食物的摄入。一般把食物嘌呤含量分为 3 个等级，嘌呤含量超过 150mg/100g 的食物不论是急性期还是慢性期均不能选用，如猪肝、牛肝、鸡肝、鸭肝、猪大肠、白带鱼、乌鱼、牡蛎、蚌蛤、香菇等；嘌呤含量在 50~100mg/100g 的食物，如其他动物内脏、猪肉、牛肉、羊肉、鸡肉、鸭肉、兔肉、肉汤、草鱼、鲤鱼、白鲳鱼、鲢鱼、虾、黄豆、黑豆、杂豆、豆干、花生、腰果、白芝麻、黑芝麻、银耳等，急性期仍不宜选用，慢性期可适当放宽；允许患者每日摄入低于 100g 的肉类食物，且宜煮沸（熟）弃汤后食用。常见食物嘌呤含量表（每 100g 食物嘌呤含量）见附录3。

8. 避免刺激性食物　酒精可使体内乳酸增多，抑制尿酸排出，并促进嘌呤分解使尿酸增高，诱发痛风发作，啤酒本身含一定量的嘌呤成分，故应禁用各种酒类。辣椒、咖喱、胡椒、

NOTE

花椒、芥末、生姜等调料均能兴奋植物神经，诱使痛风发作，应尽量少吃。

三、参考食谱举例

痛风的参考食谱

食谱组成

早餐：青菜龙须面（龙须面 100g，青菜 50g，鸡蛋 50g），牛奶 250g。

加餐：橙子 200g。

午餐：烙饼（小麦粉 100g），丝瓜炒鸡蛋（丝瓜 100g，鸡蛋 50g，黑木耳 5g），番茄菜花（番茄 100g，菜花 100g），南瓜粥（糯米 30g，南瓜 30g）。

加餐：香蕉 200g。

晚餐：二米饭（粳米 50g，小米 50g），茄子烧豆角（茄子 100g，豆角 100g），菠菜蛋花汤（菠菜 50g，鸡蛋 20g）。

全日食用盐 5g，植物油 25g。

四、中医食疗方举例

痛风属于中医学"痹证"的范畴。

痛风的食疗方参考薏苡仁粥（《本草纲目》）。

原料：薏苡仁 60g，粳米 60g。

做法用法：将薏苡仁和粳米洗净，同入砂锅，加水适量，共煮为粥。每日早晚随餐服食。

功能：清热除痹、利湿健脾。方中薏苡仁甘、淡、微寒，具有利水渗湿、健脾止泻、清热除痹之功；粳米健脾养胃、扶助正气。两者合用，共奏清热养阴、利湿除痹之功。

注意：大便秘结者慎用薏苡仁。

第九章　消化系统疾病的营养治疗

消化系统疾病主要包括食管、胃、肠和肝、胆、胰等器官的器质性与功能性疾病，临床十分常见。饮食因素是消化系统的主要致病因素，与食物摄取转运，营养的消化、吸收、利用及代谢过程都有着密不可分的关系。平衡而营养丰富的饮食对于消化系统疾病起着至关重要的作用，可以起到预防和辅助治疗的效果。对此，应根据疾病的部位、性质及严重程度采取相应的营养治疗方案。

第一节　胃　炎

胃炎是由各种病因引起的胃黏膜炎症。根据炎性细胞的类型，在组织学上可将胃炎进一步分为急性胃炎和慢性胃炎。

急性胃炎

急性胃炎是由不同病因引起的胃黏膜的急性炎症。引起急性胃炎的原因有很多，有化学、物理、融物和毒素等原因。急性胃炎是一种常见病，急性胃炎包括单纯性胃炎、糜烂性胃炎、腐蚀性胃炎、化脓性胃炎四种类型，在日常生活中经常遇到的是急性单纯性胃炎。

一、临床表现

急性胃炎的临床表现常轻重不等，但起病均急骤。主要临床表现为上腹疼痛、不适，食欲下降，恶心呕吐，有时伴腹泻，严重的急性胃炎还会引起呕血、便血等症状。其病程较短，经过合理的治疗和饮食调整，消除病因，大多短期内均可痊愈。

二、营养治疗原则

急性胃炎的营养治疗主要在于通过平衡而营养丰富的饮食，缓解胃肠负担，减少刺激性食物对胃黏膜的刺激，保护胃黏膜。

1. 消除病因　解除致病因素对胃黏膜的刺激，卧床休息。大量呕吐及腹痛、腹泻剧烈者应暂时禁食。

2. 补充水分　由于呕吐、腹泻的大量失水，需补充水分，避免发生脱水，并加速毒素的排泄。宜饮用温开水 $100 \sim 150 \text{mL/h}$，也可适量饮用温热的米汤、淡果汁、淡盐水等。

3. 供给清淡流质或少渣饮食　为使胃炎急性发作期患者的胃部得到充分的休息，应进食流质饮食，如米汤、藕粉、红枣汤等。症状缓解后逐渐增加牛奶、蛋花汤和蒸蛋羹等食物。待患者病情好转后可给大米粥、蛋花粥、面片汤等无刺激、少渣的半流质饮食。转入恢复期时可改用少渣软饭，如软米饭、花卷、馒头等主食，也可选用易消化的鱼、虾、肉汁及纤维少的细软蔬菜等。日常烹饪应多采用蒸、煮、烩、汆、炖等烹调方法，以减少对胃的刺激。

4. 急性期禁忌　胃炎急性期患者禁用牛奶、豆浆、蔗糖等易产气的食物，禁用芹菜、韭菜、葱头等含粗纤维的蔬菜，禁用不易消化的油炸食品与腌、熏的鱼、肉等食物，避免饮酒及含乙醇的饮料和产气饮料，禁食过热过冷的食物，日常烹饪避免添加辛辣刺激性的调味品。

5. 少量多餐　每日进餐 5 ~ 7 次，每餐用量不应过多，以尽量减少胃肠负担。

三、参考食谱举例

急性胃炎的参考食谱

食谱组成

早餐：米汤（大米 25g）。

加餐：冲藕粉（藕粉 25g）。

午餐：鸡蛋汤（鸡蛋 50g）。

加餐：淡果汁（鲜橘汁 100mL，加水 100mL）。

晚餐：鸡蛋羹（鸡蛋 50g）。

加餐：杏仁霜（杏仁霜 25g）。

全日食用盐 3g，植物油 10g。

四、中医食疗方举例

急性胃炎属于中医学"胃脘痛""嘈杂""痞满"等范畴。

急性胃炎的食疗方参考葱油扁豆（《食疗百病》）。

原料：鲜嫩扁豆 300 克，精盐、香油、葱适量。

做法用法：将扁豆洗净去筋放入开水中焯透，捞出撒少许盐沥水，待凉；葱切末放入香油中炒，沥去葱待凉，将焯好的扁豆切成丝加入味精、盐、葱油拌匀即可。

功效：健脾，和胃，祛湿。方中扁豆味甘淡，性平，归脾、胃经，具有健脾、化湿之功；葱味辛，性温，入肺、胃经，能健胃、通阳。二味合用，共奏健脾、和胃、祛湿之功。

慢性胃炎

慢性胃炎是由多种原因引起的胃黏膜非特异性慢性炎症，根据病因将其分为浅表性胃炎、萎缩性胃炎、肥厚性胃炎三种。慢性胃炎可由急性胃炎转化而来，也可由幽门螺旋杆菌感染、物理刺激、化学药物等因素导致。萎缩性胃炎是诱发胃癌的危险因素。

一、临床表现

慢性胃炎临床表现无特异性，一般可表现为上腹不适、疼痛，食欲下降，呕吐恶心，饭后饱胀，反酸嗳气等。胃黏膜糜烂出血者伴呕血、黑便。萎缩性胃炎的患者可能会出现贫血、消化不良、胃酸减少、消瘦、舌炎，甚至腹泻等症状。

二、营养治疗原则

慢性胃炎的营养治疗主要在于通过合理调节饮食，减少强烈刺激的食物对胃的影响，采用饮食调节的方式来减少或增加胃酸的分泌，从而促进胃黏膜的修复，调整胃的各项功能。

1. 去除病因　防治急性胃炎，减少复发。避免食入对胃有刺激的辛辣、生冷、硬质的食物，戒烟忌酒，少饮浓茶，避免暴饮暴食，加强营养等。

2. 调节胃酸分泌　对于萎缩性胃炎患者胃酸分泌过少或缺乏的，应给予鱼汤、鸡汤、肉汤、蘑菇汤等原汁浓汤或米汤，以及带酸味的食品，以增强胃液分泌，提高胃酸的浓度和食欲。对浅表性胃炎伴有高酸性患者，应选用煮过的鱼、虾、鸡肉、瘦肉等来烹调菜肴，如蒸鱼块、熘鸡脯丸子、肉末羹等，避免食用原汁浓汤，以减少对胃的刺激及胃酸分泌。多饮用牛奶、豆浆、烤面包或含碱的馒头及新鲜蔬菜、水果等以中和胃酸。

3. 选择易消化食物　饭菜宜软烂，容易消化，含纤维多的食物不宜太多，可粗粮细做，以保护胃黏膜。

4. 选择合适的烹调方法　烹调方法宜选用蒸、煮、炖、烩等，忌煎炸等。

5. 少量多餐，细嚼慢咽　每日可安排4～5餐，定时定量，减少胃的负担。

三、参考食谱举例

慢性浅表性胃炎的参考食谱

食谱组成

早餐：牛奶250mL，面包1个（面粉50g），煮鸡蛋1个（鸡蛋50g）。

加餐：冲藕粉（藕粉25g），烤带碱馒头片（面粉50g）。

午餐：鸡茸小面片（鸡茸50g，面粉100g），素炒白菜（大白菜150g）。

晚餐：大米粥（大米25g），馒头（面粉100g），清蒸鱼（草鱼100g），炒冬瓜（冬瓜150g）。

全日食用盐6g，植物油20g。

四、中医食疗方举例

慢性胃炎属于中医学"胃脘痛""腹痛"等范畴。

慢性胃炎的食疗方参考莲肉糕（《食疗百病》）。

原料：糯米500g，莲子肉、白糖适量。

做法用法：莲肉洗净去心，煮熟压烂碎，糯米淘净，与莲肉渣泥拌匀，置搪瓷盆中，加水适量，蒸熟，待冷后压平，切块即可。

功能：健脾益胃。糯米味甘，性温，入肺、胃经，有健脾温中的作用；莲子肉味甘，性平，能健脾益气。二味合用，健脾益胃，相得益彰。

第二节　消化性溃疡

消化性溃疡是指胃肠道与胃液接触部位的慢性溃疡，主要是指发生在胃和十二指肠的慢性溃疡，即胃溃疡和十二指肠溃疡。这些溃疡的形成均与胃酸和胃蛋白酶的消化作用有关，故称为消化性溃疡。消化性溃疡是常见病，十二指肠溃疡多见于青壮年男性，胃溃疡多见于中老年人。

一、临床表现

消化性溃疡的典型症状是长期性、周期性、节律性上腹痛。部分患者平时缺乏典型的临床表现，而以大出血、急性穿孔为其首发症状。本病的其他症状除了中上腹疼痛外，尚可有唾液分泌增多、烧心、反胃、泛酸、嗳气、恶心、呕吐等其他胃肠道症状，食欲多保持正常，但偶可因食后疼痛发作而惧食，以致体重减轻；全身症状可有失眠等神经官能症的表现，或有缓脉、多汗等植物神经系统不平衡的症状。十二指肠溃疡患者约有 2/3 的疼痛呈节律性，多在早餐后 1～3 小时开始出现上腹痛，如不服药或进食则要持续至午餐才缓解，食后 2～4 小时又痛，也需进食来缓解，约半数有午夜痛，患者常被痛醒，其规律为进食可缓解疼痛。典型的胃溃疡疼痛多在餐后 0.5～1 小时出现，经 2 小时左右疼痛逐渐消失。部分病例无上述典型疼痛，而仅表现为无规律性的上腹隐痛不适，伴胀满、厌食、嗳气、反酸等症状。

二、营养治疗原则

消化性溃疡的营养治疗目的是通过平衡膳食结构和健康的烹调方法，以减轻胃肠负担，或降低胃酸分泌，减少胃酸和食物对胃黏膜的侵蚀作用，并提供营养全面的膳食，促进溃疡面的愈合，防止复发。

1. 少量多餐，定时定量 少量，可减少胃酸分泌；多餐，可弥补食量之不足。一般每餐不宜过饱，以正常食量的 2/3 为宜，每日进餐 4～5 次。定时定量对维持胃液分泌和正常生理功能有重要作用，吃得太饱使胃酸分泌增加，吃得过少又可引起疼痛。发作的急性期宜少量多餐，白天每隔 2 小时进食 1 次。症状得到控制后恢复平时的每日 3 餐，同时应避免餐间吃零食，避免胃的过分扩张。少量多餐可减少胃酸对溃疡面的刺激，又可供给营养，有利于溃疡面愈合。

2. 避免刺激性食物，选择细软易消化的食物 避免体积大、坚硬、粗纤维多的食物，如粗粮、芹菜、韭菜、竹笋、干果类、干豆类等，以减少对溃疡面的机械性刺激。机械性的刺激可增加胃黏膜的损伤，破坏胃黏膜的屏障作用。禁食易产气的食物，如生葱、生蒜、生萝卜、蒜苗、洋葱，以及易产酸的食物，如凉粉、地瓜、土豆、凉拌菜等。坚硬的食物，如腊肉、火腿、香肠等，均可加重溃疡病的病情和促进溃疡病的复发，应禁食。任何过冷过热的食物均能对胃黏膜产生不良影响，故应避免食用过冷过热的食物。应选择营养价值高、细软易消化的食物，如牛奶、鸡蛋、豆浆、鱼和瘦肉等，经加工烹调使其对胃肠道无刺激，同时补充足够的热能、蛋白质和维生素。

3. 促进溃疡愈合，提供营养全面的膳食 要选用营养价值高的食品，供给足够的蛋白质以维持机体需要，可每天按 1g/kg 给予。选择易消化的高蛋白质食品，如牛奶、豆浆、鸡肉、鱼肉等。糖类是热能充足的保证，既无刺激胃酸分泌的作用，也不抑制胃酸分泌，故每天可供给 300～350g，宜选择易消化的食物，如稀粥、面条、馄饨等。蔗糖不宜过多，因其可使胃酸分泌增加，且易产生胀气。维生素 A、维生素 B、维生素 C 有促进溃疡愈合的作用，胡萝卜素有预防十二指肠溃疡的作用，故应多吃水果和蔬菜。脂肪不需要严格限制，因脂肪可抑制胃酸的分泌，且对胃黏膜没有刺激，故应给予适量脂肪，如牛奶、奶油、蛋黄、奶酪和适量的植物油。

4. 烹调方法　溃疡病患者所吃的食物必须切碎煮烂，应以蒸、煮、炖、烧、烩、焖等较好，不宜采用干炸、油炸、腌腊、滑熘等方法。忌过甜、过咸、过热及生冷食物。

三、分期营养治疗

溃疡病按病情轻重可分为四个阶段，即Ⅰ、Ⅱ、Ⅲ、Ⅳ期。根据中国人的饮食习惯，溃疡病分期的饮食治疗方案如下。

1. 溃疡病Ⅰ期的营养治疗原则和要求　适用于溃疡病急性发作或出血刚停止后的患者。宜进流质膳食，每天6～7餐。每天2次牛奶，若牛奶不习惯或腹部胀气者用豆浆代替，或加米汤稀释。其他餐次可给予豆浆、米汤、蒸蛋羹、稀藕粉、豆腐脑等。通常牛奶和豆浆中最好不加蔗糖，以防胃酸分泌增加，并注意咸甜相间隔，并选择无刺激性、易消化的流体食物。全天膳食中营养素的供给量为蛋白质52～65g，脂肪40～45g，碳水化合物200～300g，能量5.86～7.78MJ（1400～1860kcal）。

溃疡病Ⅰ期的参考食谱

食谱组成

早餐：大米粥（大米50g），花卷（面粉50g），蒸蛋羹（鸡蛋40g），酱豆腐20g。

加餐：牛奶300mL，饼干25g。

午餐：大米软饭（大米100g），胡萝卜熘鱼片（鲤鱼100g，胡萝卜50g，淀粉10g），菠菜蛋汤（菠菜50g，鸡蛋40g）。

加餐：豆浆300mL，蛋糕25g。

晚餐：大米粥（大米50g），发糕（面粉50g），肉末炒土豆泥（猪肉50g，土豆100g）。

全日食用盐6g，植物油25g。

2. 溃疡病Ⅱ期的营养治疗原则和要求　适用于无消化道出血，疼痛较轻，自觉症状缓解者。可食用细软易消化的少渣半流质饮食，如鸡蛋粥、虾仁粥、肉泥、烂面条等。每天6～7餐，每餐主食50g，加餐可用牛奶、蛋花汤等。此期以极细软易消化的食物为主，并注意适当增加营养，以免发生营养不良，影响溃疡愈合，禁食碎菜及含渣较多的食物。每天的营养素供给量为蛋白质78～91g，脂肪78～91g，糖类200～300g，能量7.5～10.04MJ（1800～2400kcal）。

溃疡病Ⅱ期的参考食谱

食谱组成

早餐：肉泥碎烂面条（面条50g，猪瘦肉35g）。

加餐：牛奶鸡蛋（鲜牛奶250mL，鸡蛋40g）。

午餐：肉泥米粉（米粉60g，猪瘦肉35g）。

加餐：藕粉鸡蛋羹（鸡蛋30g，藕粉15g），苏打饼干15g。

晚餐：鸡蛋粥（鸡蛋50g，粳米50g），烩肉丸（肉丸50g）。

加餐：蛋花汤（鸡蛋50g）。

夜餐：牛奶250mL，苏打饼干15g，白糖15g。

全日食用盐4g，植物油16g。

3. 溃疡病Ⅲ期的营养治疗原则和要求　适用于病情稳定、自觉症状明显减轻或基本消失者，膳食仍以细软易消化的半流质膳食为主。每天 5~6 餐，每餐主食不超过 100g，可食粥、面条、面片、小馄饨、小笼包、清蒸鱼、汆肉丸等。避免过饱，防止腹胀，仍禁食含纤维多的蔬菜。

溃疡病Ⅲ期的参考食谱

食谱组成

早餐：大米粥（大米 50g），馒头 50g，肉松 15g。

加餐：豆腐脑 250g，咸饼干 12g。

午餐：小馄饨（面粉 100g，青菜 50g，青鱼 100g）。

加餐：牛奶 250mL。

晚餐：肉泥菜汤面条（面条 50g，猪瘦肉 75g，青菜 100g）。

加餐：豆浆 400mL，蛋糕 75g。

全日食用盐 3g，植物油 16g。

4. 溃疡病Ⅳ期的营养治疗原则和要求　对于溃疡基本愈合，病情较为稳定，处于康复过程中的患者，应选择细软、清淡、少油腻、弱刺激、营养全面、易消化的抗溃疡病膳食，除溃疡前 3 期可食用的食物外，还可用含纤维较少的瓜菜和水果，要切细煮烂或做成泥状，此时仍不宜进食油煎炸及含食物纤维多的食物。每日 5 餐，每天的营养素供给量为蛋白质 85~95g，脂肪 85g。

溃疡病Ⅳ期的参考食谱

食谱组成

早餐：大米粥（大米 25g），煮鸡蛋 50g，酱豆腐 25g。

加餐：橘子汁冲藕粉（橘子汁 200mL，藕粉 25g）。

午餐：软米饭（粳米 50g），猪肝炒花菜（猪肝 25g，花菜 120g，胡萝卜 50g）。

加餐：豆浆 300mL，白糖 20g，蛋糕 75g。

晚餐：大米饭（大米 100g），瘦肉鸡蛋羹（猪瘦肉 60g，鸡蛋 50g）。

全日食用盐 2g，植物油 10g。

四、中医食疗方举例

溃疡病属于中医学"胃脘痛""肝胃气痛""心痛""吞酸"等范畴。

溃疡病的食疗方参考灵苗甘乳（《中医药膳食谱》）。

原料：鲜豆浆 250mL，鲜牛奶 120mL，白及粉 8g，鸡蛋清 1 个。

做法用法：将豆浆、牛奶调匀，放入烧锅中煮开。将鸡蛋清打入碗中搅匀，掺入豆浆、牛奶略煮，盛出撒入白及粉调匀即可。

功能：养胃补中、弥合溃疡，适用于各型溃疡病，早期使用，效果尤显。大豆味甘，性平，入脾、大肠经，具有健脾宽中、润燥消水、清热解毒、益气的功效；牛奶味甘，性平，补血气、益肺胃、生津润肠；白及味苦甘而涩，性微寒，入肺经，具有止血、消肿的功能；鸡蛋清中药称之为鸡子白，有润肺利咽、清热解毒、活血通经之功。

第三节 腹 泻

腹泻是消化系统的一种常见症状，指排便次数明显超过平日，便质稀薄，水分增加，每日排便量超过 200g，或含未消化的食物或脓血、黏液。腹泻分急性和慢性两类。急性腹泻发病急剧，病程在 2～3 周内。慢性腹泻指病程在 2 个月以上或间歇期在 2～4 周内的复发性腹泻。

一、临床表现

正常人的排便习惯多为每日 1 次，有的人每天 2～3 次或每 2～3 天 1 次，只要粪便的性状正常，均属正常范围。粪便的重量一般为 150～200g，含水量 60%～80%。腹泻时排便次数多于平日习惯的频率，排粪量增加，每日超过 200g，含水量超过 85%，可伴有轻微腹痛。急性腹泻多由急性肠道感染、食物中毒或结肠过敏所引起，可并发脱水、酸中毒和休克。慢性腹泻可由慢性肠道细菌感染、肠寄生虫病、非细菌性炎症、肠肿瘤、内分泌代谢障碍性疾病、食物及化学中毒、药物等因素引起。长期慢性腹泻可引起严重的营养缺乏及水、电解质紊乱。

小肠病变引起的腹泻粪便呈糊状或水样，可含有未完全消化的食物成分，大量水泻易导致脱水和电解质丢失，部分慢性腹泻患者可发生营养不良。大肠病变引起的腹泻粪便可含脓、血、黏液，病变累及直肠时可出现里急后重。

二、营养治疗原则

（一）急性腹泻

急性腹泻时如果膳食调理不当，则会加重病情，影响治疗效果。因此，合理膳食对急性腹泻患者意义重大。

1. 水泻期应禁食 病情较轻，无需禁食者，病初宜给予清淡易消化、少渣的流质，如果汁、米汤、稀藕粉等，同时应注意避免食用牛奶、蔗糖等易产气的流质。

2. 清淡流质饮食 不需禁食者，病初宜给予清淡易消化的流质，如果汁、米汤、稀藕粉、稀杏仁露、蛋黄米粥、薄面汤等。禁牛奶、蔗糖等易产气的流质。

3. 根据病情调整饮食 排便次数减少，症状缓解后可逐步过渡为低脂流质或低脂少渣、细软易消化的半流质饮食，如鸡蛋汤、大米粥、细挂面等。待腹泻症状基本停止后可供应低脂少渣半流质饮食，如面条、粥、馒头、软米饭、瘦肉泥等，仍应适当限制含粗纤维多的蔬菜和水果，以后逐渐过渡到普食。可适量增加鲜果汁、番茄汁、菜汤等高维生素 B 和维生素 C 食物的摄入，以及时补充维生素。

4. 膳食要求 为减轻腹泻患者的胃肠负担，应少食多餐，每天 6～7 餐，同时注意禁酒、忌肥肉、坚硬的食物、油脂多的点心及冷饮等。

5. 肛周皮肤护理 排便频繁时，因粪便的刺激，可使肛周皮肤损伤，引起糜烂及感染。排便后应用温水清洗肛周，保持清洁干燥，涂无菌凡士林或抗生素软膏以保护肛周皮肤，促进损伤处愈合。

（二）慢性腹泻

慢性腹泻病程长，消耗大，需根据病情灵活掌握膳食治疗原则，循序渐进，促进患者康复。

1. 低脂少渣、高热能、高蛋白质饮食 为减少肠胃蠕动，减轻腹泻，提倡患者进食挂面、粥、软饭等少渣食物。高脂饮食不易消化，并加重胃肠负担，刺激肠蠕动，加重腹泻，故每天脂肪量以40g左右为宜，可选用低脂肪的食品，如瘦肉、鸡、鱼、豆制品等，也应控制植物油的摄入量。逐步增加高蛋白、高热量饮食，以改善营养状况。每天宜供给蛋白质100g左右，可选用瘦肉、脱脂牛奶、蛋清、虾、鱼等。适当补充菜汤、果汁等，以补充每日所需维生素。

2. 禁忌食物 不宜食用粗粮、含粗纤维多的蔬菜和水果，如芹菜、韭菜、榨菜等。禁食坚硬不易消化的肉类和刺激性食物，如火腿、香肠、腌肉、辣椒、烈酒、芥末、胡椒等。肥肉、点心和高脂食物要坚决放弃。

3. 烹调方法 提倡以蒸、煮、氽、烩、烧等烹饪方法为主，禁用油煎、炸、爆炒、滑熘等方法。

三、参考食谱举例

急性腹泻的低脂少渣半流质参考食谱

食谱组成

早餐：小米粥（小米50g），鸡蛋羹（鸡蛋40g），蛋糕（面粉50g）。

加餐：蛋白藕粉（藕粉25g，白糖15g，蛋白粉20g）。

午餐：鸡肉龙须面（鸡肉泥50g，龙须面100g，去油鸡汤200mL）。

加餐：肉末豆腐花25g。

晚餐：大米粥（大米25g），发糕25g，烩鱼丸100g。

加餐：苏打饼干20g，南瓜糊25g。

全日食用盐3g，植物油10g。

慢性腹泻的低脂少渣半流质参考食谱

食谱组成

早餐：大米粥（大米25g），煮鸡蛋50g，酱豆腐20g。

加餐：烤面包片50g，去油肉汤200mL。

午餐：鸡蛋面条（细挂面100g，鸡蛋50g），肉松10g。

加餐：面包50g，鸡蛋羹（鸡蛋30g）。

晚餐：小花卷75g，冬瓜氽鱼丸100g。

加餐：牛奶（奶粉25g加水若干），苏打饼干20g。

全日食用盐3g，植物油10g。

四、中医食疗方举例

腹泻属于中医学"泄泻"的范畴。

腹泻的食疗方参考鲫鱼羹（《饮膳正要》）。

原料：荜茇10g，缩砂仁10g，陈皮10g，鲫鱼1000g，大蒜2头，胡椒10g，葱、食盐、酱油、菜油各适量。

做法用法：将鲫鱼去鳞、鳃和内脏，洗净；在鲫鱼腹内，装入陈皮、缩砂仁、荜茇、大蒜、胡椒、泡辣椒、葱、食盐、酱油备用。在锅内放入菜油烧开，将鲫鱼放入锅内煎熟，再加入水适量，炖煮成羹即成。适量食之。

功能：醒脾暖胃，治脾胃虚弱，泄利，久不瘥者，食之立效。荜茇味辛，性热，归胃、大肠经，具有温中散寒、下气止痛的功效。

第四节　便　秘

便秘是消化系统的常见症状，指排便频率减少，1 周内排便次数少于 2 ~ 3 次，排便困难，大便干结。正常人的排便习惯差别很大，这与个体差异、生活习惯尤其是饮食习惯有关。一般情况下，大多数人每天排便 1 ~ 2 次，部分正常人习惯于隔几天排便 1 次，但无排便困难与大便干结，故不能以每天排便 1 次作为正常排便的标准。引起排便的常见因素有：进食量过少或食物缺乏纤维素、水分，不足以刺激肠道的正常蠕动；结肠平滑肌张力降低和蠕动减弱；各种原因的肠梗阻；排便反射减弱或消失，腹肌、膈肌及盆肌张力减弱；结肠痉挛，缺乏驱动性蠕动等。便秘可分为无力性、痉挛性和阻塞性三种。

一、临床表现

便秘的主要症状为排便困难，大便干结，可伴有腹痛、腹胀、排便不畅或里急后重感。长期便秘者由于废物、腐败物等不能及时排出，可产生精神萎靡、两胁隐痛、口苦、全身酸痛、恶心、食欲减退、疲乏无力及头痛、头昏等症状。排便极其困难者可导致肛门疼痛、肛裂，甚至诱发痔疮、轻度贫血、营养不良等现象。

二、营养治疗原则

（一）无力性便秘

1. 供给粗纤维食物　建议患者增加纤维素的摄入量，每日约 40g。膳食纤维是使肠道功能正常的重要因素。在平衡膳食的基础上，多食用富含纤维的粗粮、带皮水果、韭菜、芹菜、菠菜等以增加膳食纤维。

2. 增加饮水量　患者应增加每日饮水量，每日饮水 6 ~ 8 杯。早餐前饮一杯冷开水、冰牛奶或温凉淡盐水，可刺激排便。

3. 供给足量营养素　为患者补充足量的营养素，包括糖类、脂肪、蛋白质及 B 族维生素。尤其是维生素 B_1 可促进消化液分泌，维持和促进肠蠕动，有利于排便。适当增加摄入高脂肪食物，如花生、芝麻、核桃、花生油、芝麻油、豆油等。植物油能直接润肠，且分解产物——脂肪酸具有刺激肠蠕动的作用。脂肪总的摄入量每天可达 100g。

4. 多食产气食物　洋葱、萝卜、蒜苗、生蒜、炒黄豆等产气食物能促进肠蠕动。

5. 忌烟酒及辛辣刺激性食物　以免加重病情。

NOTE

（二）痉挛性便秘

1. 少渣饮食 患者宜采用无渣半流质饮食，以减少胃肠道刺激，而后过渡到少渣半流质、少渣软饭等。禁食粗粮、干豆、坚硬的水果、干果等含纤维多的食物和粗硬的食物。

2. 适量脂肪 适量脂肪有利于排便，但不宜摄入过多，每天应小于 100g。

3. 多饮水 增加水的摄入量有利于排便，如早晨饮蜂蜜水等。

4. 禁食刺激性食物 少饮酒、浓茶、咖啡，少吃辣椒、咖喱等食物，以避免肠道产生痉挛。

（三）阻塞性便秘

直肠癌、结肠癌等器质性疾病引起的便秘，应先去除病因。若为不完全梗阻，可考虑给予清流质饮食。

三、参考食谱举例

无力性便秘的参考食谱

食谱组成

早餐：花卷（面粉 50g），麦麸饼干 25g，小米粥（小米 50g），茶叶蛋（鸡蛋 50g），炝芹菜（芹菜 50g）。

午餐：大米饭 150g，炒黄豆芽（黄豆芽 100g，瘦猪肉 10g），洋葱炒肉片（洋葱 100g，牛肉 30g），紫菜白菜汤（紫菜 10g，小白菜 30g）。

晚餐：馅饼（面粉 100g，瘦猪肉 30g），豆角炖肉（豆角 100g，肥瘦肉 30g），排骨萝卜汤（排骨 50g，萝卜 100g）。

全日食用盐 6g，植物油 30g。

痉挛性便秘的参考食谱

食谱组成

早餐：馒头（面粉 100g），煎鸡蛋（鸡蛋 50g），豆浆 250mL，加糖 5g。

午餐：大米饭（大米 100g），滑熘豆腐（豆腐 200g），土豆肉片（土豆 100g，瘦猪肉 20g），番茄蛋汤（番茄 30g，鸡蛋 50g）。

晚餐：葱油饼（面粉 100g），大米粥（大米 50g），虾仁冬瓜（冬瓜 100g，虾仁 10g），冬菇烧面筋（冬菇 20g，冬笋 20g，面筋 50g）。

全日食用盐 6g，植物油 40g。

四、中医食疗方举例

便秘属于中医学"肠结""大便燥结""脾约""阴结""阳结"等范畴。

便秘的食疗方参考荸荠瘦肉粥（《马医生保健粥谱》）。

原料：鲜荸荠 150g，瘦猪肉 60g，大米 100g，食盐 2g，味精 3g，香油 5mL。

做法用法：将荸荠洗净去皮，切成小块；瘦猪肉切丝；大米淘洗干净。锅内加水适量，放入大米、肉丝煮粥，八成熟时加入荸荠块，再煮至粥熟，调入精盐、味精、香油即成。

功能：有清热解毒、温和益气、利湿化痰、润肠通便等功效。荸荠性寒，味甘，入肺、脾、胃三经，具有清热化痰、生津止渴、利肠消积、通淋利尿、解毒消痈等功效；瘦肉性平味甘，有润肠胃、生津液、补肾气、解热毒的功效。

第五节　肝硬化

肝硬化（cirrhosis of liver）是一种由不同病因引起的慢性进行性弥漫性肝病。其病理特点为：广泛的肝细胞变性坏死、再生结节形成、结缔组织增生，致使正常的肝小叶结构被破坏和假小叶的形成。该病早期无明显症状，晚期则出现不同程度的门静脉高压和肝功能障碍，直至出现上消化道出血、肝昏迷等并发症，甚至死亡。

肝硬化是我国的常见病和主要死亡病因之一，患者以青壮年为主，男性多于女性。导致肝硬化的常见原因为病毒性肝炎、酒精中毒、血吸虫病、化学药物中毒、循环障碍、营养失调等，我国以病毒性肝炎为主要病因。在肝硬化的治疗过程中，营养治疗有着不可忽视的作用。科学合理的营养指导能缩短疗程，帮助患者改善生活质量，延长生存期。

一、临床表现

目前临床上将肝硬化分为肝功能代偿期和失代偿期，但两期界限常不清楚。

（一）代偿期

代偿期的症状不典型，一般在劳累或感染后出现乏力、食欲不振、恶心、厌油腻、腹胀、腹泻、上腹隐痛等，体格检查没有或仅有肝脾轻度肿大、轻压痛，肝功能一般在正常范围内或轻度异常。

（二）失代偿期

1. 全身症状　由于肝脏的代谢功能降低，患者可有乏力、消瘦等负氮平衡的表现，以及皮肤粗糙、口角炎等维生素缺乏的表现。患者面色灰暗黝黑，称为肝病面容。

2. 消化道症状　进食后即感到上腹不适、饱胀、恶心，甚至呕吐。肝硬化晚期，对脂肪和蛋白质的耐受性差，进油腻食物易引起腹泻，若肝细胞广泛坏死还会有黄疸出现。

3. 门静脉高压　表现为食道静脉曲张，脾大和腹水，尤以食道静脉曲张最危险，易出现消化道大出血。

4. 肝硬化腹水形成　肝硬化晚期，腹水出现前常有腹胀。大量腹水使腹部膨隆，腹壁绷紧发亮，状如蛙腹，患者行走困难。

5. 出血倾向及贫血　肝硬化晚期常有鼻衄、牙龈出血、黏膜下出血、皮下瘀点瘀斑、胃肠黏膜糜烂出血、鼻腔出血、呕血与黑粪，女性常有月经过多等症状。长期的出血会导致贫血。

6. 内分泌失调症状　由于肝硬化的早期雌激素增加，雄激素减少，男性可见乳房增大、胀痛，睾丸萎缩；女性可见月经紊乱、乳房缩小、阴毛稀少等。

除此之外，肝硬化患者还有上消化道出血、感染、肝性脑病、功能性肾衰竭、电解质和酸碱平衡紊乱等并发症。

二、营养治疗原则

营养治疗的目的是增进食欲、改善消化功能，在纠正病因、控制病情发展的基础上通过合理的营养搭配，改善肝脏血液循环，促进肝细胞修复与功能恢复。应给予"三高一适量"的饮食，即高蛋白、高碳水化合物、高维生素、适量脂肪。

1. 热能 肝硬化患者应给予高热量饮食，一般每天为 2500 ~ 2800kcal（10.46 ~ 11.72MJ）。

2. 蛋白质 高蛋白膳食有利于保护肝细胞，促进损坏肝细胞的修复和再生，对有腹水、低蛋白血症而无肝昏迷倾向的患者尤为适宜。蛋白质供给量以每天 1.5 ~ 2.0g/kg，全日供给 100 ~ 200g 为宜。但有肝功能衰竭、肝昏迷倾向时，蛋白质应限制供给，甚至暂时禁用。

3. 脂肪 每天供给脂肪 40 ~ 50g 为宜。如脂肪过少，会影响食欲；但脂肪也不宜过多，因为肝硬化患者的肝功能衰竭，胆汁合成及分泌减少，脂肪消化吸收功能减退，过多的供给容易使脂肪在肝内沉积，阻止肝糖原的合成，加重肝功能损伤。因此，可给予含有较多不饱和脂肪酸的植物油，而胆汁性肝硬化应给予低脂低胆固醇饮食。

4. 碳水化合物 肝脏中糖原贮备充足时，可防止毒素对肝细胞的损害，有利于保肝与节约蛋白质，每日以供给 350 ~ 450g 为宜。

5. 维生素 应供给丰富的多种维生素，以抵抗毒素对肝细胞的损害和保护肝细胞，如 B 族维生素、维生素 C、叶酸、维生素 A、维生素 D、维生素 E、维生素 K 等。

6. 水、无机盐和微量元素 有轻度腹水者宜低盐饮食，每日食盐 1.5 ~ 2.5g；严重水肿者宜采用无盐饮食，每日食盐限制在 0.5g，进水量限制在 1000mL 以内，待病情好转后逐步恢复食盐量。肝硬化患者的尿锌排出增加，血清锌水平下降，肝中含锌量降低，应适当补锌。

7. 膳食注意事项

（1）主食中，谷类除玉米、高粱等粗粮外均可食用。

（2）副食中，瘦猪肉、牛肉、内脏、乳类、鱼虾类、禽类、豆制品等，以及水果、果汁等均可选用，蛋类除油煎外均可食用。

（3）忌用油炸及多油食品，洋葱、韭菜、黄豆等胀气食物，花生、核桃等硬壳类食物，葱、蒜、胡椒、芥末、辣椒等刺激性食物。

（4）注意烹调与调味，供给易于消化吸收、细软味美的食物。肝硬化晚期食管 – 胃底静脉曲张者，则要避免生、冷、硬、粗糙的食物，尤其是忌用带鱼刺、鸡骨的菜肴及粗糙硬食，以防造成食道静脉破裂出血。

三、参考食谱举例

肝硬化低脂、高蛋白软食的参考食谱

食谱组成

早餐：大米粥（大米 50g），馒头（面粉 75g），肉松（猪肉松 15g）。

加餐：牛奶（鲜牛奶 150g），苹果 150g。

午餐：大米饭（大米 150g），莴笋熘鱼片（青鱼片 100g，莴笋 50g），素炒时蔬（蔬菜 200g）。

加餐：冲藕粉（藕粉 30g）。

晚餐：大米饭（大米 150g），烧鸡块（鸡块 100g），番茄炒豆腐（豆腐 50g，番茄 100g），蘑菇三鲜汤（新鲜蘑菇 50g，黄豆芽 50g，竹笋 50g）。

全日食用盐 2g，烹调用油 25g。

四、中医食疗方举例

肝硬化属于中医学"癥积""臌胀"等范畴。

肝硬化的食疗方参考鲤鱼赤豆陈皮汤（《食疗百病》）。

原料：鲤鱼1条（约500g），赤小豆120g，陈皮6g。

做法用法：以上三味放砂锅内共煲至烂熟。

功能：此方具有健脾行水，利水祛湿，消胀除肿的功效。其中陈皮味辛苦，性温，具有健脾和胃、行气宽中的作用，主治脾胃气滞、恶心呕吐、食欲不振；鲤鱼利水，消肿，下气，通乳；赤小豆具有利水消肿、解毒排脓的作用，用于水肿胀满、脚气肢肿、黄疸尿赤、风湿热痹、痈肿疮毒、肠痈腹痛。

第六节　肝昏迷

肝昏迷又称为肝性脑病，是由严重的肝病引起的，因肝功能衰竭而不能清除血液中的有毒代谢产物，或门静脉系统中的有毒物质绕过肝脏经侧支循环直接进入人体循环后，造成的以代谢紊乱为基础的中枢神经系统功能失调的一种综合征。临床表现为意识障碍、行为失常和昏迷。

肝昏迷最常见的病因为晚期肝硬化，其次为重症病毒性肝炎，少数见于肝癌；此外，长期胆道阻塞、肝外门静脉或肝静脉阻塞性疾病等均可导致肝昏迷。肝昏迷的诱因有感染、上消化道出血、某些药物、外科大手术、高蛋白饮食等。

一、临床表现

肝昏迷的临床表现常因原有肝病的性质，肝细胞损害的轻重缓急及诱因的不同而很不一致。一般根据意识障碍程度、神经系统表现和脑电图的改变，将肝昏迷由轻到重分为四期。

一期（前驱期）：轻度性格改变和行为异常，如欣快激动或淡漠少言、衣冠不整或随地便溺。应答尚准确，但吐词不清楚且较缓慢。可有扑翼样震颤。脑电图多数正常。

二期（昏迷前期）：以意识错乱、睡眠障碍、行为异常为主要表现。患者可出现不随意运动及运动失调，定向力和理解力均减退，言语不清，书写障碍，举止反常，昼睡夜醒，甚至有幻觉，恐惧，狂躁。患者有明显的神经体征，有扑翼样震颤存在。脑电图有特异性异常。

三期（昏睡期）：以昏睡和精神错乱为主，大部分时间患者呈昏睡状态，但可以唤醒，醒时尚可应答，但常有神志不清和幻觉。各种神经体征持续或加重，扑翼样震颤仍可引出。脑电图有异常波形。

四期（昏迷期）：神志完全丧失，不能唤醒。浅昏迷时，对疼痛等强刺激尚有反应，扑翼样震颤无法引出；深昏迷时，各种反射消失，肌张力降低，瞳孔常散大，可出现阵发性惊厥、踝阵挛和换气过度。脑电图明显异常。

二、营养治疗原则

应该严格限制蛋白质的摄入量，减少氨的形成，预防和减轻肝昏迷，补充适当的能量，保证代谢的需要，注意水、电解质平衡。宜供给低蛋白、高碳水化合物、充足维生素的饮食。

1. 总热能　每天不低于 1800kcal，以保证机体的需要，减少自身的分解。

2. 蛋白质　合理地确定膳食中蛋白质的供给量极为重要。蛋白质供给过低，不利于肝病恢复；供给过高，会诱发或加重肝昏迷。

（1）蛋白质的调节　①低蛋白饮食：血氨中度增高但未出现神经系统症状时，在第 1～2 天内采用低蛋白饮食，每天 0.5g/kg，一天约 30g。待病情有好转时，每隔 3～4 天调整 1 次，每次各增加 5～10g，以每天不超过 1.0g/kg 为度。②无动物蛋白饮食：血氨极高时，同时出现神经症状，昏迷不醒者，在 48～72 小时内，给予完全非动物性蛋白，每天 0.3g/kg，一天约 20g。病情略有好转时，改用优质蛋白（奶类为主），每 2～3 天增加 1 次，每次不超过 10g，总量以不超过 1.0g/kg 为限。若血氨再次升高，则应重新限制蛋白质，且限制更严格。当血氨再次下降时，蛋白质递增的速度要减慢。③逐渐增加蛋白质供给：有神经症状，但血氨不高，在 24 小时内给无动物蛋白膳食。若血氨一直正常，则表明肝昏迷与血氨无关，开始可以按照每日 0.2～0.3g/kg 蛋白质供给，以后每隔 2～3 天增加 1 次蛋白质供给量，每次增加量为 10g 左右。④严格限制蛋白质：有肾功能不全和肝肾综合征者，应严格限制蛋白质摄入量，可适当补充支链氨基酸。

（2）蛋白质食物的选择　①严重肝昏迷者，暂不宜供给动物蛋白质食物。为避免出现氨的负平衡，应补充一些植物蛋白，如豆腐脑、豆浆等，以后逐渐增加含氨少的动物蛋白。牛奶产氨较少，蛋类次之，肉类产氨最多，故严重肝病患者应减少进食容易导致肝昏迷的食物。②膳食中蛋白质宜供给富含支链氨基酸者为宜。正常人的支链氨基酸与芳香族氨基酸的比值为 3.0～3.5。患肝病时，芳香族氨基酸含量增多，支链氨基酸含量减少，肝昏迷患者支链氨基酸与芳香族氨基酸的比值下降至 1.0 以下，若给予支链氨基酸为主的复方氨基酸液将二者的比值矫正为 3.0～3.5，患者的肝昏迷可以得到改善，因此应选用黄豆等含支链氨基酸多、芳香族氨基酸少的蛋白质。

3. 碳水化合物　应给予高碳水化合物，每天供给碳水化合物 400g 左右，可提供能量 1600kcal 左右。

4. 脂肪　肝功能衰竭的患者对脂肪的消化吸收能力降低，故宜低脂肪膳食，每日供给量为 30～40g，可采用脂肪乳剂，以保证能量的提供。

5. 丰富维生素　应供给富含多种维生素的食物，特别是维生素 C，有利于解毒。

6. 水和电解质　肝昏迷时患者不能正常进食，液体全靠人工补液补充，如摄入量不足，则影响治疗效果，摄入过多又会加重浮肿和腹水，甚至诱发脑水肿。因此，补液应参考前一日的排出量，一般在 1000mL 左右；同时及时纠正低钾血症，可补充钾盐和含钾多的食物，如浓缩果汁、菜汁、蘑菇等，若出现高钾血症则需避免食用含钾多的食物，临床应根据病情需要进行膳食的配制以协助纠正电解质紊乱。

7. 膳食性质　昏迷前期，给予极易消化的少渣半流质或流质饮食。凡昏迷不能进食且无食管静脉曲张者可用鼻饲。

三、参考食谱举例

肝昏迷低脂、低蛋白流食的参考食谱

食谱组成

早餐：大米粥（大米 50g，糖 5g）。

加餐：新鲜果汁 200mL。

午餐：番茄豆腐面（番茄 50g，豆腐 50g，细挂面 50g），蔬菜南瓜浓汤（南瓜 150g，胡萝卜 30g，土豆 50g，洋葱 30g，植物油 5g）。

加餐：冲藕粉（藕粉 50g，糖 5g）。

晚餐：玉米浓汤（甜玉米粒 50g 打粉，黄油 5g，鸡肉 30g，面粉 50g，胡萝卜 30g，西蓝花 30g），蔬菜粥（大米 50g，时令蔬菜 50g 切细末）。

全日食用盐 1.5g，烹调用油 20g。

四、中医食疗方举例

肝昏迷等重症肝炎疾病属于中医学"急黄""瘟黄""血证""鼓胀"范畴。

肝昏迷的食疗方参考三豆饭（《肝胆病家常食谱》）。

原料：白扁豆、赤小豆、黑大豆各 20g，粳米 100g，调料适量。

做法用法：先将白扁豆、赤小豆、黑小豆洗净，煮烂，备用。取粳米 100g 淘净，放入煮烂的三豆，加水适量，煮成饭即可。

功能：此方具有益气健脾、利水消肿、清热排毒的功效。其中赤小豆性平，味甘，具有利水消肿、解毒排脓的功效；白扁豆性微温，味甘，入脾、胃经，具有健脾化湿、和中消暑的功效；黑大豆性平，味甘，具有活血利水、祛风解毒、健脾益肾的功效；粳米具有补中益气、健脾和胃、止烦渴、止泻痢的功效。

第七节　胆囊炎与胆石症

胆囊的生理功能是浓缩和储存由肝细胞产生和分泌的胆汁，而胆汁排入十二指肠有助于脂肪的消化和脂溶性维生素的吸收。胆道系统的炎症分为胆囊炎和胆管炎两大类，常见的有急性胆囊炎、慢性胆囊炎、急性梗阻性化脓性胆管炎和慢性胆管炎。

胆石症包括发生在胆囊和胆管的结石，两者常同时存在，互为因果。胆石症可引起胆汁淤积、细菌繁殖，从而导致胆囊感染，而胆囊感染又是胆石形成的促发因素。

一、临床表现

急性胆囊炎发病急，大部分患者在发病初期有中上腹和右上腹阵发性绞痛，并有右肩胛部的放射痛，伴有发热、畏寒、恶心和呕吐等症状。少数患者可有轻度黄疸。体格检查见右上腹有压痛、反跳痛和肌紧张。墨菲征（Murphy）阳性。

慢性胆囊炎的症状、体征常不典型。多数表现为胆源性消化不良，厌油腻食物，上腹部闷

NOTE

胀、嗳气等，胆囊区可有轻度压痛或叩击痛。

多数胆石症患者有反复发作性右上腹疼痛的病史，或有进食油腻食物和饱餐后上腹饱胀不适、隐痛等消化道症状。疼痛可向肩背部放射，并伴有恶心、呕吐等不适。体检时一般无明显的腹部阳性体征，部分患者可有右上腹压痛，若胆囊积液可触及肿大的胆囊，还有部分患者为无症状胆石症。

二、营养治疗原则

急性胆囊炎的急性发作期应禁食，使胆囊得到休息，可由静脉补给营养，疼痛缓解后可按病情选择清淡、低脂、高碳水化合物的流质，低脂肪、低胆固醇的半流质或普食。

1. 能量 应供给正常或低于正常的能量，每日约 2000kcal，肥胖者应适当控制能量的摄入。

2. 蛋白质 提供适量蛋白质可以维持氮平衡，增强机体免疫力，对于修复损伤的肝细胞有益。但是过多的蛋白质可以导致胆汁分泌增加，不利于患者康复。因此，蛋白质的供给应适量。宜选择优质蛋白质为主的食品，如豆浆、鱼、虾、鸡肉、瘦肉、豆腐等。每天摄入的蛋白质以 60~80g 为宜。

3. 脂肪 摄入脂肪过多可以促使病变胆囊收缩，诱发胆绞痛。因此，应该限制脂肪的摄入，全日脂肪的摄入量限制在 20g 以下，特别是严格限制动物性脂肪的摄入，禁食动物油、动物内脏、肥肉，宜选用植物油。要注意将全日脂肪分于各餐中，避免一餐摄入过多脂肪。

4. 胆固醇 全日摄入量限制在 300mg 以内，摄入过多的胆固醇会导致胆固醇沉积，引起胆结石形成。限制摄入含胆固醇多的食物，如蛋黄、鱼子、动物内脏、松花蛋、蟹黄、肥肉等，可选择鱼肉、蛋清、瘦肉、豆制品等。

5. 碳水化合物 碳水化合物每天的供给量以 300~350g 为宜，胆囊疾病的患者摄入适量的碳水化合物能补充能量，增加肝糖原的形成，保护肝细胞，并对蛋白质起到节氮作用。应多选易消化的高碳水化合物食物，如蜂蜜、马铃薯、苹果、梨、藕粉、白糖等，但肥胖者、高脂血症者和冠心病患者的摄入量不宜过大。

6. 充足的水和维生素 大量饮水有利于胆汁稀释，可减少胆汁的淤滞。每日饮水量至少 2000mL。要供给富含多种维生素、钙、铁、钾的清淡易消化的食物，多食用时令蔬菜、新鲜水果。

7. 少量多餐 每日进食 5~7 餐为宜，以刺激胆汁分泌，促进胆汁排出。饮食宜清淡易消化、温热。忌用刺激性食物和酒类，忌煎炸食物，多采用炖、煮、烩、汆等方式。

三、参考食谱举例

胆囊炎、胆石症的参考食谱

食谱组成

早餐：番茄鸡蛋面（番茄 50g，鸡蛋 1 个，约 50g，细挂面 50g）。

加餐：鲜榨果汁（新鲜水果 100g），蛋糕 25g。

午餐：大米软饭（大米 100g），清蒸鳕鱼（鳕鱼 200g，葱 5g，姜 5g），炒苦瓜（苦瓜 100g）。

加餐：酸奶 250g。

晚餐：小米粥（小米 50g），发面饼（面粉 50g），肉末豆腐（瘦猪肉 20g，豆腐 100g），拌黄瓜丝（黄瓜 100g，粉丝 20g）。

全日食用盐 5g，烹调用油 25g。

四、中医食疗方举例

慢性胆囊炎中医称之为胆胀病，是指胆腑气机通降失调引起的以右胁胀痛为主要临床表现的一种病证。

胆囊炎、胆石症的食疗方参考玫瑰花茶（《肝胆病家常食谱》）。

原料：玫瑰花瓣（干品）10g。

做法用法：取玫瑰花瓣 10g，沸水冲沥代茶饮。

功能：玫瑰花味甘微苦，气香，性温，具有利气、行血、疏肝解郁、理气止痛的功效。

第八节　胰腺炎

胰腺炎（pancreatitis）是指胰腺分泌的消化酶引起胰腺组织自身消化的化学性炎症。暴饮暴食、酗酒、进食丰盛的高脂饮食、胆道疾病和脂肪代谢紊乱均可引起本病急性发作，临床主要表现为急性上腹痛、发热、恶心、呕吐、血和尿淀粉酶增高，重症伴有腹膜炎、休克等并发症。可见于任何年龄，但以青壮年为多。胰腺炎分为急性和慢性两种。

一、临床表现

急性胰腺炎的临床表现和病程，取决于其病因、病理类型，以及治疗是否及时。水肿型胰腺炎症状相对较轻，有自限性；出血坏死性胰腺炎起病急骤，症状严重，可于数小时内猝死。

1. 腹痛　为本病的主要表现和首发症状，常在暴饮暴食或酗酒后突然发生。疼痛剧烈而持续，呈钝痛、钻痛、绞痛或刀割样痛，常呈持续性伴阵发性加剧。腹痛常位于中上腹，向腰背部呈带状放射，弯腰抱膝位可减轻疼痛，一般胃肠解痉药无效。水肿型腹痛一般 3~5 天后缓解，出血坏死性病情进展较快，腹痛持续时间较长，由于渗液扩散还可引起全腹痛。极少数患者腹痛极轻微或无腹痛。

2. 恶心、呕吐及腹胀　多数患者有恶心、呕吐，于进食后发生，大多频繁而持久，呕吐物为胃内容物，严重者可以呕吐出胆汁甚至血性物，呕吐后腹痛并不减轻。呕吐可能是机体对腹痛或胰腺炎症刺激的一种防御性反射，也可由肠道胀气、麻痹性肠梗阻或腹膜炎引起，因此，常同时伴有腹胀或麻痹性肠梗阻。酒精性胰腺炎的呕吐常在腹痛时出现，胆源性胰腺炎的呕吐常在腹痛后发生。

3. 发热　多数患者有中度以上的发热，38℃ 左右，不伴寒战，一般持续 3~5 天。若持续发热 1 周以上并伴有白细胞升高，应考虑有胰腺脓肿和胆道炎症等继发感染。发热是由于胰腺炎症或坏死产物进入血液循环，作用于中枢神经系统的体温调节中枢所致。

4. 黄疸　黄疸在发病后 1~2 天出现，为肿大的胰头部压迫胆总管所致，多为暂时性阻塞性黄疸。

5. 水、电解质及酸碱平衡紊乱　多有轻重不等的脱水，呕吐频繁者可有代谢性碱中毒，出血坏死性者可有显著的脱水和代谢性酸中毒，伴血钾、血镁、血钙降低。

6. 低血压和休克　出血坏死性胰腺炎常发生低血压和休克。患者可出现烦躁不安、皮肤苍白湿冷、脉细弱、血压下降，甚至发生猝死，也可以逐渐出现，或在有并发症时出现。其主要原因为血液和血浆的大量渗出使有效循环血容量不足、胰舒血管素原被激活，血中的缓激肽生成增多，血管通透性增加，血压下降。胰腺坏死释放的心肌抑制因子还可致使心肌收缩不良、并发感染和消化道出血等。

急性胰腺炎除具有上述临床表现外，还可有急性肾功能衰竭、急性呼吸功能衰竭、循环功能衰竭、代谢异常等表现，有些患者甚至出现胰性脑病。

慢性胰腺炎主要表现为间歇长短不一的急性发作，可有腹痛、消化不良、脂肪性腹泻，并可并发糖尿病，常有胆道系统疾病同时存在。

二、营养治疗原则

通过限制脂肪和蛋白质的摄入量，以减轻胰腺的负担，缓解疼痛，避免继续发作，促进受损胰腺的修复，有利于机体康复。

（一）急性胰腺炎

1. 急性发作期　禁食，可给予肠外营养支持。目的是抑制胰腺的分泌和防止胃肠胀气，以减轻胰腺的负担和减轻临床症状。切忌过早进食。

2. 恢复期　当症状平稳、炎症控制后，恢复初期予去脂高碳水化合物的流质饮食，选用米汤、果汁、枣汤等。恢复中期可以逐渐改为半流质，如大米粥、藕粉、鸡蛋清等。恢复后期可以逐步进食低蛋白、低脂饮食，如肉末面条、青菜末、大米粥等。

（二）慢性胰腺炎

慢性胰腺炎患者的营养治疗原则为进食低脂肪、高碳水化合物、少渣半流质的饮食或软饭。

1. 蛋白质　适当供应蛋白质，每日 50~70g，选用含脂肪量少、生物价值高的优质蛋白质。

2. 脂肪　应加以限制，每日供给量为 20g 左右。

3. 碳水化合物　不受限制，以淀粉类食物为主，一般每日 350~450g。

4. 胆固醇　伴有胆道疾病或因胰动脉硬化引起的胰腺炎者，胆固醇每日限制在 300mg 以内。

5. 维生素　补充 B 族维生素、维生素 C、维生素 A、维生素 D 等，尤其注意补充维生素 C，每天应补充 300mg 以上。

6. 饮食营养清淡　如鱼、瘦肉、蛋白、豆腐等。忌用引起肠胀气的食物及刺激性食物，如萝卜、洋葱、黄豆、蚕豆、豌豆、红薯、辣椒等；忌食高脂肪食物，如猪油、奶油、油条等；忌食冰冷食物，如酸奶、冰淇淋、凉拌菜等；忌食腌渍食物，如腐乳、榨菜、咸鱼、火腿等。调味品不宜太酸、太咸、太辣，因为能增加胃液分泌，加重胰腺负担。

7. 严禁酒、高脂食物　饮酒和吃高脂肪食物是引起慢性胰腺炎急性发作或迁延难愈的重要原因，应严令禁止。

8. 烹调方法　宜采用蒸、煮、烩、炖等少油的烹调方法。

三、参考食谱举例

慢性胰腺炎的低脂参考食谱

食谱组成

早餐：牛奶鸡蛋羹（脱脂牛奶200mL，鸡蛋100g），馒头50g，凉拌木耳（木耳100g）。

加餐：苹果1个（约100g），冲燕麦（燕麦片50g）。

午餐：大米饭150g，素炒时蔬（时令蔬菜200g），鸡块炖土豆（鸡块50g，土豆50g），蔬菜虾仁汤（娃娃菜50g，大虾仁10枚）。

加餐：香蕉1根，小面包50g。

晚餐：大米饭（大米100g）或花卷（面粉100g），鱼块炖豆腐（鱼块50g，豆腐100g），西芹炒肉丝（西芹150g，肉丝50g），黄瓜汤（黄瓜100g，鸡蛋50g，番茄30g）。

全日食用盐6g，烹调用油20g。

四、中医食疗方举例

胰腺炎属于中医学"结胸""厥脱""阳明腑实证"等范畴。

慢性胰腺炎的食疗方参考五香槟榔（《肝胆胰疾病食疗》）。

原料：槟榔200g，陈皮20g，丁香10g，豆蔻10g，砂仁10g，食盐10g。

做法用法：将槟榔、陈皮、丁香、砂仁放入锅内，再放盐，加入清水适量，用武火烧沸后，转用文火煎煮，至药液干涸，停火待冷。将槟榔取出，用刀剁成黄豆大小的碎块即成，饭后口含少许槟榔即可。

功能：补脾暖胃，温中散寒，止痛止吐。适用于虚寒型痛经，以及脘腹冷痛，呕逆吐酸。

第十章 泌尿系统疾病的营养治疗

泌尿系统包括肾脏、输尿管、膀胱、尿道、前列腺（男性）等器官，主要的功能是形成和排泄尿液。肾脏是人体泌尿系统的重要器官，对体内各种营养物质的代谢，调节并维持人体水分、电解质和酸碱平衡等内环境的稳定起主要作用。泌尿系统疾病较复杂，而最常见的疾病主要有肾小球肾炎、肾病综合征、肾功能衰竭等。这些疾病，都与营养素的代谢关系密切。

第一节 肾小球肾炎

肾小球肾炎是由多种病因引起的原发于肾小球的一组免疫性炎性疾病。包括急性与慢性两种。临床以水肿、尿异常改变（蛋白尿、血尿及管型尿）、高血压、肾功能损害等为主要特征。急性肾小球肾炎是以急性肾炎综合征为主要临床表现的一组疾病。多见于链球菌感染而产生免疫反应后，抗原抗体复合物沉积在肾小球而引起炎症和损伤等病理性改变所导致的疾病，其他细菌、病毒及寄生虫感染亦可引起该病。本病可发生在任何年龄，但以儿童多见，男性多于女性。慢性肾小球肾炎病因多样，病变迁延而进展缓慢，可出现不同程度的肾功能减退，最终出现慢性肾功能衰竭。本病可发生在不同年龄，以青壮年多见。本病病程较长，可逐渐发展为慢性肾功能衰竭。

一、临床表现

急性肾小球肾炎发作前常有前驱感染，起病较急，临床表现为突发的血尿、蛋白尿、高血压，部分患者表现为一过性氮质血症。患者病情程度相差甚大，轻者只有尿常规及血清 C_3 异常，典型者呈急性肾炎综合征的表现，重症者除有上述症状外，常并发急性心力衰竭、高血压脑病、肾功能衰竭等。慢性肾小球肾炎早期可出现体倦乏力、腰膝酸痛、纳差等，病情时轻时重，肾功能减退，最后发展至肾衰竭——尿毒症。

二、营养治疗原则

对肾小球肾炎的营养治疗应根据病情的轻重而采取恰当的营养治疗方法，其目的在于减轻肾脏负担，消除或减轻症状。应该提供易消化，富含维生素等的饮食。急性肾炎急性期及慢性肾炎急性发作期应限制蛋白质、水及钠盐的摄入。慢性肾炎营养治疗的目的是通过供给合理营养，纠正异常代谢，减轻水肿，防治蛋白质进一步分解，增强机体免疫力，预防感染，尽可能保留残余的肾功能，延长进入肾功能衰竭期的时间。

1. 蛋白质 蛋白质的供给量应视病情而定。轻症者宜适当限制蛋白质的供给，每日的摄入量限制在 0.8g/kg，即每日 50~60g；病情较重者，如血中尿素氮超过 21.4mmol/L 时，则每日的摄入量限制在 0.5g/kg，即每日 20~40g，以减轻肾脏的负担。低蛋白饮食的时间不宜过长，当尿素氮及肌酐清除率接近正常水平时，蛋白质的供给量应逐步增至每日 0.8g/kg，以防止发生贫血，并有利于肾功能的恢复。

2. 能量 应予以足量的碳水化合物和适量脂肪。慢性肾小球肾炎供给的能量以劳动强度而定。休息患者可按每日 0.13~0.15MJ（30~35kcal）/kg 供给热量。肾小球肾炎发作期，患者须多卧床休息，此时热量消耗降低，因此每天的热量供给不必过高，可按每日 0.10~0.13MJ（25~30kcal）/kg 供给热量。供给热量应以碳水化合物为主，脂肪供热可占总热量的 20%~25%，并以植物脂肪为主。

3. 控制钠、钾离子及水分的摄入 应根据尿量及水肿情况，限制饮水量，采用低盐、无盐或少钠饮食。每日进液量应按照前一天的尿量再加 500mL 的标准来限制水分的摄入。轻症者每日摄入食盐 4g 左右；有水肿和高血压者，摄入食盐为 2~3g；水肿严重者，每日食盐的摄入量应在 2g 以下，必要时可无盐饮食。此外，要避免或禁食含钠较高的蔬菜，如白萝卜、小白菜、菠菜等，以控制钠的摄入量。若患者出现少尿或无尿时，应严格限制钾离子及水分的摄入。通常钾离子限制在 175mg/d 以内，要避免食用含钾较高的食物，如瘦肉、贝类、海带、紫菜、香菇、豆类及蔬菜和水果等，而水分则应限制在 500mL/d 以内。

4. 充足的维生素和矿物质 维生素 A、C，B 族维生素，叶酸，铁等营养素有益于肾脏功能的修复和预防贫血。患者可多食用富含维生素的食物，如新鲜的蔬菜及水果。尤其是维生素 C 的摄入量应在 300mg/d 以上。恢复期可多供给有滋养补益作用的食物，如山药、莲子、红枣、桂圆、银耳等。但血钾高时，应慎用蔬菜和水果。

5. 限制刺激性食物 肾小球肾炎患者的饮食宜清淡，应限制食用香料及刺激性食物，如茴香、胡椒等，应忌酒、咖啡、香烟等，避免食用动物内脏。

三、参考食谱举例

急性肾小球肾炎的参考食谱

食谱组成

早餐：二米粥（大米 25g，小米 25g），白糖 15g，花卷（面粉 50g，豆油 5mL）。

加餐：苹果 100g。

午餐：大米饭（大米 100g），肉末烧茄子（茄子 200g，瘦肉 25g）。

晚餐：大米饭（大米 100g），菜炖鲤鱼（鲤鱼 50g，青菜 150g）。

全日食用盐 3g，植物油 25g。

四、中医食疗方举例

肾小球肾炎一般属于中医学"水肿""虚劳"等范畴。

肾小球肾炎的食疗方参考赤小豆鲤鱼汤（《外台秘要》）。

原料：鲤鱼 1 条（250g 左右），赤小豆 100g，生姜 1 片，盐极少量，味精、黄酒、食油适量。

做法用法：将赤小豆洗净，加水浸泡半小时；鲤鱼留鳞去腮、内脏，洗净。起油锅，煎鲤鱼，加清水适量，放入赤小豆、生姜、料酒少许，先武火煮沸，改文火焖至赤小豆熟，调入少许盐、味精即可随量食用或佐餐。

功能：宣肺利水。方中赤小豆利水消肿、和血解毒；鲤鱼性平，味甘，功能利水下气。两者合用，可奏理气和血、利尿消肿之功。

第二节　肾病综合征

肾病综合征，是指由多种病因引起的，以肾小球基膜通透性增加伴肾小球滤过率降低等肾小球病变为主的一组临床表现相似的综合征，是由多种不同病理类型的肾小球病所引起的临床症候群，可分为原发性及继发性两大类。原发性肾病综合征多见于儿童，其病理类型多为微小病变型，成人则以膜性肾病、系膜增生性肾小球肾炎为主。继发性则多见于系统性红斑狼疮性肾炎、过敏性紫癜性肾炎、乙型肝炎病毒相关性肾小球肾炎、糖尿病肾病或由某些药物引起的肾炎等。二者共同的损害是肾小球基底膜通透性增高。

一、临床表现

肾病综合征的主要临床特征是大量蛋白尿、低蛋白血症、水肿、高脂血症。

1. 大量蛋白尿　肾病综合征时，由于肾小球滤过膜的通透性增高，对血浆白蛋白的通透性增加，致使原尿中蛋白的含量大增，而肾小球近曲小管无法全部回收，造成大量白蛋白从尿液排出，形成大量蛋白尿。成人 24 小时尿蛋白定量测定常超过 3.5g，甚至高达 20g 以上，小儿 24 小时尿蛋白 >50 ~ 100mg/kg。

2. 低蛋白血症　尿液中丢失了大量的血浆白蛋白，加之体内蛋白分解代谢增加，导致低蛋白血症。此类患者常有感染，高凝，微量元素缺乏，内分泌紊乱和免疫功能低下，营养不良等并发症。

3. 水肿　肾病综合征患者由于大量蛋白尿而致低蛋白血症，引起血浆胶体渗透压下降，使水分从血管腔内进入组织间隙，这是造成肾病综合征水肿的基本原因。同时，水分进入组织间隙又可引起血容量的减少，在压力感受器的作用下，刺激肾素 - 血管紧张素 - 醛固酮活性增加和抗利尿激素分泌增多，引起肾小管对钠和水的重吸收增加，进一步加重水钠潴留和水肿。水肿的程度轻重不等，轻者局限在眼睑、足踝，重者波及全身，可出现胸腹水。

4. 高脂血症　因肾小球滤过膜受损，对血浆白蛋白的通透性增加，丢失了大量白蛋白，促使肝脏代偿性地增加白蛋白的合成；同时，肝脏脂蛋白的合成也增加，使血中的脂蛋白升高，胆固醇、低密度脂蛋白和极低密度脂蛋白浓度增加，从而引起高脂血症。患者常表现为高胆固醇血症和高甘油三酯血症，并可伴有低密度脂蛋白和极低密度脂蛋白的升高。

二、营养治疗原则

肾病综合征的营养治疗以足够的能量、高蛋白质、适量的脂肪、少盐或无盐饮食为基本治疗原则。同时，应注意食物品种的多样化和色香味，以增进食欲。

1. 蛋白质　肾病综合征患者因尿中丢失了大量蛋白，引起低蛋白血症，使血浆胶体渗透压降低，浮肿顽固难消。建议每日蛋白质的摄入量＝（0.8～1.0g/kg）＋24h尿蛋白丢失量（g）。摄入的优质蛋白占总蛋白的2/3以上；给予的能量要充足，氮热比应保持1:200以上。若患者出现氮潴留则应限制蛋白的摄入，可在低蛋白膳食的基础上适当补充，全天供给50g左右。若患者营养不良情况较重，尚可适当给予水解蛋白、复方氨基酸等予以补充。

小儿肾病综合征，每日膳食的蛋白质供给量应在2g/kg的基础上再增加50%，作为生长发育的需要。

2. 能量 由于营养不良、产热不足等原因，可影响到机体对蛋白质等营养素的吸收和利用，故须供给足够的热量。患者需卧床休息，成人的能量供给每天0.13～0.15MJ（30～35kcal）/kg，总量控制在8.37～10.46MJ（2000～2500kcal）。患者常食欲欠佳，故食物品种应多样化，色香味形好，可口美观，以增进食欲。

3. 钠盐 限钠饮食是纠正水、钠潴留的一项有效治疗措施。根据患者水肿和高血压的不同程度，可以给予低盐、无盐或低钠饮食。轻者，可摄入钠量为1000～1500mg/d，重症者则应限制在500mg/d以内。食盐应不超过2g/d，或酱油不超过10mL。应注意禁食含钠较高的食物及含碱的主食，如白萝卜、菠菜、小白菜、油菜等。

4. 水分 对水分的摄入要加以限制。严重水肿的患者应严格记录出入液量，以控制水分的摄入。若使用利尿剂后水肿消退，则可适当放宽钠及水分的摄入量。

5. 脂肪 肾病综合征可导致高脂血症，故应降低胆固醇的摄取量，并控制脂肪摄取种类和摄取量。宜采用低胆固醇饮食，供给脂肪总量为50～70g/d，脂肪供热应占总热量的20%以内。

6. 维生素和矿物质 应选择富含铁及维生素A、B族维生素及维生素C的食物；同时，由于长期大量的蛋白尿，可使机体钙、磷缺乏，可导致骨质疏松或发生低钙血症，故应注意钙的补充。

三、参考食谱举例

肾病综合征的参考食谱

食谱组成

早餐：大米粥（粳米50g），花卷（面粉100g），煮鸡蛋50g。

加餐：苹果200g。

午餐：米饭（大米100g），肉炒卷心菜（鸡肉50g，卷心菜200g，豆油10g）。

加餐：冲藕粉（藕粉50g，白糖20g）。

晚餐：包子（富强粉150g，瘦猪肉50g，圆白菜200g），肉末冬瓜粉（瘦猪肉50g，冬瓜250g，粉丝25g）。

全日食用盐3g，食用油25g。

四、中医食疗方举例

肾病综合征属于中医学"水肿""虚劳"等范畴。

肾病综合征的食疗方参考薏苡仁粥（《本草纲目》）。

原料：薏苡仁50g，粳米50g，盐2g，香油3g。

做法用法：将薏苡仁捣碎，粳米淘洗同入煲内，加水适量，共煮为粥，粥熬好后加入盐、香油，温热食之，日服 2 次。

功能：健脾渗湿。方中薏苡仁味甘，性淡，能健脾益胃、渗湿利水，其微寒而不伤胃，健脾而不碍湿，渗润而不过利，为一优良淡渗清补之品；粳米健脾益胃。合用煮粥，共奏健脾渗湿之功。

第三节　肾结石

肾结石是指发生在肾脏的结石病症。常见的肾结石包括含钙肾结石、尿酸结石、感染性结石和胱氨酸结石等。结石的发生是人体病理性矿化的一种表现，内分泌（甲状旁腺功能）亢进、维生素 D 过多、泌尿系统感染、高尿钙症及长期卧床等，均可导致肾脏结石的发生。地理环境、社会环境、遗传因素、生活习惯、营养结构、所患疾病等，对结石的发生均有重要作用。肾结石多见于成年男性。在我国，男性患此病比女性多 3～9 倍，其中尿酸结石男性尤为多见，含钙结石则以女性为多。

一、临床表现

肾结石可引起绞痛、血尿、继发感染、梗阻，以及因梗阻而引起的肾积水，进而可影响肾脏功能。其临床症状可因结石的大小、形状、活动度、局部损害程度及有无梗阻或感染等而异。可通过询问病史、体格检查、实验室检查及 X 线摄片检查而明确诊断。

1. 疼痛　肾结石的典型症状为绞痛，特点是间歇性发作性疼痛。疼痛的部位多位于腰部、肋脊角或上腹部，可向下腹部、腹股沟及大腿内侧、阴囊、睾丸、阴唇等部位放射，疼痛多较剧烈。常因劳累、剧烈运动、舟车颠簸等而引发或加重。

2. 血尿　由于结石在肾脏内移动或引发肾脏感染，导致损伤而引起肾脏出血所致，亦为肾结石的典型症状。常在肾绞痛发作时或发作后出现，可为肉眼或镜下血尿，偶尔为无痛性血尿。

3. 排石史　患者可从尿中排出砂石，特别是在疼痛和血尿发作以后。

4. 肾积水等伴发症状　若肾结石引起梗阻时，可有肾积水或并发感染等相应的症状出现。因甲状旁腺机能亢进、痛风或高尿酸血症等引起的肾结石，则同时可有原发病的症状。

二、营养治疗原则

对肾结石进行营养治疗是根据不同化学成分的结石类型，通过调整不合理的饮食结构，以减少或消除成石因素，预防复发。

1. 大量饮水　大量饮水可增加尿液的排泄量，降低草酸、尿酸等成石因素在体内的浓度，调节尿的 pH 值以减少结石的形成，也可促进小结石的排出。因此，无论何种结石，患者的饮水量应在 2500mL/d 左右，保持尿量在 2000mL 以上。

2. 不同化学成分结石的饮食结构

（1）含钙结石　限制膳食中钙的摄入量，每日供给钙不超过 700mg。不用含钙高的食物，含磷高的食物应尽量少用。对于草酸钙结石应控制膳食中草酸的摄入量。凡 24 小时尿中草酸盐的含量超过 40mg 者，除大量饮水外，应立即实施低草酸、低钙饮食。①避免食用含草酸及钙较高的食物，如菠菜、芦笋、油菜、海带、香菇、核桃、豆类及豆制品、牛奶等。②忌服大量维生素 C，可口服叶酸 5mg/d，维生素 B_6 10mg/d，并限制维生素 D 的摄入，防止甘氨酸转变为草酸盐。

（2）胱氨酸结石　膳食中应限制含甲硫氨酸丰富的食物，如鸡蛋、禽、鱼、肉等。限制呈酸性的食物，可多食呈碱性的食物。大量饮水以降低尿中胱氨酸的浓度。

（3）尿酸结石　①限制蛋白质、嘌呤摄入：蛋白质总量应按每天 0.8～1g/kg 供给。应禁食含嘌呤较高的食物，忌饮含酒精的饮料及咖啡、可可等。其他肉类可少量食用，以 100g/d 以内为宜。牛奶和鸡蛋亦可适量食用。②增加新鲜蔬菜和水果：蔬菜和水果含有丰富的维生素 B、C 及矿物质，在体内的代谢产物呈碱性，可溶解尿酸结石，有利于治疗。可每隔 1～2 天食用 1 次新鲜的果汁或蔬菜汁等。③低热量饮食：此类结石病患者多为肥胖体型，甚至超重，故应限制热量供给，适宜选用低热量饮食。谷类食品应以细粮为主，以减少嘌呤的生成。

三、参考食谱举例

肾结石的参考食谱

食谱组成

早餐：核桃粥（大米 50g，核桃 50g），煎土豆饼（土豆 2 个，面粉 50g，鸡蛋 1 个），肉炒笨豆芽（笨豆芽 200g，瘦肉 25g，蒜苗 50g）。

加餐：梨 200g。

午餐：苡仁粥（苡仁 50g），馒头（面粉 100g），榛蘑炒白菜（白菜 300g，有机榛蘑 50g）。

加餐：西瓜 200g。

晚餐：米饭（大米 100g），竹笋炒鸭肫（鸡内金 10g，鸭肫 50g，竹笋 10g，黑木耳 15g），红枣苡仁鱼翅汤（红枣 5 枚，苡仁 20g，莲子 20g，鱼翅 25g）。

全日食用盐 6g，烹调用油 30g。

四、中医食疗方举例

肾结石属于中医学"石淋"范畴。

肾结石的食疗方参考胡桃粥（《中华临床药膳食疗学》）。

原料：胡桃仁 100g，粳米 100g。

做法用法：二味加水，煮成稀粥，加糖食用，每日 1～2 次。

功能：清热利湿，排石通淋。方中胡桃味甘，性温，能补肾助阳，且能化结石；粳米健脾和中。两者合用治疗脾肾两虚型石淋患者颇为有效。

第四节　肾功能衰竭

肾功能衰竭是指由于各种原因引起的肾功能减退，直至衰竭的一种临床综合征。按肾功能衰减的速度，可分为急性肾功能衰竭和慢性肾功能衰竭。

NOTE

急性肾功能衰竭是由于各种原因引起的肾功能在短时间（数小时至数天）内急剧地进行性下降而出现的临床综合征。

慢性肾功能衰竭是指各种原因导致肾脏慢性进行性损害，使其不能维持基本功能，如慢性肾小球肾炎、继发性肾炎、高血压病、肾动脉硬化、慢性肾盂肾炎及先天性肾脏疾患等各种肾脏疾患破坏肾的正常结构和功能，导致肾功能减退而致衰竭的一种临床综合征。

一、临床表现

急性肾功能衰竭起病急骤，肾功能在短期内（数小时或数天）急剧下降，血肌酐明显增高，尿量明显减少，或出现其他有关肾功能急性减退的症状，其病程演变可分为少尿期、多尿期和恢复期三个阶段。慢性肾功能衰竭则起病缓慢，在肾小球滤过率降至正常的20%～35%时，才发生氮质血症，血肌酐亦升高，此时却仍为肾衰竭的早期而无明显的临床症状。肾小球滤过率降至正常的10%～20%时，患者血肌酐显著升高（为 $450\sim707\mu mol/L$），此时才进入衰竭期。此时患者贫血较明显，夜尿增多，水电解质紊乱，并有轻度胃肠道、心血管和中枢神经系统的症状。到慢性肾功能衰竭的晚期，则可出现尿毒症。

1. 蛋白质丢失及营养不良　多数急性肾功能衰竭的患者，都存在不同程度的蛋白质分解，患者每天可丢失蛋白质 150～200g，甚至更多。急、慢性肾功能衰竭的患者，由于氮质血症的影响，导致食欲不振、腹泻等胃肠道症状，使蛋白质及热量摄入不足，引起营养不良；血液透析也可丢失游离氨基酸和葡萄糖；胃肠慢性出血、血液透析时的血细胞破坏等可引起出血，每丢失 100mL 血液即损失 16.5g 蛋白质。

2. 水、电解质和酸碱平衡失调　急性肾功能衰竭在发病后短期内肾功能急剧下降，血肌酐、血尿素氮明显升高，出现酸中毒及高钾血症、低钠血症及低钙血症等。在进入多尿期后，若尿量过多，部分患者可出现血压下降及明显失水而造成的高钠血症及低血钾等。慢性肾功能衰竭因水、电解质的平衡失调则常发生水肿、高血压和心力衰竭。由于磷酸、硫酸等酸性代谢产物因肾的排泄障碍而潴留，可引发酸中毒，成为尿毒症最常见的死因之一。

3. 钙、磷代谢紊乱　慢性肾功能衰竭患者血钙常降低，其低钙血症和高镁血症较急性肾衰明显。其血磷的浓度由肠道对磷的吸收及肾脏的排泄来调节，当肾小球进一步毁损，滤过率 <20mL/min 时，排磷减少，血磷升高，血钙降低，出现低钙血症及继发甲状旁腺功能亢进；同时，还可导致肾性营养不良，引起纤维囊性骨炎、肾性骨软化症和骨质疏松症等，出现骨酸痛、行走不便，甚至出现自发性骨折。

4. 出现各系统症状　慢性肾功能衰竭患者随着肾功能衰竭的进一步发展，还可出现高血压、心力衰竭、心包炎、动脉粥样硬化及呼吸系统的症状，还可出现贫血及出血倾向、皮肤瘙痒、并发感染及神经系统、肌肉系统症状等。急性肾功能衰竭患者则可在少尿期即出现各系统症状，甚至多器官功能衰竭。如较早即出现厌食、恶心、呕吐等消化系统症状，还可出现气促、心力衰竭等心血管系统症状，还可合并肺部感染、出血倾向，以及性格改变、定向障碍、昏迷、抽搐等神经系统症状等。

二、营养治疗原则

营养治疗是肾功能衰竭治疗的重要措施之一。合理的营养可维持肾功能衰竭患者的生命代谢，增强机体抵抗力，以及调节机体内环境，缓解尿毒症症状，保护肾脏功能，延缓肾单位的破坏速度。在制订营养治疗方案时需视疾病发展的阶段和是否接受透析治疗而定，根据临床病程分期处理。必要时可采用鼻饲和肠外营养疗法。

1. 低蛋白质饮食　低蛋白饮食可降低血尿素氮，减轻尿毒症症状，因此，急、慢性肾功能衰竭患者均需采用低蛋白饮食。急性肾功能衰竭患者在疾病初期，病情重，患者恶心、呕吐症状严重，一般只采用无蛋白、纯糖流质饮食。待进入少尿缓解期时应严格控制蛋白质的摄入量，每日供给优质蛋白 16~20g，如鸡蛋、鱼、瘦肉、牛奶等。对于高分解代谢或营养不良及需接受透析治疗者，最好给予每日 1.0~1.2g/kg 的优质蛋白质或氨基酸。多尿期可给予 40~50g/d 高生物价蛋白质；而在恢复期，蛋白质的供给可适当放宽，可给予 60~70g/d。慢性肾功能衰竭患者每日给予 0.6g/kg 的蛋白质尚可满足机体的生理需要。应尽可能少食花生、黄豆及其制品等富含植物蛋白的食物，可部分采用麦淀粉作主食以代替大米、面粉。

2. 适当补充必需氨基酸　肾功衰竭患者由于摄入蛋白质过少，易发生蛋白质营养不良症。因此，应加用必需氨基酸或必需氨基酸与 α–酮酸的混合制剂，可使尿毒症患者长期维持较好的营养状态。

3. 能量　急性肾功能衰竭患者的热量供给，一般每日为 1800~2000kcal（30~45kcal/kg），恢复期可增至 2000~2500kcal。可给予高渗葡萄糖、蔗糖或脂肪乳剂（含必需脂肪酸）等，主食最好以麦淀粉代替。多尿期食物中产热营养素比例为碳水化合物 80%，蛋白质 10%，脂肪 10%。慢性肾功能衰竭患者则更需充足的热量供给，以提高蛋白质的利用率。热量供给为每日 2000~2500kcal，可多食用植物油和蔗糖、麦芽糖、葡萄糖等，其中碳水化合物与脂肪的供热之比应为 3∶1。可选用麦淀粉、玉米淀粉等为主食，加餐可选甜薯、芋头、马铃薯、苹果、马蹄粉、怀山药粉、莲藕粉等。

4. 限制水分的摄入　急性肾功能衰竭少尿期，应严格限制入液量，一般维持在 700~800mL/d。急性肾功能衰竭多尿期，以及慢性肾功能衰竭 II 期有多尿倾向者，如无水肿，尿量在 1500mL/d 以上者，饮水应少量多次饮用，可不加严格限制。

5. 控制无机盐及微量元素的摄入　肾功能衰竭少尿或无尿期患者应采用低钠、低钾饮食，严格控制钠、钾的摄入量。钠的摄入量应根据病情和血钠水平而定，一般限制在 500mg/d；高血钾时，钾的摄入量通常应在 175.9mg 以内，可选择食用含钾较低的蔬菜，如南瓜、西葫芦、冬瓜、茄子、芹菜、大白菜等。避免用鲜果汁。多尿者，钠、钾的摄入量则可适当放宽。对高磷血症患者，应采用低磷饮食，磷的摄入量限制在 400mg/d 以下。宜多选食白菜、萝卜、梨、桃、西瓜等。同时，在饮食中还要增加含铁、锌丰富的食物，以补充微量元素的不足。

6. 注意补充维生素　肾功能衰竭患者应采用高维生素饮食，注意补充 B 族维生素和维生素 A、C、E 等。若蛋白质摄入量 <50g/d 时，应给予含多种维生素的制剂。

三、参考食谱举例

慢性肾功能衰竭的参考食谱

食谱组成

早餐：甜牛奶（牛奶 200mL，白糖 10g，鸡蛋 35g），麦淀粉蒸糕（麦淀粉 50g，白糖 10g）。

午餐：麦淀粉蒸饺（瘦肉 25g，西葫芦 100g，麦淀粉 50g），拌番茄（番茄 200g，白糖 20g），炒冬瓜（冬瓜 200g）。

加餐：桃子 200g。

晚餐：米饭（大米 50g），素炒鸡毛菜（鸡毛菜 300g），黄瓜片汤（黄瓜 50g）。

全日食用盐 3g，花生油 25g。

四、中医食疗方举例

肾功能衰竭属于中医学"水肿""虚劳"等范畴。

肾功能衰竭的食疗方参考冬瓜粥（《粥谱》）。

原料：鲜冬瓜 60g，粳米 30g。

做法用法：将鲜冬瓜洗净，切成小块，同粳米煮粥。空腹食用，每天 1～2 次。

功能：方中鲜冬瓜味甘，性淡而凉，善能利水消肿，为清热利水之佳品；佐以粳米健脾益气。二者煮粥食用，共奏清热利水之效。虚寒性水肿忌用本方。煮粥时，勿放盐。

第十一章　血液系统疾病的营养治疗

血液包括红细胞、白细胞、血小板三种细胞成分和血浆。造血系统包括血液、骨髓、脾、淋巴结，以及分散在全身各处的淋巴和单核－巨噬细胞组织。造血系统疾病亦称血液病，是指原发于造血系统或主要累及造血系统的疾病。血液病的主要临床表现有贫血，出血，感染，黄疸，以及肝脾、淋巴结肿大。

第一节　缺铁性贫血

缺铁性贫血是常见的营养缺乏病，主要指体内储备的铁不足，影响红细胞内血红蛋白的合成，使新生的红细胞血红蛋白含量不足，体积小，即所谓小细胞低色素性贫血。

本病发病率甚高，主要影响婴儿、幼儿和育龄妇女。根据 WHO 报道，小儿发病率高达52%，男性成人约为10%，女性为20%以上，孕妇为40%。在多数发展中国家，约2/3 的儿童和育龄妇女缺铁，其中1/3 患缺铁性贫血。在发达国家，亦有约20%的育龄妇女及40%左右的孕妇患缺铁性贫血。

一、临床表现

缺铁性贫血起病隐匿，症状进展缓慢，患者在慢性进行性贫血的过程中逐渐适应，早期多无症状，病情发展到一定程度时才出现贫血的症状及缺铁的相应表现。由于慢性失血，机体需要量增加而摄入不足或铁的吸收障碍等原因，均可导致机体缺铁而引起一系列的临床表现。

1. 贫血表现　患者表现为倦怠乏力、心悸、气短、头晕、眼花及耳鸣，严重者面色苍白、口唇黏膜和睑结膜苍白、肝脾肿大等，可继发贫血性心脏病而易诱发左心衰竭。

2. 缺铁的特殊表现　由于缺铁时细胞内含铁酶的活性下降，常引起一些特殊表现。主要有：

（1）神经精神症状，如容易兴奋、烦躁、头痛。患儿可有行为异常，如注意力不集中、易怒，严重者智力低于正常儿童。

（2）黏膜组织损害，如表现为舌炎、口角炎、萎缩性胃炎、胃酸缺乏、吞咽困难。

（3）患者皮肤干燥，毛发干枯脱落，指甲薄脆易裂和反甲、无光泽，部分患者的指甲呈勺状（匙状甲）。

（4）少数患者有异食癖的表现，如嗜食生米、泥土、墙泥、石灰、煤炭等。

（5）缺铁性贫血严重者可出现眼底苍白或视网膜出血。

NOTE

二、营养治疗原则

1. 去除病因 积极治疗原发病，既是治疗的关键，也是预防缺铁性贫血和防止复发的重要措施。

2. 改变饮食结构 纠正偏食、挑食、素食等不良饮食习惯，平衡膳食，忌浓茶和咖啡。

3. 科学搭配膳食 选用富含铁的食物，如血红素铁丰富的猪肝、血制品及红肉等，同时进食维生素C丰富的蔬菜和水果，辅以芝麻、红枣、香菇、海带、黑木耳等食物，以促进膳食铁的吸收与利用。

4. 养成良好的饮食习惯 从小进行饮食教育，使婴幼儿不挑食、不偏食，可有效预防缺铁性贫血的发生。

5. 补充铁剂 对于重症缺铁性贫血患者必要时口服铁剂，如硫酸亚铁、葡萄糖酸亚铁等。

6. 使用铁制炊具 建议使用铁铲、铁锅等铁制炊具烹调食物，可增加菜肴中的铁含量。

三、参考食谱举例

缺铁性贫血的营养参考食谱（成人男性）

食谱组成

早餐：芝麻酱拌豆腐干（芝麻15g，豆腐干50g），煮鸡蛋1个（约50g），馒头（标准粉50g），米粥（籼米50g）。

午餐：黑木耳炒猪肝（黑木耳20g，猪肝100g），炒韭菜200g，炒海带仔排（海带50g，仔排50g），馒头（标准粉50g），米饭（籼米100g）。

晚餐：蘑菇炒肉片（蘑菇100g，瘦猪肉50g），白菜煮豆腐（白菜100g，内酯豆腐200g），紫菜虾皮汤（紫菜10g，虾皮10g），馒头（标准粉50g），米饭（籼米100g）。

全日食用盐6g，植物油25g。

儿童缺铁性贫血的营养参考食谱（4～7岁）

食谱组成

早餐：荷包蛋1个（约50g），馒头（标准粉25g），米粥（籼米25g）。

加餐：芝麻糊100g。

午餐：黑木耳炒猪肝（黑木耳20g，猪肝50g），炒苋菜200g，米饭（籼米80g）。

加餐：红枣糖水（红枣6粒，红糖25g）。

晚餐：韭菜炒蚌肉（韭菜100g，蚌肉50g），凉拌海带丝（水浸海带50g），香菇豆腐汤（香菇50g，内酯豆腐100g），米饭（籼米50g），甜橙1个（约100g）。

全日食用盐6g，植物油25g。

四、中医食疗方举例

缺铁性贫血属于中医学"虚劳""虚损""萎黄""黄肿"和"黄胖"等范畴。

缺铁性贫血的食疗方参考红枣黑木耳汤（《果蔬本草与食疗》）。

原料：红枣15～20枚，黑木耳15克，冰糖适量。

做法用法：将红枣、黑木耳用温水泡发放入碗中，加适量的水和冰糖，再将碗置于蒸锅中蒸 1 小时即可。每日服 2 次，吃木耳、红枣，喝汤。

功能：此汤具有清热补血的作用，适用于素体血虚或贫血之人饮用。

第二节　营养性巨幼红细胞性贫血

营养性巨幼红细胞性贫血（megaloblastic anemia，MA）又称大细胞性贫血，主要由于缺乏维生素 B_{12} 和叶酸所致。其特点为骨髓呈巨幼红细胞性增生，周围血液中有大量的巨幼红细胞。常见于婴幼儿、孕妇和乳母。目前，随着人民生活的不断提高，城市此病患者已属少见，但在农村仍有此病发生。

一、临床表现

巨幼红细胞性贫血属于全身性疾病，除贫血外，粒细胞和巨幼细胞也发生病变，全身各系统细胞，特别是增殖较快的细胞也会发生病变。

1. 一般症状　巨幼红细胞性贫血发病缓慢，轻者仅皮肤、黏膜苍白而无自觉症状，此后可出现疲倦、头晕、心悸、耳鸣等。

2. 造血系统　巨幼红细胞性贫血起病缓慢。由于成熟红细胞寿命短，患者可有轻度黄疸，眼睑、结膜、口唇、甲床等多处苍白；因白细胞和血小板减少，患者抵抗力下降，常有感染和出血倾向，如鼻衄、紫癜、月经过多等现象。

3. 消化系统　消化道症状出现的较早。因胃肠道黏膜萎缩及功能紊乱，可引起食欲下降、恶心、呕吐、腹泻、腹胀或便秘；还可见舌乳头萎缩，舌上皮脱落使舌面光滑，或舌质红绛如瘦牛肉，或舌乳头充血粗糙，伴舌痛。

4. 神经系统　神经系统症状幼儿较成人多见。表现为表情呆滞，眼神发直，反应迟钝及嗜睡，智力及动作能力均有减退。由于维生素 B_{12} 缺乏引起脊髓后、侧索的神经变性疾病，故可出现对称性远端肢体麻木、深感觉障碍、共济失调、步态不稳、行走困难、锥体束征阳性、肌张力增加、腱反射亢进，重者可有大小便失禁。此外，维生素 B_{12} 缺乏者尚有抑郁、失眠、记忆力减退、谵妄、幻觉，甚至精神错乱、人格变态等。叶酸缺乏者则有易怒、妄想等精神表现。

5. 患儿表现　幼儿发病一般从 4~6 个月开始，以 9~18 个月多见。早期患儿表现安静、不哭不闹，面色逐渐苍白，或可因色素过度沉着引起面色蜡黄。随着病情发展，患儿睑结膜、口唇明显苍白，头发细黄且稀疏，颜面水肿。

6. 循环系统的其他表现　较缺铁性贫血明显。如心脏扩大，易导致心功能不全，心前区可听到功能性收缩期杂音。

二、营养治疗原则

1. 供给富含叶酸和维生素 B_{12} 的食物　富含叶酸的食物有动物肝脏、内脏类、豆类及发酵制品、番茄、莴苣、菠菜、油菜、芦笋、深绿色蔬菜及麦麸、全麦等；富含维生素 B_{12} 的食物有肝、肾、肉类、蛋类、乳类及牛乳、面粉等。在膳食安排中，应合理选择和科学搭配富含叶

NOTE

酸和维生素 B_{12} 的食物，保证每天从膳食中至少摄取 50~100mg 的叶酸。

2. 补充维生素 C 丰富的食物　维生素 C 可促进叶酸的吸收，应供给富含维生素 C 的蔬菜和水果；但维生素 C 不宜过量，若大于 500mg，反而会抑制维生素 B_{12} 的吸收与利用。

3. 口服补充叶酸和维生素 B_{12}　老年患者、胃部分切除术后或短肠综合征的患者，可视病情需要适当口服补充叶酸和维生素 B_{12}，同时应注意钾盐及铁剂的补充。

4. 烹调注意事项　避免使用铜制炊具（可使叶酸加速破坏）；避免高温和尽量缩短烹煮时间，以减少食物中叶酸的破坏；在烹煮肉类过程中避免添加小苏打，以免维生素 B_{12} 遭受破坏。

三、参考食谱举例

营养性巨幼红细胞性贫血的参考食谱

食谱组成

早餐：牛奶 250mL，花卷（面粉 50g），煮鸡蛋 50g。

加餐：苹果 100g。

午餐：米饭 100g，炒牛肉 150g，炒青菜 250g，番茄蛋花汤（番茄 100g，鸡蛋 50g）。

加餐：豆浆 250g，香蕉 100g。

晚餐：米饭 100g，炒猪肝 150g，炒莴苣 200g。

全日食用盐 6g，植物油 25g。

四、中医食疗方举例

营养性巨幼红细胞性贫血属于中医学"血虚""虚劳"范畴。

营养性巨幼红细胞性贫血的食疗方参考大豆猪肝汤（《果蔬本草与食疗》）。

原料：大豆 100 克，猪肝 80 克，调味佐料少许。

做法用法：猪肝洗净切片，黄豆洗净，先将黄豆入锅中加水煮至八成熟，再加猪肝片共煮熟，最后加佐料调匀即可。每日 1 次。

功能：此汤具有补脾养血之功效，适用于营血亏虚之面色萎黄无华等病症。

第三节　再生障碍性贫血

再生障碍性贫血（aplastic anemia，AA），简称再障，是由多种原因引起的骨髓造血干细胞衰竭及造血微环境的损伤，导致以全血细胞减少为特征的一种综合征。

一、临床表现

再生障碍性贫血的主要临床表现是进行性贫血、出血和感染。临床上将发病原因尚未明确的称为原发性再生障碍性贫血，将病因明确的称为继发性再生障碍性贫血，如某些药物、电离辐射、严重感染等可继发再生障碍性贫血；也可根据患者的病情、血象、骨髓象及预后，将再生障碍性贫血分为急性再生障碍性贫血和慢性再生障碍性贫血。

1. 急性再生障碍性贫血（也称重型再障 I 型）　起病急，病程短，病情发展迅速，以出血和感染为早期的突出表现，随着病情延长贫血呈进行性加重，虽经多次多量输血仍难以维持正常的血红蛋白。常发生严重的黏膜、皮肤出血，口腔血疱，以及呼吸道和消化道的出血，眼底出血，约1/2病例有颅内出血，可发生在脑膜和脑实质，且呈多灶性，无定位症状及体征，易危及生命。此外，多数病原菌均可引起本病患者的感染，除皮肤、黏膜感染外，还常波及内脏，以肺炎、败血症多见。若出现高热或过高热，再加上中毒症状是败血症的临床特征。

2. 慢性再生障碍性贫血　起病多缓慢，以贫血为主要表现，出血较轻或无，多限于皮肤和黏膜，内脏出血较少。感染一般较轻，以呼吸道多见，容易控制。病程较长，可生存多年，若治疗得当甚至可长期缓解或痊愈。少部分患者在后期出现急性再生障碍性贫血的表现，即慢性再生障碍性贫血严重型（重型再障Ⅱ型），病情较重。

二、营养治疗原则

再生障碍性贫血的营养治疗主要是给予患者营养支持和对症治疗，目的在于通过提供足够的营养素和热能来维持和改善患者的营养与贫血状况，并预防出血。

1. 高蛋白饮食　由于全血细胞减少，再生障碍性贫血患者的代偿性造血及血细胞的增殖、分化和再生等，均需要以蛋白质为基础。同时，急性再生障碍性贫血因大量的出血和慢性再生障碍性贫血的反复慢性出血，均可导致机体血细胞和蛋白质的丢失；且出血可引起感染，感染又可加重出血，如此反复恶性循环，使患者身体每况愈下。因此，应给予患者高蛋白饮食，尤其注意供给优质蛋白质，如瘦肉、鱼肉、鸡蛋、牛奶、动物肝等，有利于改善患者的贫血状况，增强其抵抗力。

2. 充足维生素　由于贫血、出血、感染及机体组织功能障碍，应补充足够的维生素，以改善贫血和预防出血。每天应给予患者食用新鲜的蔬菜和水果，并保证获得足量维生素，必要时可服用适量的维生素以补充膳食的不足，如维生素 B_1、维生素 B_6、维生素 K、维生素 C 等。此外，还应给予富含维生素 B_{12} 和叶酸的食物来补充造血物质。

三、参考食谱举例

再生障碍性贫血的参考食谱

食谱组成

早餐：牛奶 250g，面包 100g，煮鸡蛋 50g。

加餐：蛋糕 100g，葡萄干 50g。

午餐：米饭 100g，红烧鲤鱼 150g，拌菠菜 200g，炒番茄 100g。

加餐：猪肝肉末粥（大米 50g，瘦肉 50g，猪肝 50g），苹果 100g。

晚餐：米饭 100g，炒苋菜 200g，炒牛肉 150g。

全日食用盐 6g，植物油 25g。

四、中医食疗方举例

再生障碍性贫血属于中医学"虚劳""血证""血虚""虚损"等范畴。

再生障碍性贫血的食疗方参考首乌鸡汤（《中华养生药膳大全》）。

原料：母鸡 1 只，首乌 30 克，姜、盐、黄酒、味精各适量。

做法用法：鸡洗净，首乌研末装入纱布袋后纳入鸡腹，置器中，加清水适量，武火烧沸后，文火煮至烂熟，加姜、盐、黄酒、味精等调味，略煮。食肉喝汤，随食。

功能：此汤具有益气养血、补精填髓之功效。适用于气血不足、虚劳羸瘦、贫血等症。

第四节　白血病

白血病（leukemia）是一类造血干细胞的恶性克隆性疾病。其特点为白血病细胞异常增生伴分化成熟障碍、凋亡受阻，而停滞在细胞发育的不同阶段，并浸润其他组织器官，使正常造血受到抑制。临床上表现为不同程度的贫血，出血，感染，以及肝、脾、淋巴结肿大等症状。

白血病是我国常见的恶性肿瘤之一。根据白血病细胞的成熟度及病程，可分为急性和慢性两大类。在我国以急性白血病多见，其中急性非淋巴细胞白血病最多，男性发病率高于女性。成年急性白血病中以急性粒细胞白血病（AML）最多见，儿童以急性淋巴细胞白血病较多见。慢性粒细胞白血病的发病率随年龄增长而逐渐升高。

一、临床表现

白血病的起病急缓不一。急者会突然高热，严重出血和全身多脏器迅速衰竭。慢者表现为面色苍白、皮肤紫癜、月经过多或因出血倾向就诊时被发现。

1. 贫血　绝大数白血病患者都有不同程度的贫血。表现为头晕乏力、心悸气短、面色苍白。

2. 出血　可发生在全身任何部位的皮肤与黏膜，严重者可出现内脏大出血，甚至是致命性的颅内出血。

3. 发热　是白血病的常见症状，一般为低热。高热常为感染引起，易感染的部位常见于口腔、呼吸道、泌尿道、肛周及皮肤。

4. 白血病细胞浸润骨髓以外的器官出现的体征

（1）肝、脾、淋巴结肿大　肝脾肿大是本病较常见的体征，约为50%，其中淋巴结肿大可高达90%，以急性淋巴细胞白血病为多见。

（2）骨及关节疼痛　胸骨压痛是本病具有诊断意义的体征。疼痛的部位多发生在四肢骨及关节，呈游走性，局部无红、肿、热现象。关节、骨骼的疼痛尤以儿童多见。若发生骨髓坏死，可引起骨骼剧痛。

（3）中枢神经系统的影响　约有2%急性白血病患者初诊时有脑膜白血病，如未进行中枢神经系统白血病的预防处理，则70%的急性淋巴细胞白血病、20%～40%的儿童及5%的成人的急性非淋巴细胞白血病可发生脑膜白血病。临床上，轻者常表现为头痛、头晕，重者有呕吐、颈项强直，甚至抽搐昏迷。

（4）对睾丸的影响　随着急性淋巴细胞白血病的病程延长，睾丸受浸润的发生率则逐渐增高，出现无痛性肿大、质软，多为一侧性。多见于急性淋巴细胞白血病化疗缓解后的男性幼儿或青年。

（5）其他组织浸润　口腔黏膜浸润可引起齿龈肿胀出血，口腔溃疡和咽痛；眼眶为绿色瘤的多发部位，以突眼症为主要表现，重者可出现眼肌瘫痪、失明。

此外，白血病还可浸润其他组织器官，如心脏、肺、消化系统、泌尿系统等，但临床表现多不典型。

二、营养治疗原则

根据患者病情，选择适宜的营养支持途径，补充机体所需的营养素，以纠正白血病发展过程中引发的营养不良，尽力保持患者的正常体重，改善患者的体质，促进康复。

1. 高能量、高蛋白膳食　由于白血病属于高代谢性疾病，应供给足够的能量和蛋白质。能量的供给以碳水化合物为主，以满足机体消耗和维持正常体重为宜。碳水化合物不仅能给患者补充足够的能量，而且具有良好的解毒作用。供给高蛋白膳食对接受放疗的患者有一定的防护作用，宜选用蛋类、鱼类、瘦肉、动物的肝脏、牛奶等食物。

2. 低脂膳食　膳食中脂肪供给过多可使脂溶性毒物在体内蓄积增加，无利于消除致病因素，故应采用低脂饮食。

3. 供给维生素和矿物质　应注意补充富含维生素 A、维生素 E、维生素 K、维生素 C、B族维生素及微量元素锌、硒等营养素的食物，如新鲜的蔬菜水果、猪肝、海产品等。

4. 摄入足量的水　由于患者基础代谢增高、长期反复发热及多汗、盗汗等症状，导致体液丢失过多，应鼓励患者多饮水。尤其是化疗后引起的高尿酸血症，可 24 小时持续静脉输液，保持每小时尿量在 150mL 以上；为保持尿液呈碱性，可选用对胃肠道刺激性小、较为温和的新鲜果汁、菜汁，如苹果汁、胡萝卜汁等，如患者消化道功能尚好，也可选用橙汁和西瓜汁等以利尿。

5. 食物细软易消化　患者因疾病及放疗、化疗后，消化道功能减退、食欲下降，伴肝、脾肿大及内脏出血等，烹饪时食物应细软、无刺激、易消化且营养丰富，注意色、香、味、形俱全，以促进患者食欲，增强机体免疫力和抗感染能力，防止出血。

6. 其他　应严禁吸烟和饮酒。患者伴高热时，给予易消化、高维生素的半流质膳食。且高能量、高蛋白和高维生素膳食可以纠正贫血、缓解病情的进展，必要时可以输血。

三、参考食谱举例

白血病患者的参考食谱

食谱组成

早餐：肉末肝泥粥（瘦肉 25g，猪肝 25g，大米 50g）。

加餐：苹果（泥）100g。

午餐：面条 100g，拌菠菜 200g，清蒸黄花鱼 150g，胡萝卜马蹄瘦肉汤（瘦肉 50g，胡萝卜 100g，马蹄 50g）。

加餐：香蕉 100g，银耳莲子糖水（银耳 10g，莲子 25g，糖 20g）。

晚餐：米饭 100g，炒苋菜 200g，肉末蒸蛋（瘦肉 50g，鸡蛋 50g）。

加餐：牛奶 200mL。

全日食用盐 6g，植物油 25g。

四、中医食疗方举例

慢性白血病属于中医学"癥瘕""积聚""瘰疬""虚劳"等范畴。急性白血病属于中医学"虚劳""血证"等范畴。

白血病的食疗方参考归芪蒸鸡（《中华养生药膳大全》）。

原料：炙黄芪100克，当归20克，嫩母鸡1只（约1500g），绍酒30mL，味精、胡椒粉、食盐各3g，葱、姜适量。

做法用法：鸡洗净，用开水焯去血水，捞在凉水中，冲洗干净，沥净水分。当归洗净，视其大小顺切几刀。姜、葱洗净，姜切成大片，葱剖开切成段，待用。当归、黄芪纳入鸡腹，置器中，腹部朝上，摆上葱、姜，注入清汤，加入食盐、绍酒、胡椒粉，沸水旺火上笼蒸约2小时取出。挑出葱姜，加味精调好味即成。汤与肉分数次服用。

功效：此方具有补气血、益精之功效。适用于血虚导致的各种病症。

第十二章　神经精神疾病的营养治疗

神经系统接受机体内外环境变化的信息，经整合后通过神经和体液传出，来调节其他各系统和器官的功能，以适应环境的变化，从而保持机体的完整和统一。当神经系统发生损伤和病变时，可出现感觉、运动、反射、认知、意识等神经功能和精神的异常，以及其他系统和器官的症状。神经精神疾病除必要的药物治疗和功能锻炼外，饮食营养也起着重要的治疗作用。

第一节　脑血管疾病

脑血管疾病常在原来血管的疾病基础上突然发病，包括出血性和缺血性两类。常见的出血性脑血管疾病包括脑出血、蛛网膜下腔出血、硬脑膜外出血及硬脑膜下出血；缺血性脑血管疾病包括脑血栓和脑梗死。本病常分为急性脑血管疾病和慢性脑血管疾病，好发于中老年人。急性脑血管病又名脑卒中、中风，严重者可发生脑疝，甚或死亡。随着人们生活水平和生活方式的变化，我国脑血管疾病的发病率逐年增高，且逐渐年轻化，严重影响着人们的身体健康。因此，纠正营养失调和进行饮食营养治疗是防止脑血管疾病的重要途径之一。饮食营养治疗在脑血管疾病的慢性期、中风恢复期和预防中风发生等方面具有重要意义。

一、临床表现

临床常见的脑血管疾病为脑出血和脑梗死。

1. 脑出血　其病因主要为高血压病、脑动脉硬化、脑肿瘤、血液病、动脉炎、血管畸形等，有时应用抗凝或溶栓药等也可引起脑出血。患者发病前常有头后部、颈项部疼痛，发病多在白天，多数患者可伴有呕吐、突然昏倒、意识障碍。

2. 脑梗死　为最常见的缺血性脑血管病，包括各种原因引起的脑血栓形成、脑栓塞、腔隙性脑梗死等。常因高血压、脑动脉硬化、血液黏稠度增加等引起血栓形成，导致血管闭塞和脑梗死。其前驱症状较为明显，有头痛、眩晕、记忆力减退、肢体感觉异常或无力、言语障碍等；往往在睡眠和静止休息时，出现半身不遂、口眼㖞斜、言语不利或失语。

二、营养治疗原则

饮食营养治疗的目的是营养全身，保护脑功能，恢复神经细胞的功能。根据患者的病情轻重，有无并发症，能否正常进食及身体状况等制订营养治疗方案。

1. 重症患者的饮食营养治疗　为使患者度过危重病期，逐渐恢复各项功能，在昏迷患者发病的 3 天内如有呕吐、消化道出血时应禁食，给予静脉补充营养，病情改善后可用鼻饲。

（1）静脉营养　营养物质包括产热营养素——碳水化合物、蛋白质和脂肪，非热能营养素——水、维生素、矿物质和微量元素。

①碳水化合物：供静脉输注的有葡萄糖、果糖、木糖醇、甘油和麦芽糖等，尤以葡萄糖最佳。葡萄糖是大脑和红细胞能源的底物，能直接为脑和红细胞所利用，并且来源方便、价廉，无配伍禁忌，进入人体后有明显的节氮效果。

②脂肪：供静脉输注的脂肪为直径小于 $0.6\mu m$ 的脂肪乳剂，浓度为 10% 和 20%。其优点是供能量大，溶液等渗，在提供脂肪的同时，还可提供必需脂肪酸，与葡萄糖合用有更明显的节氮效果。一般用量为每天 $1\sim2g/kg$。

③氨基酸（AA）：氨基酸是合成体内蛋白质和维持生命活动的基本物质，应用时应注意必需氨基酸与总氨基酸的比例（E/T），成人为 20%，小儿为 40%。目前，国内外常用的静脉输液品种较多，可根据临床患者病情适当选用。

④其他营养素：维生素、水、矿物质和微量元素虽然不是能源物质，但它们是组织和体液的重要成分，是维持机体正常生理功能所不可缺少的营养素，能调节物质的新陈代谢，应注意补充。

（2）鼻饲营养　危重患者可在发病 3 天后给予鼻饲营养。为适应消化道的吸收功能，开始几天内以米汤、蔗糖为主，每次 $200\sim250mL$，每天 $4\sim5$ 次。在已经耐受的情况下，给予混合奶（主要为牛奶、米汤、蔗糖、藕粉、鸡蛋、少量植物油），或用混合粉（面粉 100g，豆粉10g，植物油 10g），以增加热能、蛋白质和脂肪。因本病多发于中老年人，对昏迷时间较长，又有并发症者，应供给高热能、适量脂肪、高蛋白质的混合奶，而营养素量应按中老年人计算。即热能的摄入每天为 $7.41\sim8.95MJ$（$1770\sim2140kcal$），蛋白质为 $80\sim100g$，优质蛋白质占 50% 以上，脂肪为 $50\sim60g$，以含不饱和脂肪酸的植物油为主，碳水化合物为 $250\sim300g$，总液体量为 2500mL，每次 $300\sim400mL$，每天 $6\sim7$ 次。鼻饲的速度宜慢，防止返流到气管内。必要时可选用匀浆饮食或要素饮食。

2. 一般患者的饮食营养治疗　一般患者是指轻型脑血管病患者的恢复期。每天摄入的热能可按 $0.13\sim0.17MJ$（$30\sim40kcal$）/kg 供给，超重者应适当减少。蛋白质按 $1.5\sim2.0g/kg$ 供给，其中优质蛋白质占 30% 以上，应给予含脂肪少而含蛋白质高的鱼类、家禽、瘦肉、豆类等。脂肪产热占总热能的 20%～30%，应尽量少吃含饱和脂肪酸高的肥肉、动物油脂及动物内脏等，超重者的脂肪产热应占总热能的 20% 以下。碳水化合物以谷类为主，产热不低于总热能的 55%，要粗细搭配、多样化。要限制食盐的摄入，每天在 6g 以内。为了保证获得足够的维生素，每天应供给新鲜蔬菜 400g 以上。进餐制度应定时定量，少量多餐，每天 $4\sim5$ 餐，晚餐应清淡易消化。

三、参考食谱举例

脑血管疾病轻型（或恢复期）患者的参考食谱

食谱组成

早餐：小米瘦肉粥（小米 30g，瘦猪肉 20g），馒头（面粉 50g），拌黄瓜 100g。

加餐：水果汁 1 杯（苹果 100g）。

午餐：大米饭（大米 100g），肉炒芹菜（芹菜 200g，牛肉 20g），凉拌豆腐（豆腐 50g，小葱 10g，芝麻油 5g）。

加餐：酸奶 200g。

晚餐：大米饭（大米 100g），韭菜炒鸡蛋（韭菜 200g，鸡蛋 50g），糖拌番茄（番茄 100g，白糖 20g）。

全日食用盐 5g，花生油 20g。

四、中医食疗方举例

脑血管疾病属于中医学"中风"范畴，急性期属于"中脏腑"，后遗症期属于"中经络"。中脏腑以突然昏仆为特点；中经络一般无神志障碍，以口眼㖞斜、语言不利、半身不遂为特点。

中风后遗症的食疗方参考：

1. 参枣汤（《十药神书》）

原料：人参 10g，大枣 5 枚。

做法用法：人参切片备用，大枣洗净备用。人参放入砂锅中，加清水浸泡半天，加大枣熬，约 1 小时即成。随时服用。

功能：有补益气血的功效。适用于气血亏虚，虚弱劳损者。

2. 黑芝麻杏仁粥（《常见病食疗食补大全》）

原料：黑芝麻 90g，杏仁 60g，大米 90g，当归 9g，白糖适量。

做法用法：前 3 味水浸后磨糊状，煮熟后用当归、白糖煎汤调服。日 1 次，连服数日。

功能：有养血润燥的功效。适用于血液亏虚，肠道津枯便秘者。

3. 补益大枣粥（《圣济总录》）

原料：大枣 7 枚，青粱米 60 ~ 100g。

做法用法：大枣洗净，入锅先煮，至熟烂去渣，入青粱米煮粥，温服。

功能：有补中益气，安神之功。适用于中风、心悸、失眠、健忘等症。

第二节　神经衰弱

神经衰弱（neurasthenia）是以精神和躯体功能的衰弱症状为主，临床表现为精神易兴奋，脑力易疲劳，常伴有失眠、情绪紧张、烦恼及紧张性头痛等心理生理症状为特征的一类神经症性障碍。这些症状既不是继发于躯体疾病和脑器质性病变，也不是其他任何精神障碍的一部分。患者发病前有长期的情绪紧张和精神压力刺激，感染、中毒、营养不良、内分泌失调、颅脑创伤和躯体疾病等也可成为本病发生的诱因。

一、临床表现

本病发病一般较缓慢，病程较长。常见有如下症状。

1. 衰弱　常感到疲乏，困倦思睡，精力不足，萎靡不振，健忘或反应迟钝，注意力不集中，工作效率减退，虽经充分休息疲劳感不能缓解，常做事丢三落四，说错话，记不起刚经历

NOTE

过的事。

2. 兴奋　精神易兴奋，有丰富的回忆和联想；患者思维很活跃，难以控制，入睡前尤为明显，辗转反侧不得入睡；有的患者对声光敏感。

3. 情绪症状　易烦恼和易激惹，自制力差，遇事容易激动，或烦躁易怒，或易于伤感、落泪。部分患者有焦虑情绪，对所患疾病产生疑虑、担心和紧张。这种疑病心理，可加重其焦虑和紧张情绪，形成恶性循环。另有，约40%的患者在病程中可出现短暂的轻度抑郁和自责，但一般不会有轻生意念或企图。

4. 紧张性疼痛　常由紧张情绪引起，以紧张性头痛最常见。患者感到头重、头胀、头晕或颈项僵硬，有的则诉腰酸背痛或四肢肌肉疼痛。

5. 睡眠障碍　最常见的是入睡困难、辗转难眠。其次是多梦、易惊醒，或睡眠浅，似整夜未曾入睡。还有一些患者感到睡醒后疲乏不解，或睡眠节律紊乱。有的患者虽已酣然入睡，鼾声大作，但醒后坚决否认已经睡了，缺乏真实的睡眠感。这类患者为失眠而担心、苦恼，往往超过了睡眠障碍本身带来的痛苦，反映了患者对睡眠的焦虑心境。

6. 心理生理障碍　如头昏、眼花、耳鸣、心悸、心慌、气短、胸闷、腹胀、消化不良、尿频、多汗、阳痿、早泄或月经紊乱等。这类症状虽缺乏特异性，也常见于焦虑障碍、抑郁症或躯体化障碍中。

二、营养治疗原则

1. 摄入充足的热能　许多患者出现不同程度的食欲欠佳，日久可因营养素的摄入量不足，而导致病情加重。因此，要根据患者的营养状况补充营养，一般要求每日热能的摄入量要达到6.7MJ（1600kcal）以上。

2. 增加优质蛋白质的摄入　每天蛋白质的摄入总量不低于60g。多吃肉、鱼、虾、蛋、奶类食物；素食者，应多摄入豆制品。

3. 脂肪的摄入量要适当　一般要求脂肪的摄入量占总热能的20%～25%为宜，应多食富含不饱和脂肪酸的豆油、花生油、芝麻油等植物油。

4. 增加维生素的摄入量　维生素E能起到抗氧化作用，同维生素C、β–胡萝卜素和硒一样能清除机体产生的自由基。B族维生素参与各种营养素的代谢，对维持神经组织的正常功能具有重要作用。因此，患者应多吃新鲜蔬菜和水果，也可每日补充维生素E200mg，维生素C200mg，复合维生素B30mg。

5. 增加矿物质的摄入量　以增加铁、锌、钙等矿物质为主。含钙丰富的食物包括奶制品、豆制品、虾皮等，含铁丰富的食物包括猪血、羊血、动物肝脏、木耳、芹菜叶等，含锌丰富的食物包括贝壳类海产品、虾、花生、动物内脏等。

6. 戒烟忌酒　对于失眠患者，少饮或戒饮茶、咖啡等。

可配合心理治疗，解除患者的多疑心理，鼓励患者振作精神和树立战胜疾病的信心。

三、参考食谱举例

神经衰弱的参考食谱

食谱组成

早餐：豆浆（250mL），茴香包子（面粉80g，瘦肉20g，茴香100g，葱、姜适量）。

加餐：香蕉100g。

午餐：大米饭（大米100g），清炒西蓝花200g，凉拌豆芽（黄豆芽50g，芝麻油3g，食盐1g）。

加餐：牛奶200g。

晚餐：花卷（面粉80g），番茄炒鸡蛋（番茄150g，鸡蛋50g），大白菜炖豆腐（大白菜50g，豆腐50g），拌金针菇50g。

全天食用盐5g，花生油20g。

四、中医食疗方举例

神经衰弱属于中医学"脏躁""郁证"范畴。临床应辨证施食。

1. 大枣粥（《太平圣惠方》）

原料：大枣10枚，茯神15g，小米100g。

做法用法：先煮大枣及茯神，去渣，后下米煮粥。温食。

功能：上方有益气养胃、安神定志的功效。适用于心脾两虚之神疲乏力、失眠心悸、精神恍惚者。

2. 甘麦大枣汤（《金匮要略》）

原料：甘草9g，小麦15~25g，大枣10枚。

做法用法：水煎，温服，日3次。

功能：有养心安神、和中缓急的功效。适用于妇人脏躁，喜悲伤欲哭，呵欠频作，脾虚食少乏力者。可久服。

3. 玫瑰花茶（《纲目拾遗》）

原料：玫瑰花适量。

做法用法：玫瑰花阴干，用开水冲泡，代茶饮。

功能：玫瑰花疏肝解郁。适用于肝气郁结之情绪不宁、善太息、胸满闷、胁肋胀痛、痛无定处、不思饮食，或女子月经不调者。

4. 丁香梨（《圣济总录》）

原料：大雪梨1个，公丁香15粒，冰糖20g。

做法用法：梨去皮，用竹签均匀扎15个小孔，每孔内放入1粒丁香，再把梨放入大小合适的盅内，用纸封严盅口，蒸30分钟。把冰糖加少许水溶化，熬成糖汁。将梨浇上冰糖汁。日服1剂。

功能：雪梨润肺化痰，丁香降逆。适用于痰气郁结之精神不振，咽中如有物梗、吞之不下咳之不出，失眠等症。

第三节   中枢神经系统感染

中枢神经系统感染是指由病毒、细菌、立克次体、螺旋体、真菌、寄生虫等病原体侵犯脑、脊髓、脑脊膜而引起的炎症性疾病。根据感染部位分为脑炎、脊髓炎和脑脊膜炎。

一、临床表现

1. 脑炎   常见有乙型脑炎、散发性病毒性脑炎、化脓性脑炎等。主要表现为头痛、发热、精神症状、癫痫、偏瘫等，甚或意识障碍或昏迷。

2. 脊髓炎   常急性起病，数小时或几天内可出现截瘫或偏瘫，脊髓病变以下的各种感觉丧失或减退。急性期可有大小便潴留或失禁。

3. 脑脊膜炎   包括病毒性脑膜炎、结核性脑膜炎、化脓性脑膜炎等。其共有特点是发热、畏寒、头痛、呕吐、烦躁、惊厥，甚至昏迷等。

脑脊液检查对明确病变性质、病因鉴别有较大价值。

二、营养治疗原则

多数患者病情较严重，因中枢神经调节功能障碍，可引起全身各器官功能紊乱，导致营养素吸收明显减少，以及大量营养素被消耗。由于营养不足，则必然影响到神经细胞的恢复。饮食营养治疗的目的是保证足够的营养补充，以利于组织修复和功能恢复。

1. 热能供给   病初，患者的食欲较差，热能供给每天宜 3.35 ~ 5.02MJ（800 ~ 1200kcal）。病情改善或在恢复期，宜给予高热能饮食。

2. 碳水化合物   要供给足够的碳水化合物，每天供给的总量可为 350 ~ 500g。

3. 蛋白质   给予高蛋白饮食，最初每天供给 50 ~ 60g 的蛋白质，要以适合患者的胃口为佳；病情稳定后，每天可供给蛋白质 80 ~ 100g，以生理价值高，并易于消化的食物为佳，如牛奶、豆浆、蛋类等。

4. 脂肪   需要供给足够量的脂肪，但应给予容易消化、易吸收的脂类，以满足机体代谢的需要。

5. 维生素   要保证各种维生素的供应，多食富含维生素的食物，如 B 族维生素和维生素 A、C 等，必要时也可口服或静脉注射。

6. 水与电解质   应摄入足够的水，每天不少于 2000mL。适量供给食盐，并补充丢失的钠、钾、氯化物等矿物质。

7. 少量多餐   根据患者情况，可应用流质饮食、软食、普通饮食，坚持少量多餐的原则。昏迷或不能进食者，应及早应用鼻饲，给予易消化的流质饮食，以保证营养供给。

三、参考食谱举例

中枢神经系统感染恢复期的参考食谱

食谱组成

早餐：豆浆 200mL，咸鸭蛋 50g，花卷（面粉 50g，菠菜 100g）。

加餐：面包（面粉 50g），豆腐 100g。

午餐：炒面（富强粉 100g，花生油 5g），大白菜炖肉（白菜 200g，猪肉 50g），大蒜拌马齿苋（马齿苋 50g，大蒜 10g，芝麻油 5g）。

加餐：番茄 100g。

晚餐：大米饭（大米 100g），清炖青鱼 50g，猪肠炒苦瓜（苦瓜 100g，猪肠 50g），糖拌莲藕（莲藕 100g，白糖 20g）。

全日食用盐 6g，花生油 30g。

四、中医食疗方举例

中枢神经系统感染恢复期属于中医学"头痛"范畴。临床应辨证施食。

1. 半夏山药粥（《老老恒言》）

原料：山药 30g，清半夏 6g。

做法用法：半夏入锅，加水 500mL，煎煮 30 分钟后去渣取汁，将山药研末，加入汁中，再煮沸 5 分钟，酌情加白糖和匀即成。每日 2 次，空腹食用，7 天 1 个疗程。

功能：半夏燥湿化痰，降逆止呕；山药健脾益胃。二者共奏健脾化湿燥痰之功。适用于脑膜炎恢复期痰浊上扰之头痛昏蒙、纳呆、呕吐痰涎、肢体困倦者。

2. 黄酒核桃泥汤（《本草纲目》）

原料：核桃仁 5 个，白酒 50g，黄酒 50g。

做法用法：核桃仁捣碎成泥，加白糖，黄酒，用小火煎煮 10 分钟即成。每日 2 次，5 天为 1 疗程。

功能：核桃仁补肾通脑，黄酒活血，二者共奏活血化瘀、行气止痛之功。适用于脑膜炎恢复期的瘀血头痛证。症见头部刺痛，痛处固定不移，经久不愈，面色晦暗，日轻夜重，舌质紫黯有瘀点瘀斑，脉细涩或细。

第四节　癫　痫

癫痫是慢性反复发作性的短暂性脑功能失调综合征，是因大脑神经元异常放电引起的反复癫痫性发作为特征所致。发作形式多样，可表现为运动、感觉、意识、自主神经、精神活动等障碍，或可兼而有之。根据临床表现主要分为大发作、小发作、局限性发作及精神运动性发作四种类型。

一、临床表现

1. 癫痫大发作　突然意识丧失，继之先强直后阵挛性痉挛，常伴尖叫，面色青紫，尿失禁，舌咬伤，口吐白沫或血沫，瞳孔散大，持续数十秒或数分钟后痉挛发作自然停止，进入昏睡状态，醒后有短时间的头昏、烦躁、疲乏，对发作过程不能回忆。若发作持续不断，一直处于昏迷状态，常危及生命。

2. 小发作 突发性精神活动中断，意识丧失，可伴肌阵挛或自动症，一次发作数秒至十余秒，脑电图出现 3 次/秒的棘慢或尖慢波综合，多见于儿童。发作过后，患者意识灵敏。发作频繁，可每日发作多次，甚或上百次。

3. 局限性发作 又称单纯部分性发作。开始在一侧肢体局部（多始于肢体远端），如口角、手指、足趾肌肉抽搐，一般不伴有神志丧失。

4. 精神运动性发作 又称复杂部分性发作。发作前可有先兆症状，如焦虑、上腹部不适等。发作历时数分钟，甚或数小时。多有不同程度的意识障碍及明显的思维、知觉、情感和精神运动障碍，可有神游症、夜游症等自动症的表现，有时在幻觉、妄想的支配下可发生伤人、自伤等暴力行为。

二、营养治疗原则

癫痫的病因复杂，某些营养障碍，如急性酒精中毒、水中毒、低血糖、低血钙、维生素 B_6 缺乏等都可能成为癫痫发作的原因。对于继发性癫痫应预防其明确的特殊病因，如产前注意母体健康，减少感染、营养缺乏及各系统疾病，使胎儿少受不良影响，防止分娩意外。新生儿产伤是癫痫发病的重要原因之一，避免产伤对预防癫痫有重要意义。营养障碍可使神经元的兴奋性升高，膜电位不稳定，造成神经元异常放电。癫痫反复发作，又会消耗大量营养素，加之营养摄入不足，导致营养失调。饮食营养治疗的目的，是调节和补充机体营养，预防疾病发作。

1. 日常饮食中的热能及蛋白质与正常人相同，应减少碳水化合物的摄入，提高脂肪的供给量，其热能的供给可占总热能的 60% 左右。

2. 应限制水分，每天不超过 1000mL。

3. 要充分供给维生素和矿物质，尤其是镁、锌、铁、钙等元素。

4. 禁止食用含糖高的食物和刺激性食物，如酒、浓茶、浓咖啡、饮料等。

5. 对严重发作，特别是癫痫持续状态时，要及时纠正营养不良和营养失调。

6. 避免吃得过饱，饮食宜清淡。养成良好的饮食习惯和生活规律。保持精神舒畅。

三、参考食谱举例

癫痫患者的参考食谱

食谱组成

早餐：花卷 50g，黄瓜小炒肉（黄瓜 100g，瘦肉 50g）。

加餐：火腿肠 50g。

午餐：馒头 50g，猪肉炖茄子（猪肉 100g，茄子 100g），花生米拌菠菜（菠菜 100g，花生 50g）。

加餐：橘子 100g。

晚餐：米饭 80g，清炒西蓝花 100g，草鱼 100g，小葱拌豆腐（豆腐 50g，小葱适量）。

全日食用盐 3g，花生油 20g。

四、中医食疗方举例

1. 天麻竹沥粥（《中国药膳大辞典》）

原料：竹沥 30g，天麻 10g，粳米 100g，白糖适量。

做法用法：将天麻切片后，与粳米加水煮粥，待粥熟后，调入竹沥、白糖。每日分 2 次服用。

功能：平肝息风，清热化痰。适用于肝风痰热的癫痫症。发作前常感眩晕、头痛、胸闷、乏力、多痰涎等；发作时突然昏倒，神志不清，抽搐，口吐痰涎白沫，或吼鸣失叫，或仅见短暂昏迷，或精神恍惚而无抽搐，舌稍红，苔白腻或黄腻。

2. 山药枸杞蒸鸡（《中国药膳大辞典》）

原料：山药 40g，枸杞 30g，母鸡 1 只（约 1500g），香菇、火腿片、笋片各 25g，调料适量。

做法用法：将鸡收拾干净，鸡腹向上放在汤锅内，辅料放在鸡上面，加入料酒、盐、味精，上锅蒸 2 小时，鸡熟肉烂，随意服食。

功能：补肝肾，益精血，化痰定痫。适用于肝肾阴虚型的患者癫痫反复发作，迁延日久，脾肾受伤，气血不足而见神疲乏力、健忘失眠、纳呆食少、腰膝酸软、面色苍白、舌淡、苔白。

第十三章　癌症的营养治疗

　　癌症（cancer）即指所有的恶性肿瘤。癌症是在环境因素与内在因素的相互作用下分阶段、多步骤产生和发展起来的。越来越多的证据表明，在人类癌症的产生、发展和治疗中，营养是重要因素之一，不合理营养占诱发癌症因素的 35%。营养因素可以影响癌症的启动、促进、进展任意一个阶段，而癌症患者的营养治疗在癌症的治疗、预后，以及癌症患者的生活质量等方面均具有重要作用。

第一节　营养与癌症

　　食物中既存在致癌因素，也存在抗癌因素，合理营养可以增强机体的抗癌能力，减少癌症发生的危险性。

一、营养素与癌症

　　流行病学调查及动物实验表明，营养素可影响肿瘤的发病率。据分子营养学研究，营养素可直接和独立地调节基因表达，营养素缺乏或不平衡对基因组的结构和稳定性有损害作用。某些营养素可抑制癌细胞的生长，诱导细胞分化，抑制癌基因的表达等，说明营养素与癌症的发生、发展有着重要的关系。

　　1. 能量　流行病学资料显示，能量摄入过多致超重、肥胖者罹患乳腺癌、结肠癌、胰腺癌、子宫内膜癌和前列腺癌的机会高于体重正常者。动物实验发现，限制 20% 进食的大鼠，比自由进食的大鼠自发性恶性肿瘤的发病率低，且潜伏期延长，并可抑制移植性肿瘤的成活与生长速度。

　　2. 碳水化合物　膳食纤维具有促进和改善肠道功能的作用，可减少结肠癌、直肠癌的发病危险性。食用菌类及海洋生物中的多糖有一定的防癌作用，如蘑菇多糖、灵芝多糖、云芝多糖等有诱生干扰素提高 NK 细胞活性的作用，海参多糖有抑制肿瘤细胞生长的作用。

　　3. 蛋白质　流行病学调查证明，低蛋白饮食可使肝癌和食管癌的发病率增高，儿童时期不食或少食动物脂肪及蛋白质可使胃癌的发病率增高。牛奶中的酪蛋白对胃内致癌物亚硝胺的合成有抑制作用，多饮牛奶可使胃癌的发病率降低。实验证明，经常饮用大豆制品，患胃癌的相对危险度会降低，因为大豆中不仅含有丰富的蛋白质，而且含有抑癌物质异黄酮。但动物蛋白质摄入过高，易伴随脂肪增加，会使结肠癌的发病率增加，即使不增加脂肪的摄入，而蛋白质的摄入增加，亦会增加结肠癌、胰腺癌和乳腺癌的发病率。故饮食蛋白质过高或过低均易导致癌症的发生。

4. 脂肪 流行病学资料显示，脂肪的摄入量与结肠癌、直肠癌、乳腺癌、肺癌、前列腺癌的危险性呈正相关。膳食脂肪的种类与癌症的发生也有关，饱和脂肪酸的摄入与肺癌、乳腺癌、结肠癌、直肠癌、子宫内膜癌、前列腺癌危险性的增加有关。摄入脂肪过多，可使大肠内厌氧菌数量增加，需氧菌数量减少，胆汁进入肠道内被厌氧菌转化成的胆酸、中性胆固醇及其代谢产物均有致癌作用。而低脂肪饮食易使宫颈癌、子宫癌、食管癌和胃癌的发病率增高。

5. 维生素 癌症的发生与多种维生素缺乏有关。维生素 A 缺乏时易促使口腔黏膜肿瘤、皮肤乳头状瘤、颌下腺癌的发生。维生素 A 醋酸酯能抑制肝微粒体氧化酶的活性，减少体内致癌活性物质，故可预防各种肿瘤。维生素 B_1 缺乏使肿瘤的形成和生长速度明显加快。维生素 B_2 缺乏使偶氮类色素的致肝癌作用加强。胆碱缺乏可促使黄曲霉毒素 B_1 和亚硝胺类致肝癌的作用。维生素 B_6、叶酸和维生素 PP 缺乏可促进肿瘤的发生。维生素 B_{12} 缺乏可增加胃癌和白血病的发病率，而大剂量可促使病情恶化。维生素 C 有抑制肿瘤的作用，可阻断亚硝胺在体内的合成，降低肿瘤的发病率。维生素 E 对致癌物有解毒作用，与硒合用对癌症有一定的防治作用。动物实验表明，高脂肪膳食的同时又缺乏胆碱、叶酸、维生素 B_1 及蛋氨酸时，可增强各种化学致癌物的致癌性。

6. 微量元素 碘缺乏或过量时，均可诱发甲状旁腺癌；缺碘易发生乳腺癌。铜可抑制化学致癌物对肝的致癌性。锌、镁具有抑制或诱发癌症的双向性。硒是强氧化剂，能阻止致癌物与宿主细胞相结合，并能抑制细胞内溶酶体酶系统的活力，增强机体的解毒作用。钼缺乏可致食道癌的发病率增加。缺铁时消化道肿瘤的发病率增加，高铁膳食可能增加肠癌和肝癌的危险性。钙的摄入量与肠癌的发病率呈负相关。饮软水的人群患结肠癌的几率高。

7. 其他 饮酒与口腔癌、咽喉癌、直肠癌有关。长期饮酒可导致肝硬化，继而增加诱发肝癌的可能性。酒精与烟草等致癌因素起协同作用，可使口腔癌和食管癌的发生成倍增加；乙醇与黄曲霉毒素 B_1 或乙肝病毒之间存在的协同性与肝癌相关。

二、膳食结构与癌症

膳食结构可影响癌症的发生及种类。不同国家地区的膳食结构不同，癌症谱也不同，且随着社会经济的变化，膳食结构发生改变，癌症谱也会发生变化。在膳食结构与癌症的研究中，蔬菜水果的抗癌作用得到一致的肯定。

1. 东方型膳食结构 这类膳食结构罹患的癌症以消化道的胃癌、食管癌的发生率高，而乳腺癌、前列腺癌的发生率低。

2. 经济发达国家型膳食结构 这类膳食结构罹患乳腺癌、前列腺癌、结肠癌的几率高，而胃癌、食管癌的发病率低。

3. 日本型膳食结构 该膳食结构有利于避免营养缺乏和营养过剩性疾病。实践证明，日本型膳食结构模式有益于人类健康长寿。

4. 地中海型膳食结构 地中海型膳食结构是居住在地中海周边国家的居民特有的。该地区人群的癌症死亡率比欧美国家低。

三、营养治疗原则

营养治疗即营养支持治疗，是指根据患者的诊断和病理、生理及心理的变化，选择适宜的途径（口服、管饲、静脉）补充人体所需要的营养素和能量，达到疾病的好转或痊愈的治疗方法。营养治疗是癌症患者综合治疗的重要组成部分。在癌症各个阶段，按照营养学原理，合理营养，平衡膳食，以及肠内外营养支持，补充必要的各种营养素，可以改善或纠正患者的营养状况，提高免疫和抗癌能力，延缓癌症的复发和转移，防止和纠正患者瘦组织消耗，以便能更好地接受抗癌治疗。患者的营养状况若得不到改善，其他治疗方法就难以实施或难以达到预期效果，则表现出生活质量下降、活动能力下降、对肿瘤治疗的应答和耐受力下降及生存时间缩短。

癌症患者营养治疗的目的不是治疗癌症，而是改善营养不良，增强抵抗力，提高机体对治疗的耐受性，降低在消除癌肿的治疗中产生的副作用。目前，没有证据表明营养治疗会促进肿瘤生长，因此，在决定是否采用营养治疗时无需考虑这一因素。癌症患者营养治疗的原则是：

1. 定期作营养状况评价　恶性肿瘤患者一经明确诊断，即应进行营养风险筛查。现阶段应用最广泛的营养风险筛查工具为 PG-SGA 及 NRS2002。定期对每位癌症患者作营养状况评价，以便及早发现所缺乏的营养物质。针对所缺的营养物质，制定出正确的膳食营养配餐方案并及时实施，补足所缺的营养物质，使癌症患者保持营养平衡的状态，对于保证癌症患者综合治疗的成功具有重要的临床意义。

2. 平衡膳食、营养充足　膳食平衡是合理营养的基础。没有证据证明肿瘤患者需要高能量、高蛋白膳食。维持正氮平衡，能量来源于糖类和蛋白质的比例增加，脂肪的比例不可过多，蛋白质、脂肪和碳水化合物的分配比例依次分别为 12%~14%、25%~30% 和 65% 左右。其中，动物和大豆类蛋白宜占蛋白质总量的 30%~50%，同时应减少饱和脂肪酸的摄入，增加 ω-3 脂肪酸的摄入。ω-3 脂肪酸中起主要作用的是二十碳五烯酸（EPA）。动物实验和临床观察发现，EPA 具有广泛的炎性介质下调作用和免疫调节作用，有助于防止瘦组织消耗。特别注意要提供具有抗氧化作用的微量营养素，如硒、维生素 A、维生素 C、维生素 E 和类胡萝卜素等。

3. 少量多餐、吃清淡易消化的食物　对于放化疗及手术后的患者，由于消化功能减弱，增加进餐次数可以达到减轻消化道负担，同时增加食物摄入量的目的。

4. 不宜过多忌口　忌口应根据病情和不同患者的个体特点来决定，不提倡过多的忌口。一般患者需限制或禁忌的食物有高温油炸、烟熏烧烤、盐腌、霉变和变质、辛辣刺激、油腻生硬的食物等。可适量饮酒，应戒烟以减少致癌物的摄入。宜进食蒸、煮和炖的食物。

同时，可常食防癌保健食品。研究证实，蔬菜水果具有一定的防癌、抑癌作用。研究较多的食物包括菌藻类，薯类，新鲜蔬菜如豆芽、四季豆、鲜生姜、葱类、萝卜、卷心菜、南瓜、豌豆、莴笋、胡萝卜、菠菜、番茄、紫菜、花椰菜，以及苹果、大枣、无花果等水果，其他如茶叶、人参、海参、鱼类、奶类等食物。

5. 及时改善或消除影响患者营养摄入的因素　患者的心理精神状态、所处环境、病程长短、病情轻重、药物反应或者患有胃肠疾病等因素皆能影响患者对营养素的摄入。应对措施包括适当的心理疏导以改善精神状态，减轻药物反应，及时医治胃肠疾病。如影响早中期癌症患者进食的因素是由膳食烹调技术而致，应及时改变膳食烹调技术，并根据患者的口味喜好，突出膳食的色、香、味及多样化搭配，以降低或消除患者的厌食症状。此外，应适当增加多汁的饮食和水果，以降低或消除口干，少食油腻和产气的食物以防腹胀，适量增加膳食纤维以防便秘，以及适量活动等。

6. 营养支持疗法方案联合实施 癌症患者的营养支持应遵循营养支持的一般原则，即首选肠内营养支持，能自主经口摄食者尽量选择自主经口摄食，若肠内营养支持不能满足营养需求，可配合静脉营养。早期癌症患者的胃肠道功能良好时，应鼓励其经口摄食，尽可能采用经胃肠道消化吸收各种营养物质为首要途径。若中期癌症患者经口摄取食物有困难时，则用将葡萄糖、脂肪、氨基酸、矿物质、维生素与微量元素按比例配制而成的全胃肠道营养液灌胃。当晚期癌症患者完全不能经口摄取食物时，则将葡萄糖、脂肪、氨基酸、矿物质、维生素与微量元素按比例配制而成的全静脉营养液经锁骨下静脉输入。

目前认为，凡有营养不良的恶性肿瘤患者或因手术、化疗、放疗等治疗预计可能引起营养不良的患者，均应施行营养支持。我国肿瘤营养治疗专家委员会（CSCO）制定的"恶性肿瘤患者的营养治疗专家共识"，将癌症患者分为非终末期手术患者、非终末期化疗患者、非终末期放疗患者和终末期患者四类，详细指明了各类患者营养治疗的目标、指征、营养治疗方式及推荐意见，对临床恶性肿瘤患者的营养支持具有重要指导价值。

7. 营养支持联合代谢调理的应用 代谢调理是指在营养治疗的同时应用某些药物或生物制剂来抑制应激时机体分泌的激素或细胞因子，调节体内物质代谢过程，减少组织蛋白质分解，使机体的物质代谢朝有利于康复的方向发展。癌性恶病质在肿瘤患者中普遍存在，通过普通的营养支持往往很难纠正，必须针对肿瘤患者的异常代谢进行调节，通过药物、营养素、激素等方法促进合成代谢，调理胃肠功能，减少炎性细胞因子的产生，减少分解代谢，可能逆转早中期癌性的恶病质。

四、参考食谱举例

癌症患者高热量、高蛋白的参考食谱

食谱组成

早餐：大米莲子瘦肉粥（大米 50g，莲子 10g，瘦肉 10g），煮鸡蛋（鸡蛋 50g），凉拌苦瓜（苦瓜 100g）。

加餐：鲜牛奶 200mL。

午餐：大米软饭（大米 150g），香菇鸡蛋汤（香菇 50g，鸡蛋 2 个，香油 20mL），凉拌卷心菜（卷心菜 150g，海蜇皮 50g），清蒸带鱼（带鱼 200g）。

加餐：番茄汁 200mL，小面包 50g。

晚餐：米饭（大米 150g）或花卷 100g，凉拌西芹 100g，炒瘦肉丝（橄榄油 10mL，瘦肉 50g，洋葱 150g），番茄土豆浓汤（番茄 50g，土豆 50g）。

全日食用盐 6g，烹调油 30g。

五、中医食疗方举例

癌症恶病质属于中医学"虚劳"范畴。

癌症的食疗方参考番茄花生大枣粥（《食疗》）。

原料：花生米 20g，大枣 20g，大米 50g，番茄 2 个。

做法用法：番茄切块，大枣去核同花生及米入锅煮粥，粥成拌入番茄。每日食用 1～2 次。

NOTE

功能：花生味甘，性平，可健脾和胃、润肺化痰、益气止血；红枣养血生津、补中益气。适用于虚弱的癌症患者。

第二节 胃癌的营养治疗

胃癌又称胃腺癌，是起源于胃黏膜上皮的恶性肿瘤，可发生于胃的各个部位，可侵犯胃壁的不同深度和广度。癌组织局限于黏膜内或黏膜下层的称为早期胃癌，已侵入肌层或浆膜、浆膜外者称为进展期胃癌。胃癌是我国最常见的恶性肿瘤之一，死亡率占所有恶性肿瘤的23%。胃癌以中老年居多，40～60岁间者约占2/3，男女比例约为2:1。其发病与多种因素有关，膳食因素与胃癌发病有密切联系。过多摄入食盐，经常食用熏烤、发霉、腌制等食物，饮食不规律，喜食烫食、硬食等均可增加胃癌的危险性。三大营养素比例失衡，膳食中缺乏蛋白质、新鲜蔬菜、无机盐、维生素A和C，以及摄入过多含亚硝酸盐的食品等，皆是胃癌发病的危险因素。

一、临床表现

胃癌早期多数患者无症状，随着肿瘤的发展，影响到胃功能时才出现明显症状。主要症状为上腹痛、食欲减退、消瘦和上消化道出血等。胃癌早期常无明显体征，可有上腹部深压痛，后期可在上腹部触及包块，有远处转移者出现相应的体征。患者常因餐后上腹饱胀、嗳气而限制饮食，导致体重逐渐减轻。

二、营养治疗原则

胃癌的主要治疗方法是手术。术后的主要并发症是倾倒综合征，营养不良是影响术后临床结局的重要因素。因此，在术前必须制订出行之有效的营养支持疗法方案。

1. 术前营养支持 为确保患者对手术的承受性、术后创口的愈合及避免吻合口瘘，术前应在检测结果的基础上制订出恰当的营养方案并及时实施。对于中、重度营养不良患者，建议术前10～14天予以营养支持。只要患者存在部分胃肠道消化吸收功能，应尽可能首先考虑肠内营养。若无法承受肠道喂养，或单一肠内营养远不能满足代谢的需要，则采用肠外营养或肠外营养做补充。每天所需的营养素和热量，可根据患者的进食情况决定。在幽门不完全梗阻时，可借助内窥镜，插入十二指肠细管注入全营养液；若幽门完全梗阻，应采用全静脉营养方案为宜。术前予以碳水化合物饮料或静脉输注葡萄糖液，可减轻胰岛素抵抗和蛋白质消耗。

2. 防治倾倒综合征 倾倒综合征是指在胃切除术后，患者失去幽门或胃的正常生理功能，胃内食糜迅速进入十二指肠或空肠，导致进食后10～30分钟内出现上腹胀痛、恶心呕吐，伴心慌、眩晕、面色潮红或苍白、全身无力，甚至晕厥，严重者可有血压下降等一系列症状。多发生于术后第1周至第3周患者恢复进食时，极少数可在术后几年发生。预防措施包括：①餐后平卧15～30分钟可迅速消除症状或避免发作。②以固体食物为主，液体食物可在餐后1小时左右食用，水液可在两餐之间而不在餐时饮用。③术后食物量应由少到多逐渐增加，并细嚼慢咽，避免一次胃中蓄积过多，可少食多餐。④膳食应选择低碳水化合物、高蛋白、中等脂肪的合理搭配，建议用复合糖类，忌用单双糖。若在进餐中发生倾倒综合征，应立即停止进食并平卧，一般在 1 小时内症状全部消失；若出现低血糖反应，给予糖水或静脉注射葡萄糖溶液，即可迅速缓解。多数患者症状较轻，经过一个时期的胃肠道适应和饮食调节，患者可恢复正常。

3. 调整饮食　根据检测结果，适时调整饮食非常重要。术后 24 ~ 48 小时禁食，采用全静脉营养。肠功能恢复后可试饮少量温开水，进少量清流质膳食。术后 4 ~ 5 天可进全量清流质膳食，或通过肠内营养输注 5% 要素膳；术后 5 ~ 6 天可进普通流质膳食；术后 7 天左右进少量少渣软食；以后可视患者的具体情况逐渐过渡到普通饮食，但要遵循少量多餐的规律。由于胃癌患者术后铁质的吸收受到影响，加之缺乏内因子易致贫血，因此，应适量补充维生素 B_{12}。

三、参考食谱举例

胃癌患者高热量、高蛋白的参考食谱

食谱组成

早餐：牛奶（鲜牛奶 250g），煮鸡蛋（鸡蛋 50g），蛋糕 50g，大米粥（大米 50g）。

加餐：牛奶（鲜牛奶 250g）。

午餐：软米饭（大米 75g），蒸肉饼（猪瘦肉 50g），炒细软胡萝卜丝（胡萝卜 200g）。

加餐：煮果子水（水蜜桃 150g），烤馒头干（面粉 25g）。

晚餐：汤面（肉末 25g，碎油菜 75g，挂面 50g），花卷（面粉 75g），清蒸鱼（鲤鱼 100g）。

全日食用盐 6g，烹调油 10g。

四、中医食疗方举例

胃癌属于中医学"反胃""噎膈""积聚"等范畴。

胃癌的食疗方参考苦瓜炒肉丝（《胃肠病食疗与用药》）。

原料：苦瓜 300g，瘦猪肉丝 50g，花生油或菜籽油，湿芡粉、盐、味精均适量。

做法用法：将苦瓜去柄及瓤，斜切成薄片；瘦猪肉丝加盐少许，勾上湿芡粉码味几分钟。炒锅烧热后，加油烧至七成熟时，下肉丝煸炒几下，拨到锅内一边；再放入苦瓜片和少量盐炒几下，然后和肉丝一起煸炒片刻，加水少许焖几分钟至熟，起锅前加味精炒匀，装盘。佐餐食用，可常食。

功能：此方健胃清热，补虚抗胃癌。苦瓜味苦，性寒，具有清热解暑、养血益气、补肾健脾的功效。

第三节　食管癌的营养治疗

食管癌是原发于食管上皮的恶性肿瘤，是全球第九大恶性肿瘤，我国是目前世界上食管癌死亡率最高的国家之一。食管癌的确切病因尚不完全清楚，目前认为有多种因素，饮食因素占重要的作用，包括长期进食粗糙、质硬、刺激性强等食物；进食过快、饮用浓茶、喝烈酒、吸烟等，以及食物被霉菌毒素、亚硝酸盐等污染，都可能与食管癌的发生有关；膳食缺乏优质蛋

NOTE

白质、脂肪、新鲜蔬菜水果、维生素 A、维生素 E、维生素 B_2、维生素 C 和烟酸等亦与食管癌的发生有关；微量元素缺乏，可能与食管癌间接相关。

一、临床表现

食管癌最主要的症状是吞咽不适和困难。早期仅在进食干硬食物时有哽噎感，中、晚期出现进行性吞咽困难，晚期时液体食物亦不能咽下，癌肿部位的食管壁因炎症水肿、痉挛等，可加重咽下困难。其他常见症状有胸骨后疼痛、食物反流和呕吐。早期体征可缺如。晚期可出现消瘦、贫血、营养不良、失水或恶病质。癌肿侵犯周围组织神经或转移时出现相应的症状和体征。

二、营养治疗原则

食管癌的治疗以手术切除配合放疗为主。通常上段食管癌采用空肠或结肠食管重建术；中下段宜作胃食管吻合术；晚期食管癌患者，可考虑姑息性胃十二指肠造瘘术，与此同时，配合放射治疗。放射易引起食管炎或食管纤维化。食管癌的饮食营养支持疗法的原则是：

1. 手术或放疗前的营养　手术或放射治疗前要加强营养，并依据营养检测结果，遵照缺什么补什么的原则，及时补充所缺的营养素，使患者处在最佳营养状态。如吞咽困难不严重，应鼓励患者经口进食，少食多餐，每 2～3 小时 1 次为宜。若有严重梗阻的患者应插管，鼻饲流质要素膳，热能保持在 14644～18828kJ（3500～4500kcal）/d。如患者出现腹泻，部分或全部热能宜采用静脉输液方法供给。

2. 食管癌术后营养　在术后禁食期间，全部热能应采用静脉输液方法供给，其后 2～6 天（颈段食管 - 胃吻合术后 7～9 天）可经十二指肠灌注营养要素膳，按患者体重 146.44kJ（35kcal）/kg 计算，6276～8368kJ（1500～2000kcal）/d，灌注浓度由 5%～10% 逐日增至 20%～25% 为宜。术后第 7～9 天如无吻合口瘘者，可改为经口进食流质匀浆液，直至恢复半流质或软食。

3. 放疗期营养　对放射治疗后并发食管炎或食管纤维化的患者，经口进食应选择营养丰富且均衡的细、软、温度适中的食物；禁食粗、硬、热、酸、辣刺激性食物；注意充分咀嚼，缓慢吞咽，避免对食管的刺激，必要时可口服要素膳或匀浆膳。

4. 治疗后及康复期营养　治疗后多数患者可恢复正常饮食。康复期宜供给充足的营养，促进术后损伤组织的修复。饮食搭配要注意足够的新鲜蔬菜和水果，提供充足的蛋白质、维生素、无机盐及正常能量的平衡膳食。

三、参考食谱举例

食管癌患者高热量、高蛋白的参考食谱

食谱组成

早餐：甜牛奶 300g（牛奶 300g，白糖 10g），鸡蛋羹（鸡蛋 50g）。

加餐：鲜果汁（橘汁 200g）。

午餐：大米粥（大米 100g），肉末豆腐胡萝卜（豆腐 100g，瘦肉末 100g，胡萝卜泥 5g），番茄汤（番茄 50g，黄瓜 50g，鸡蛋 50g）。

加餐：豆浆（豆浆 250g）。

晚餐：细面条（面条 100g），炒黄瓜肉末（瘦肉末 50g，黄瓜丁 100g，番茄汁 100g）。

加餐：牛奶（鲜牛奶 250g）。

全日食用盐 6g，烹调用油 40g。

四、中医食疗方举例

食管癌属于中医学"噎膈"范畴。

食管癌的食疗方参考蘑菇肉片汤（《胃肠病食疗与用药》）。

原料：鲜蘑菇 150g，瘦猪肉片 50g，骨肉汤 200mL，食盐、味精、蒜片、姜末、香油、葱花、湿淀粉适量。

做法用法：将鲜蘑菇去根蒂，洗净，切片；瘦猪肉片用盐和湿淀粉各少许拌匀码味 3 分钟；炒锅内加清油烧至七成热时，下姜末、蒜片、葱花炒香，加入骨肉汤和蘑菇片，大火烧沸后，加盐，改小火煮 10 分钟至熟，再改大火放入肉片，煮沸 5 分钟，加味精调味，即可趁热饮汤。也可将蘑菇、肉打泥食之。

功能：辅助防癌、抗癌，强体健身。蘑菇味甘，性凉，有益神开胃、化痰理气、补脾益气之功效。

第四节　大肠癌的营养治疗

大肠癌包括结肠癌和直肠癌，是胃肠道常见的恶性肿瘤。饮食因素在大肠癌的发病中有重要作用。经常进食高蛋白、高脂肪食物，特别是饱和脂肪摄入过多，膳食纤维摄入量少等，是大肠癌发生的危险因素。

一、临床表现

大肠癌早期没有明显特征，随着病情进展，临床上出现排便习惯与粪便的改变、腹痛、血便、腹部肿块，患者常出现低热、贫血、消瘦、恶病质等。

二、营养治疗原则

早期结、直肠癌手术切除后多半预后良好，全结肠切除后的回肠造瘘和低位直肠癌切除后的结肠造瘘术（人工肛门），应特别注意膳食营养调理。

1. 术前营养支持　术前营养的要求是做好前期准备，纠正营养不良，补充足够的营养均衡膳食。但如有结肠不完全或完全梗阻时，应注意定时检测水电解质，根据检测结果予以纠正；不全梗阻时可给予高蛋白少渣食物，禁食产气和刺激性食物；完全梗阻时则需给予全静脉营养液治疗。

2. 结肠造口的饮食　对结肠造口患者的饮食一般给予正常饮食，但应选用软、细、少渣、易消化的食物，避免刺激性和产气性食物。因结肠水分吸收不良，应适量增加饮水量，以防止脱水。

三、参考食谱举例

大肠癌症患者高热量、高蛋白的参考食谱

食谱组成

早餐：小米粥（小米 50g），玉米面发糕（玉米面 50g），拌圆白菜（圆白菜 50g）。

加餐：苹果 1 个（苹果 200g）。

午餐：包子（鸡蛋 50g，白菜 100g，芹菜 100g，面粉 100g），汤（番茄 50g，黄瓜 50g，淀粉 10g）。

加餐：冲藕粉 1 小碗（藕粉 30g，白糖 10g），蔬菜饼干 2 片（面粉 20g）。

晚餐：大米粥 50g（大米 50g），馒头（面粉 50g），拌豆腐（北豆腐 100g），蒸蒜拌茄泥（茄子 100g）。

加餐：甜牛奶（鲜牛奶 250g，白糖 5g），蛋糕 50g。

全日食用盐 6g，烹调用油 10g。

四、中医食疗方举例

大肠癌属于中医学"肠覃""积聚""脏毒""锁肛痔"等范畴。

大肠癌的食疗方参考芦笋黄花骨汤（《胃肠病食疗与用药》）。

原料：芦笋 200g，黄花（鲜品）200g，木耳（干品）5g，虾米 5g，猪骨 500g，盐适量，姜片 10g，独蒜 50g，葱节 10g。

做法用法：木耳发胀，去根蒂、洗净；芦笋洗净，切成寸段；黄花洗净；猪骨洗净、砸破；独蒜去皮、洗净、待用。将猪骨、木耳、虾米共入锅内，加清水约 800g 烧开后，打去浮沫，加姜片用小火炖 1 小时，加入芦笋、黄花、盐、葱花、独蒜煮沸 5～10 分钟即成。空腹温热食之，细嚼慢咽，每日 1 剂。

功能：此方养血止血，除烦抗癌，攻补兼施。芦笋性微温，味苦甘，具有消瘿结热气、利便、润肺等功效。

第五节　肝癌的营养治疗

原发性肝癌是指起源于肝细胞或肝内胆管细胞的恶性肿瘤。我国肝癌的死亡率居全身恶性肿瘤死亡率的第二位，居消化系统恶性肿瘤死亡率的第一位。其病因和发病机制尚不完全清楚，可能与黄曲霉毒素污染食物及乙型肝炎病毒感染等有关。

一、临床表现

原发性肝癌起病隐匿，亚临床期患者无任何症状和体征，多经甲胎蛋白和超声影像普查发现。随后病情进展为临床肝癌，常出现肝区疼痛、食欲减退、上腹胀满、恶心、呕吐、乏力和消瘦等症状，晚期可出现黄疸、转移灶症状和恶性肿瘤的全身性表现。

二、营养治疗原则

临床上治疗早期孤立的癌结节可采用手术疗法；晚期不能手术者，宜用动脉插管化疗、局部无水乙醇注射、全身化疗及介入疗法等。

肝癌患者的饮食治疗原则是高蛋白、高糖、高维生素和低脂肪。通过少量多餐、先进食再喝汤、在症状缓解时进餐等措施，尽量让患者多吃，以保证营养需要。

1. 总热量　常规控制在 10460 ~ 11715kJ（2500 ~ 2800kcal）/d 之间，手术或化疗前应适当增至 12552 ~ 16940kJ（3000 ~ 3500kcal）/d 为宜。

2. 蛋白质　比平时多 20 ~ 30g，或 1.5 ~ 2.0g/kg，有利于改善肝功能和腹水导致的低蛋白血症。

3. 糖　300 ~ 400g/d，不仅可以改善肝糖原的贮备，而且起到解毒效应。

4. 脂肪　肝癌患者胆汁的分泌与排泄常受到影响，易致脂肪消化和吸收困难，因此，脂肪摄入不宜太多，宜 30 ~ 40g/d，患者不产生恶心呕吐为度。

5. 维生素　宜供给富含维生素 B_2、维生素 B_{12}、维生素 C 和维生素 A、维生素 E 的饮食，每日供给量应是原供给量的 2 ~ 3 倍，能增强对肝脏的保护作用。

6. 限钠　有水钠潴留和腹水的患者，应限制钠的摄入，控制在 1g/d 以下。

三、参考食谱举例

肝癌患者高热量、高蛋白的参考食谱

食谱组成

早餐：甜牛奶（牛奶 250g，糖 5g），煮鸡蛋（鸡蛋 50g），面包 50g。

加餐：藕粉 1 小碗（藕粉 30g），饼干 2 块（饼干 30g）。

午餐：米饭 100g（大米 100g），肉末豆腐（肉末 50g，豆腐 150g），素炒芦笋（芦笋 100g）。

加餐：苹果 1 个（苹果 200g）。

晚餐：面片或面条（面粉 100g），番茄黄瓜炒鸡蛋（番茄 100g，黄瓜 100g，木耳 3g，鸡蛋 50g）。

加餐：牛奶（鲜牛奶 250g，白糖 10g）。

全日食用盐 6g，烹调用油 20g。

四、中医食疗方举例

肝癌属于中医学"肥气""积聚""肝积"等范畴。

肝癌的食疗方参考枸杞怀山猪肝粥（《抗癌食疗与用药》）。

原料：枸杞 12g，鲜怀山药 50g，粳米 50g，猪肝 100g，骨肉汤 1000mL，姜末 20g，清油适量，盐或食糖少许。

做法用法：枸杞子和粳米分别淘洗干净；鲜怀山药刮洗干净后，切成薄片；猪肝洗净，去筋膜，切成细丁；炒锅预热后，加清油烧至七成熟时，加姜末和猪肝丁煸炒出香味，加入骨肉汤、枸杞子、怀山药片、粳米，小火熬成稠粥，可加少许盐或食糖调味后服食。

功能：枸杞味甘，性平，具有补肝益肾之功效。此方对肝肾亏虚者具有滋补和调理的作用。

NOTE

第十四章　外科疾病的营养治疗

外科手术是一种常见的临床治疗手段，手术创伤可引起机体一系列内分泌及代谢的改变，导致体内营养物质消耗增加、营养状况水平下降及免疫功能受损。营养不良可导致患者对手术的耐受力下降，术后容易发生感染、切口延迟愈合等并发症，影响愈后。因此，术前营养储备是否良好、术后营养补充是否及时合理，是决定外科治疗取得成功的重要因素。

第一节　营养对外科疾病的重要性

营养状况与患者对外科手术的耐受力及术后的康复情况密切相关。手术造成的创伤使机体对能量和蛋白质等营养物质的需求量增加，此时易发生营养不良。营养不良是外科住院患者中的普遍现象。据统计，外科患者因营养不良直接或间接导致死亡者可达30%。因此，通过合理补充营养物质，及时纠正术前患者的营养不良状况，术后积极进行营养支持，对于提高患者手术耐受力、减少并发症、促进术后恢复具有至关重要的临床意义。

一、营养与外科疾病的关系

1. 蛋白质　蛋白质是更新和修补创伤组织的原料。蛋白质营养的问题对外科患者有特别重要的意义，应保证其数量和质量。外科患者常存在不同程度的蛋白质缺乏，术后应供给丰富的优质蛋白。蛋白质营养不良可引起血浆蛋白降低，继而血浆渗透压下降致细胞间水肿，影响伤口愈合，另外，还可造成血容量减少、免疫功能减退及肝功能障碍等。

2. 碳水化合物　碳水化合物是最经济有效的供能物质，并且是体内某些组织（如红细胞、骨髓、周围神经、肾上腺髓质及创伤愈合所必需的成纤维细胞和吞噬细胞等）的主要能量来源。碳水化合物作为能量物质易于消化吸收，且补充足够的碳水化合物可发挥节约蛋白质的作用，有利于患者恢复正氮平衡，提高手术耐受性。

3. 脂肪　适量的脂肪可改善食物的风味，增加脂溶性维生素的吸收。手术创伤后，患者可能会出现应激性糖尿病，此时葡萄糖代谢障碍，脂肪动员加强，使机体70%~80%的能量来源于脂肪。但对肠胃功能不好及肝胆胰疾病的外科患者，摄入量应降低。可考虑选择中链脂肪酸，其吸收迅速通过门静脉系统进入肝脏，不刺激胰液分泌，且可促进氨基酸的吸收。

4. 维生素　维生素与创伤及术后愈合和康复的关系密切。维生素A能维持上皮细胞的正常增值与分化；维生素C对胶原蛋白的合成及伤口愈合有促进作用；B族维生素参与能量代谢；维生素D促进钙磷吸收，有助于骨伤修复愈合；维生素K参与凝血过程，可减少术中和术后出血。故应足量补充各种维生素，以促进术后伤口愈合。

5. 无机盐及微量元素　创伤后随着尿氮的丢失，铁、钾、镁、锌、硫及磷的排出增加，术后及康复期应注意无机盐及微量元素的补充。慢性消耗性疾病、营养不良、长期负氮平衡、胃肠液丢失的患者容易缺钾，应特别注意钾的补充。

二、外科患者营养缺乏的原因

1. 术前营养不足　患者由于疾病本身的影响，手术前就存在着不同程度的营养不良。发生的原因主要有：

（1）膳食摄入量不足　患胃肠道疾病或遭受重大创伤时，疼痛、食欲不振、厌食、吞咽困难及消化道梗阻等可导致食物摄入量减少。

（2）消化吸收功能降低　胃肠、肝胆、胰腺等疾病可使消化液和消化酶分泌障碍，严重影响食物的消化和营养素的吸收。

（3）热能及营养素需要量增加　术前患者精神紧张、感染发热及慢性消耗性疾病等均使机体的代谢消耗增加，因而对热能和各种营养素的需要量增加。

（4）营养素丢失　各种原因引起的腹泻、消化道外瘘、慢性失血、大面积烧伤和严重感染时，均可引起蛋白质和其他营养素的大量丢失。

2. 术中和术后的营养丢失　手术本身就是一种创伤，术中造成的组织损伤和失血，必然会引起蛋白质及其他营养素的丢失。手术愈复杂，创伤就愈大，丢失的蛋白质就愈多，如甲状腺次全切除术的平均丢失蛋白质的量是75g，而乳腺癌根治术的平均丢失蛋白质的量为甲状腺次全切除术的2倍。手术后，蛋白质分解加速，尿氮排泄量明显增加，患者处于负氮平衡状态。术后负氮平衡持续的时间与手术的难度、时间和范围有密切关系，一般为5~10天（见表14-1）。

表14-1　各类手术后的失氮量

手术名称	平均失氮量（蛋白质）	持续时间
乳癌根治术	15 克（94 克）	10 日
腹股沟疝修补术	18 克（113 克）	10 日
穿孔性阑尾炎切除术	49 克（306 克）	10 日
胃切除术	54 克（338 克）	5 日
迷切 + 幽门成形术	75 克（469 克）	5 日
胆囊切除术	114 克（712 克）	10 日
溃疡病穿孔修补术	136 克（850 克）	10 日

第二节　外科疾病营养治疗的基本原则

手术创伤可引起一系列内分泌及代谢的改变，使体内营养素高度消耗。术前患者如有足够的营养储备，可增加对手术的耐受力，使术后伤口迅速愈合。如有营养缺乏，特别是长期营养不良，术后营养又不能及时补充，常因抵抗力下降而引起感染、创伤愈合延迟等并发症，影响临床治疗效果，甚至危及生命。因此，制定均衡合理的膳食营养治疗方案并及时补充，对患者机体的康复具有极为重要的意义。

一、术前患者的营养治疗原则

结合患者的病情，选择合适的营养支持方式，改善患者的营养状况，最大限度地提高手术耐受力。

1. 高能量饮食 高能量饮食能够增强机体抵抗力，增加能量储备，满足术后热能消耗的需要，有利于创伤修复。通常术前热能供给为每天 8.4 ~ 10.5MJ（2000 ~ 2500kcal），若患者仅仅起来坐在床边活动，则仅需增加基础代谢的 10% 左右；若能起床活动，则增加基础代谢的 20% ~ 25%；若安静卧床发烧的患者，则体温每升高 1℃，基础代谢增加 13%；若患者消瘦明显，宜在体重有较大增加后做手术。

2. 高蛋白饮食 蛋白质对手术的效果影响极大，供给充足的蛋白质能促进伤口愈合，防止发生营养不良性水肿和低血容量性休克，增强机体对麻醉的耐受力和抗感染能力，减少术后并发症，保护肝脏供能。通常术前要求血红蛋白达到 90g/L，血清总蛋白达到 60g/L。对于手术患者，蛋白质的供应量应占总热能的 15% ~ 20%，或按每天 1.5 ~ 2.0g/kg 计算，其中优质蛋白占 50% 以上。

3. 高碳水化合物饮食 高碳水化合物饮食可供给充足的能量，减少蛋白质的消耗，促进肝糖原的合成和储备，防止低血糖的发生，保护肝细胞免受麻醉剂的损害。一般占总热能的 65% 左右。

4. 补充足量的维生素和必需微量元素 补充足量的维生素和必需微量元素对促进外科患者的组织修复和伤口愈合至关重要。为增加维生素和必需微量元素在体内储存，术前 7 ~ 10 天，应给予维生素 C100mg/d、胡萝卜素 3mg/d、维生素 $B_1$5mg/d、维生素 PP50mg/d、维生素 $B_6$6mg/d，有出血或凝血机制降低时，可补充维生素 K15mg/d。

5. 合理补充水分 保证体内有充足的水分是维持正常代谢的先决条件之一。心脏和肾功能良好者可饮水 2 ~ 3L/d。肥胖或循环功能低下的患者，术前 1 ~ 3 天给予低盐饮食，或术前 5 ~ 6 天内采用 1 ~ 2 天半饥饿的饮食方式。

6. 营养治疗术前合并症

（1）患者有贫血、低蛋白血症及腹水时，除给予输全血、血浆和白蛋白外，还应通过饮食给予足够的蛋白质和热能。

（2）对高血压患者，需在药物治疗的同时给予低盐、低胆固醇饮食，待血压稳定在安全范围时再行手术，以减少手术过程中出血。

（3）对糖尿病患者，则必须按糖尿病饮食要求供应膳食，配合药物治疗，使血糖接近正常水平、尿糖定性转为阴性，预防术后伤口感染及其他合并症。

（4）对肝功能不全的患者，要给予高能量、高蛋白、低脂肪膳食，并充分补充各种维生素，促进肝细胞再生，恢复肝脏功能。

（5）对肾功能不全的患者，需依照病情给予高能量、低蛋白、低盐膳食。

二、术后患者的营养治疗原则

术后提倡早期营养支持，患者的膳食一般遵循由流质、半流质、软食逐渐过渡至普通膳食的原则，以肠内营养为主，必要时考虑肠外营养支持，以及时补充各种营养物质。

1. 能量　术后患者须增加能量供给。男性患者每日应供给能量 8.4MJ（2000kcal），女性为 7.5MJ（1800kcal），能经常下床活动后，应增加到 10.9～12.6MJ（2600～3000kcal）。患者的全天能量需要量也可按以下公式计算：

能量需要量 = 基础代谢能量消耗（BEE）× 活动系数 × 应激系数

活动系数：卧床为 1.2，轻度活动 1.3。手术或创伤时的应激系数见表 14-2。

表 14-2　不同手术或创伤时的应激系数

创伤种类	应激系数	创伤种类	应激系数
外科小手术	1.00～1.10	复合性损伤	1.60
外科大手术	1.10～1.20	癌症	1.10～1.45
感染（轻度）	1.00～1.20	烧伤（20%）	1.00～1.50
感染（中度）	1.20～1.40	烧伤（20%～39%）	1.50～1.85
感染（重度）	1.40～1.80	烧伤（40%）	1.85～2.00
骨折	1.20～1.35	脑外伤（用激素治疗）	1.60
挤压伤	1.15～1.35		

注：摘自蔡东联.《实用营养学》. 北京：人民卫生出版社，2005.

2. 碳水化合物　术后给予充足的碳水化合物，既能节约蛋白质，加速机体转向正氮平衡，又能防止酮症酸中毒，同时可增加肝糖原储备，具有保护肝脏的作用。供给量以 300～400g/d 为宜，占总能量的 60%～70%。

3. 蛋白质　术后患者多伴有不同程度的蛋白质缺乏，呈负氮平衡状态，不利于创伤愈合。故术后患者应给予高蛋白膳食，以纠正负氮平衡，给予蛋白 150g/d 左右为宜，并注意蛋白质的质和量。

4. 脂肪　术后患者膳食中的脂肪含量应占总热能的 20%～30%。对于胃肠功能低下和肝、胆、胰腺术后的患者，应限制脂肪摄入量。若患者长时间依靠肠外营养支持，应保证必需脂肪酸的供给。肝病患者应选择中链甘油三酯，易于消化吸收，可直接经门静脉入肝脏，易于氧化分解代谢。

5. 维生素　维生素与创伤及术后愈合有密切关系。术前缺乏者应立即补充，营养状况良好的术后患者需大量补充维生素 C 及 B 族维生素。维生素 C 是合成胶原蛋白、促进创伤愈合所必需的物质，术后每天 1～2g。B 族维生素与能量代谢密切相关，也影响伤口愈合和机体对失血的耐受力，每天的供给量可增至正常供给量的 2～3 倍。

6. 矿物质　创伤或术后患者因失血和渗出液体等原因，常使钾、钠、铁、镁、锌等矿物质大量丢失，应及时予以补充。特别要注意钾的补充，补钾有助于氮储留。

三、术后患者的营养需要及饮食特点

手术创伤引发的应激反应使机体能量消耗和物质分解代谢增强，手术时出血和患者呕吐、出汗、胃肠减压、引流、创面渗出等丢失了大量含氮液体，损伤组织吸收及感染引起的体温升高，术后合并症（如消化道瘘）造成的额外消耗，致使术后患者对能量和各种营养素的需要量明显增大。术后患者的营养补充要依病情而定，原则上是通过各种途径供给高能量、高蛋白、高维生素的膳食。

1. 口腔、咽喉部手术 口腔、咽喉部手术一般仅于当天中午禁食，晚饭即可用冷流质，至第 3 天中午改为少渣半流质饮食，食物不宜过热，以免引起伤口出血。1 周后可改为软食。

2. 胃肠道手术 胃肠道手术后的患者须禁食 2~3 天，禁食期间进行肠外营养支持。待患者排气、肠道功能初步恢复后，可给予少量清流质饮食，其后视病情改为一般流质，5~6 天后改为少渣半流质、半流质饮食。伤口愈合良好者，术后 10 天左右即可供应软食。直肠或肛门手术后也要禁食 2~3 天，以后给予清流质、流质、少渣半流质饮食，特别应限制富含粗纤维的食物，以减少大便次数，利于伤口愈合。阑尾切除术后第 1 天应禁食，第 2 天可给予流质，第 3 天改为半流质，第 5 天给予软食。若有阑尾穿孔、腹膜炎等并发症，则需推迟更换饮食种类的时间，必要时行肠外营养支持。

3. 肝、胆、脾手术 肝、胆术后患者的饮食以采用低脂、高蛋白的半流质为宜，以减轻肝、胆代谢负担。因门静脉高压症行脾切除术后的患者，由于存在肝功能障碍和食管静脉曲张，应限制脂肪及粗纤维的摄入，并将食物切碎、煮烂，选择易于消化的食物。

4. 其他部位手术 可根据手术创伤的大小、患者状况等因素决定营养支持的时间和方式。创伤小的手术一般术后即可进食。创伤大的手术或全身麻醉的患者，多伴有短时间的消化吸收功能障碍，需进行肠外营养的补充，随着机体恢复，逐步改为肠内营养。对于颅脑损伤和昏迷的患者，应给予管饲营养支持。恶性肿瘤患者往往术前就存在不同程度的营养不良，应视病情补充营养。严重贫血、低血容量性休克、急性化脓性感染等患者，应及时给予输血或血浆代用品。

四、外科患者营养的补充途径

（一）肠内营养

肠内营养（enteral nutrition，EN）广义是指经胃肠道用口服或管饲来提供代谢需要的营养基质及其他各种营养素；狭义是指对于不能耐受正常膳食的患者，经口服和管饲途径，将只需化学性消化或不需消化的由中小分子营养素组成的营养液直接注入胃肠道，提供营养支持。

相较于肠外营养，EN 更接近正常生理状态，故可预防肠黏膜萎缩，保护肠屏障功能，且有方便、便宜及具有副作用小等特点，故临床应用时应遵循"当胃肠道有功能时，应首选肠内营养"的原则。

1. 肠内营养的适应证 原则上小肠具有一定的吸收功能，都可以采用肠内营养。其主要适应证归纳如下。

（1）胃肠功能正常但营养物摄入不足或不能摄入者，如大面积烧伤、严重感染、甲亢等造成机体营养素需求量增加，日常摄食不能满足需求；口腔、咽喉及食管的相关疾患，创伤或手术造成的咀嚼吞咽功能障碍者；昏迷、大手术后的危重患者等无法经口摄食。

（2）胃肠道部分功能不良者，如消化道瘘好转期或供给营养素不从瘘孔流出者，短肠综合征与炎性肠道疾病术后者，以及胰腺疾病的适当时期由肠外营养过渡到 EN 以促进胃肠功能恢复者，AIDS 等吸收不良综合征、小肠憩室炎及各种顽固性腹泻者。结肠检查、手术前的准备应用无渣 EN 可降低感染的危险性等。

（3）胃肠功能基本正常但出现其他脏器功能不良者，如肝、肾衰竭者选用对应特殊治疗功能的 EN 制剂。肿瘤放化疗及心血管疾病等导致营养摄入利用不足者，以及先天性氨基酸代谢缺乏者等。

2. 肠内营养的禁忌证

（1）急慢性胰腺炎急性发作期。

（2）小肠广泛切除后早期（1 个月内）和空肠瘘。

（3）处于严重应激状态或休克、麻痹性肠梗阻、上消化道出血、腹膜炎、顽固性呕吐或严重腹泻急性期。

（4）严重吸收不良综合征及长期少食衰弱的患者。

（5）急性完全性肠梗阻或胃肠蠕动严重减慢者。

（6）症状明显的糖尿病患者在接受大剂量的类固醇药物治疗者。

（7）年龄 <3 个月的婴儿。

3. 肠内营养的并发症

（1）胃肠道并发症　主要是营养制剂选择不当、渗透压过高、输注速度过快、营养液温度过低或有异味等引起的腹泻、恶心、呕吐。一般去除不利因素可缓解。

（2）代谢并发症　营养液配方无法适应所有个体，个别患者可能出现脱水、高血糖症等代谢并发症，但发病率明显低于肠外营养。

（3）感染并发症　营养液污染、输液系统污染等可引起感染并发症。一般严格规范操作、加强护理、认真监测可以预防。

（4）置管并发症　长期经鼻置管可引起鼻翼部糜烂、咽喉部溃疡、鼻窦炎等并发症；胃造瘘固定不严密，可引起腹腔内感染。

（二）肠外营养

肠外营养（parenteral nutrition，PN）是一种对胃肠道功能障碍的患者，通过静脉途径输注各种营养素，以维持机体新陈代谢的治疗方法。肠外营养支持可分为中心静脉营养和周围静脉营养。中心静脉营养也称为完全肠外营养（total parenteral nutrition，TPN），即碳水化合物、氨基酸、脂肪、维生素、矿物质和水等所有营养物质均经静脉输入；周围静脉营养是部分营养物质经静脉输入，是对患者肠内营养摄入不足的补充。

1. 肠外营养的适应证　肠外营养的基本适应证是胃肠道功能严重障碍或衰竭的患者，即凡需要进行营养治疗，又不能或不宜接受肠内营养的患者，都是肠外营养的适应证。

（1）强适应证　如肠功能障碍（断肠综合征、克罗恩病、放射性肠炎、严重腹泻和呕吐及胃肠梗阻等）、重症胰腺炎、高代谢状态危重患者、严重营养不良，以及大剂量化疗、放疗或接受骨髓移植者等。

（2）中适应证　如肠外瘘，炎性肠疾病，大手术创伤围手术期，严重营养不良的肿瘤患者及肝、肾、呼吸功能不全者等。

（3）弱适应证　轻度应激者、术后短期胃肠功能恢复期及已确定或被认为不可治愈的疾病状态。

2. 肠外营养的禁忌证

（1）无明确治疗目的（不可治愈、无复活希望）。

（2）心血管功能紊乱或严重代谢紊乱期间需要控制或纠正者。

（3）患者的胃肠道功能正常或可适应肠内营养者。

（4）原发病需立即进行急诊手术者。

（5）预计发生肠外营养并发症的危险性大于其可能的益处者。

3. 肠外营养的并发症　长期进行肠外营养治疗，会导致多种并发症，主要有以下三类：

（1）**置管并发症**　主要与中心静脉导管的置入技术及护理有关。常见的有气胸、血胸、血肿、空气栓塞、血栓性静脉炎、创伤性动脉或静脉瘘等。

（2）**感染并发症**　在导管置入、营养液配制及输入过程中极易发生感染，导管性败血症是肠外营养常见的严重并发症。因此，每一步骤必须严格按照无菌操作技术规定进行。

（3）**代谢并发症**　这类并发症多与对病情动态监测不够、治疗方案选择不当或未及时纠正有关。常见的有高血糖症、低血糖症、高脂血症、高氨血症、高钾血症、低钾血症、低钙血症及肝功能损害等。

为预防上述各种并发症的发生，必须严格执行无菌技术操作规程，熟练掌握导管穿刺技术，加强对患者的临床监护，及时进行各项检验分析，尽最大努力避免代谢性并发症的发生，将对患者的损伤降到最低。

第三节　常见外科疾病的术后营养治疗

一、胃大部切除术

胃大部切除术是胃肠道最常见的外科手术之一，属于中等手术，主要用于治疗胃癌、消化性溃疡等疾病。术后蛋白质分解增加，有 5 天左右处于负氮平衡状态，表现为消瘦、贫血及体重下降等，如果治疗不当易发生营养失调。因此，合理均衡地供给饮食不仅有利于伤口愈合及身体康复，而且能有效防止并发症的发生。

（一）营养治疗原则

1. 保证热能供给　总能量的摄入量是决定胃切除术后能否顺利康复的关键。通常完全卧床的患者所需的能量为基础代谢的 1.2 倍；起床活动者增加 25% 以上；发热者，体温每升高 1℃，便增加基础代谢的 13%。术后早期应通过静脉补充葡萄糖、氨基酸、脂肪乳剂、维生素等改善营养状况，纠正负氮平衡，促进机体康复。

2. 补充足量蛋白质　由于手术创伤应激，术中失血、脱水，术后较长时间的禁食及胃肠减压等，导致能量和蛋白质代谢增高，肌肉和脂肪组织的消耗增加，负氮平衡明显。因此，胃切除患者应补充高蛋白饮食，按 $1.5 \sim 2.0 \text{g}/(\text{kg} \cdot \text{d})$ 计算，以易于消化吸收的优质蛋白为主。

3. 适量增加脂肪的摄入　除少数因胆汁和胰液分泌不足而出现脂肪消化不良的患者外，大多数患者应适当增加脂肪的摄入量，以补充热能的需要。如无腹泻可按 $1 \sim 2\text{g}/(\text{kg} \cdot \text{d})$ 计算，选择易于消化吸收的脂肪，如植物油、奶油、蛋黄等。

4. 补充适量的碳水化合物　碳水化合物容易消化吸收，是能量的主要来源。术后碳水化合物的供给量以 300g/d 为宜，过量易致高渗性倾倒综合征，特别要注意少食单糖和双糖类。

5. 补充维生素和矿物质　术后患者可有不同程度的消化吸收障碍，易致 B 族维生素、维生素 A、维生素 C，以及铁、锌、镁等营养素缺乏。故应注意及时补充，促进患者康复。

（二）营养治疗方法及膳食特点

胃切除患者一般在术后第 3 天进食，原则是少量多餐，每天 5 ~ 6 餐。开始为半量清流质，第 4 ~ 5 天给予全量清流质，之后逐渐改为普通流质、半流质，每次饮食 100mL 左右。行食管与十二指肠或空肠吻合术后，应给予容易通过吻合口的稀薄性状的饮食，禁食用残渣多的食物，以免增加对吻合口的刺激。如发生吻合口瘘，则应改为空肠造瘘给予流质或要素膳补充营养。病情好转后，逐步改为少渣半流质、软食、普食，每次主食 50 ~ 100g，以后可适当加量，加餐量宜少。另外，要注意定时定量进餐，以利于消化吸收，同时可防止倾倒综合征和低血糖症的发生。胃切除术后的患者在不同时期的饮食可分三个阶段。

1. 第一阶段　早期饮食为流质，常用的食物有米汁、藕粉、鱼汤、肉汤、鸡汤、豆汁、菜汤、蛋花汤、蒸蛋等。每天 6 餐，每餐由 40mL 增至 150mL；后期流质增至 200mL 以上，并添加少量大米粥、薄面片等，为其适应第二阶段饮食做好准备。目前，采用通过鼻肠管输入特殊医学用途配方食品要素膳的方法，较好地解决了胃切除患者的术后早期营养问题。

2. 第二阶段　饮食为半流质或软食。常用的食物有稠米粥、细挂面、馄饨、面包、饼干、馒头、卧鸡蛋、炖烂的鸡、鱼、肉、豆腐、豆腐脑、菜泥、果泥、炒嫩菜叶、熟透的水果等。每天 6 餐，主食供应量为 50 ~ 100g。

3. 第三阶段　饮食由软过渡到普食。膳食种类广泛，除油炸食品和甜食外，一般不加限制，原则上每天 6 餐，数量按患者需要提供。

（三）常见并发症的饮食预防

1. 倾倒综合征的预防　倾倒综合征是指胃大部切除术后，患者因快速、大量进食而引起的以肠道和循环系统功能紊乱为主的临床症候群。为防止倾倒综合征的发生，应做到以下几点：

（1）限制甜食的摄入量　食物中糖量过多会刺激肠黏膜分泌肠液，导致渗透压明显增高，使细胞外液及血容量减少，极易诱发倾倒综合征。

（2）少量多餐　采用少量多餐可限制每餐食物的摄入量，防止肠腔过分膨胀及由此引起的肠蠕动增强。

（3）干稀分食　进餐时要将固体和液体食物分别摄入，液体食物或饮料应在吃固体食物前或后半小时饮用，因为汤和饮料通过胃肠的速度太快，容易将较干的食物一起带入空肠，使之膨胀。

（4）平卧进食　采用平卧位进食，或进餐后取平卧位或侧卧位休息，此时空肠的内容物能回流到残胃，可延缓胃排空的时间，使食物缓慢通过小肠，可避免了空肠的过度膨胀，利于食物的消化吸收。

2. 低血糖综合征的预防　低血糖综合征一般在进食后 1 ~ 3 小时出现，患者极度疲乏、无力、头晕、出汗、颤抖、心慌、嗜睡，且血糖低于正常。其发生的原因是，食物迅速进入空肠后，葡萄糖吸收量增加，但由于体内尚没有足够的胰岛素产生，以致葡萄糖不能及时储存于肝脏内，从而使血糖呈一时性显著升高，高血糖又刺激机体产生过多的胰岛素，继而血糖迅速降低，低血糖刺激肾上腺素大量分泌，从而引起上述一系列症状。预防的方法是调节饮食，少量多餐，以防血糖升高过快。在出现低血糖综合征时，少量摄取食物即可缓解症状。

NOTE

（四）参考食谱举例

胃切除术后第一阶段的参考食谱

早餐：蒸蛋羹（鸡蛋 70g）。

加餐：整蛋白型肠内营养剂 48g（蛋白质 8g，脂肪 5g，碳水化合物 30g）。

午餐：鸡汤挂面（面粉 75g）。

加餐：浓米汤（200mL）。

晚餐：肉末蒸蛋羹（鸡蛋 70g，瘦肉 20g）。

加餐：香油菜泥汤（青菜 100g，香油 10g）。

全日食用盐 6g，植物油 15g。

胃切除术后第二阶段的参考食谱

早餐：粥（大米 25g），馒头（面粉 25g），番茄炒鸡蛋（鸡蛋 50g，番茄 100g）。

加餐：蒸蛋羹（鸡蛋 50g）。

午餐：肉丝面（面粉 50g，瘦肉 50g）。

加餐：面包（面粉 25g）。

晚餐：细面片（面粉 60g），肉丝炒白菜（瘦肉 25g，白菜 50g）。

加餐：酸奶 100g。

全日食用盐 6g，植物油 25g。

胃切除术后第三阶段的参考食谱

早餐：稀饭（大米 25g），馒头（面粉 50g），煮鸡蛋（鸡蛋 50g）。

加餐：面片（面粉 25g），肉松（牛肉 20g），橙子 50g。

午餐：软米饭（大米 100g），清蒸鱼（鲳鱼 100g），羊肉炒青菜（羊肉 80g，青菜 150g）。

加餐：蒸蛋羹（鸡蛋 50g），面包（面粉 25g），苹果 50g。

晚餐：蒸包（面粉 50g，瘦肉 40g，白菜 50g），牡蛎汤（牡蛎 50g）。

加餐：胡萝卜饼（胡萝卜 50g，面粉 25g）。

全日食用盐 6g，植物油 25g。

（五）中医食疗方举例

胃大部切除术的食疗方参考养胃粥（《常见病食疗》）。

原料：鲜荷叶 1 张，冬瓜 500g，粳米 100g，糯米 100g，红枣 10 枚，熟牛肚 200g，牛肉汤 1000g。

做法用法：文火煮，加少量麻油后食用。

功能：牛肚有"以胃补胃"的功效，该粥能养胃健脾、补中益气。

二、短肠综合征

短肠综合征是指由于小肠被大段切除（超过 20cm），食物在肠道的停留时间缩短，导致小肠对各种营养素的吸收功能障碍而引起的多种临床症状。临床症状的轻重和预后，取决于切除小肠的长度及部位。广泛切除近端小肠后，主要造成三大营养素、钙和铁的吸收不良，患者会出现体重降低、贫血和骨质软化症；切除远端小肠则影响胆盐、脂肪和维生素 B_{12} 的吸收，患者可有腹胀、腹泻，粪便呈灰黄油腻状；小肠大部切除能导致各种营养素吸收障碍，以脂肪吸收不良较为常见，会产生明显的脂肪痢，患者可有全身性营养不良的表现。

短肠综合征的饮食营养治疗，应根据小肠不同阶段的适应能力和患者消化吸收功能的恢复情况，采用肠外营养，待病情好转后再用管饲或口服要素膳。只要胃肠功能有改善，就应及早恢复饮食。进食能增加小肠酶的活性，促进小肠功能的恢复，防止其功能进一步减退。

（一）营养治疗原则

1. 少量多餐　小肠广泛切除后，患者的消化吸收功能紊乱，早期常有大便次数增多，不太适应饮食，所以开始应给予清淡、少渣、易消化的流质，每次进食的数量要少，以后逐渐增加，每日 6~7 餐。随着病情好转可改为半流质和软饭。

2. 高能量、高蛋白饮食　患者营养不良时，可出现负氮平衡，术后早期应采用肠外营养予以纠正。患者恢复经口饮食后，可先用含淀粉的食物，再用易消化的蛋白质食物。

3. 限制脂肪　小肠尤其是远端小肠切除后，脂肪吸收障碍严重，易出现脂肪泻，故应严格限制脂肪的供给量。但是可选用中链甘油三酯，因其溶解度大、代谢快，在没有胰脂酶的情况下也能消化吸收，不需再行乳化。

4. 供给充足的维生素和矿物质　小肠切除使维生素和矿物质出现不同程度的吸收障碍，尤其容易发生低钾血症，需要通过饮食或者由静脉补充多种维生素和矿物质，特别要注意补充维生素 A、维生素 K、维生素 B_{12}、钾、铁等。

（二）营养治疗方法及膳食特点

1. 肠道功能初步恢复时，宜选用低蛋白、低脂肪流食，如稀米汤、稀藕粉、果汁水、维生素糖水、胡萝卜水等，每次 50~100mL，每日 3~6 次。

2. 肠道功能进一步恢复，可选用营养均衡型的肠道营养制剂，如安素、立适康等。患者忌（少）用高脂、高纤维、辛辣刺激性的食物，如动物脂肪、芹菜、菠菜、韭菜、葱、蒜、辣椒等。

（三）参考食谱举例

食谱组成

早餐：糖花卷（面粉 100g），鸡蛋 50g。

加餐：牛乳 150mL，面包 50g。

午餐：米饭 100g，虾仁（虾仁 50g），炖小白菜（150g）。

加餐：冲藕粉 100mL（藕粉 15g，糖 10g，鸡蛋 25g）。

晚餐：馒头 100g，冬瓜汆丸子（鸡肉 50g，冬瓜 100g）。

加餐：牛乳 100mL，松糕 50g。

全日食用盐 6g，植物油 25g。

（四）中医食疗方举例

短肠综合征的食疗方参考当归炖鸡（《常见病食疗》）。

原料：母鸡 1 只（1~1.5kg），当归 20g，醪糟汁 100g。

做法用法：杀鸡洗净，去内脏，开水煮去血水捞出，加水 1.5kg，中小火炖，加醪糟汁、当归，炖 3 小时即成。

功能：当归性甘、辛、温，是活血补血的良品；鸡肉温补脾胃、补血助阳。本汤极适合短肠综合征者食用。

三、口腔外科疾病

口腔具有分泌唾液、磨碎食物，并对食物进行初步消化的作用。当患者患口腔外科疾病时，其咀嚼功能会受影响，不能进食固体食物，因此要给予患者流质、半流质、要素膳、混合奶和软饭。后期供应的饮食要细软、易吞咽，忌用刺激性食物。其营养需要一般与患病前无明显区别，但要保证供给足够的热能、蛋白质和维生素。

（一）颌面骨骨折

颌面骨骨折患者在进行颌骨固定治疗时，不能正常咀嚼和进食，但消化功能正常，故应给予高热能、高蛋白和富含钙的食物。开始可让患者吸食流质、混合奶、匀浆膳或要素膳，以后逐渐增加餐次和数量。当开始放松固定时，可给予半流质，让患者试着缓慢咀嚼食物。随着骨伤的愈合，要逐渐供应有适当硬度的食物，但一般在2个月内，不宜咀嚼过硬的食物。

（二）颌面部软组织损伤

颌面部软组织损伤有刺伤、咬伤、挫裂伤、混合伤等。颌面部损伤经外科治疗后，早期常因局部肿胀、缝合牵拉而导致张口和咀嚼困难，此时可让患者吸食或管饲流质、混合奶、要素膳，待肿胀消退后，改为半流质、软饭。进食时要防止食物污染创面，可采用将油纱布隔于下唇红唇缘下的方法喂食。口腔黏膜有烧伤者，每次进食后可用3%双氧水清洗；黏膜有溃疡时，需涂擦1%龙胆紫。对重度颜面部损伤和烧伤患者，宜采用鼻饲饮食法。

（三）唇裂、腭裂及口腔肿瘤术后

在对唇裂、腭裂进行修复及对口腔肿瘤实施切除术后，须经鼻胃管给予流质、混合奶、要素膳。伤口愈合后改为半流质和软饭。

第十五章　烧伤的营养治疗

烧伤（burn）是指热力导致人体组织的损伤，是常见的急性损伤之一，主要有物理和化学烧伤两种。根据烧伤的面积与深度，通常分为Ⅰ度、Ⅱ度和Ⅲ度三种类型。其中大面积的严重烧伤易引起全身性伤害。烧伤患者除药物和手术治疗外，及时合理地补充营养物质，可增强机体抵抗力，减少并发症，提高治愈率。

第一节　烧伤后的代谢和营养需要

一、烧伤后的代谢反应

烧伤后的代谢分为低潮期和高潮期。烧伤后的 1~2 天患者可出现基础代谢降低，但并不明显；随后基础代谢旺盛，也称超高代谢，超高代谢表现为耗氧量及产热过度增加。大面积深度烧伤时，基础代谢率增加的幅度可达 50%~100%，体温每升高 1℃，代谢增加 10%~15%。例如，烧伤面积为 10%、30%、40%、60% 时，基础代谢率分别增高 28%、70%、85%、98%。目前证实，超高代谢主要表现为分解代谢增强，耗氧量及产热量增加，蛋白质过度分解，由于肌肉、脂肪、水分减少导致体重明显下降等一系列变化。

（一）蛋白质代谢

据临床观察，患者烧伤后第 2 天即出现尿素氮排出量增加，丢失尿氮达 20~30g/d，可持续数日至数周。若合并败血症时，可排出尿氮 60~70g/d。Soroff 等人的研究表明，中等烧伤的分解代谢可持续 30 天，蛋白质分解累积达 12kg，脂肪消耗 4kg。患者尿中还可出现肌酸和大量钾及组氨酸、酪氨酸、谷氨酸、天门冬氨酸等 10 多种氨基酸，表明肌肉蛋白发生分解。氨基酸尿可持续到烧伤创面愈合。尿中出现氨基酸与肾小管重吸收功能发生障碍有关。此外，烧伤创面的渗出液也可丢失一定数量的氮，每 1% 烧伤面积第 1 周丢失氮大约为 0.2g。深度烧伤占体表面积 1/3 的患者，通过创面渗出液丢失的氮约占总丢失量的 10%~20%，而大面积深度烧伤者由创面渗出液丢失的氮可占 20%~30%。由于大量氮的丢失，使患者很快处于负氮平衡状态。另外，手术切痂、植皮及并发败血症时，尿氮的排出量也会显著增加。实践证明，在烧伤治疗中采取早期切痂与植皮、清除Ⅲ度创面、加强营养的综合治疗，可减弱体内蛋白质的分解代谢，使尿氮排出减少。因此，加强蛋白质营养支持，对遏制病情发展具有重要意义。

（二）脂肪代谢

大面积烧伤患者在早期可见血浆内游离脂肪酸显著升高，且与烧伤程度呈正比，而血浆甘油三酯则相对无变化。严重烧伤患者的脂肪丢失量可达 600g/d 以上。烧伤的水肿液中含有甘油三酯、胆固醇、磷脂和未酯化脂肪酸，从创面渗出的淋巴液中也含有较多的上述脂类。烧伤后患者体内儿茶酚胺、甲状腺素、胰高血糖素、肾上腺皮质激素分泌增加，促进了组织内甘油三酯分解为甘油和脂肪酸的脂解作用。胰岛素和前列腺素则抑制甘油三酯的分解。烧伤后患者很少发生酮血症和酮尿症，表明脂类的氧化过程能正常进行。

（三）碳水化合物代谢

烧伤患者常出现轻度或中度高血糖，大面积烧伤患者中有半数在伤后 2 小时内出现高血糖症。葡萄糖耐量试验证明，烧伤患者的糖耐量曲线与糖尿病患者的曲线相似，但尿中没有酮体，表明高血糖是由烧伤引起的，且与烧伤程度呈正相关性。此种情况称为烧伤假性糖尿病或烧伤应激性糖尿病。Kinney 认为，烧伤后糖原异生加速的目的是为了给体内某些合成与代谢过程提供能量，如为脑组织提供所需的葡萄糖。此外，感染在造成葡萄糖代谢加速方面占有很重要的地位，无感染时，葡萄糖的代谢和氧化基本接近正常，治愈的烧伤患者不再有糖尿病症状也证明了这一点。

（四）矿物质代谢

烧伤早期，组织细胞的破坏可导致血清钾和其他无机盐含量升高。在分解代谢旺盛期，因创面丢失和尿中排出量增加，以致血清中钾、磷、锌、钙、镁、铜等无机盐含量均下降。

（五）维生素代谢

烧伤后患者体内的水溶性维生素从尿液和创面丢失的量很多，加之体内物质代谢旺盛对其需要量的增加，故血浆及尿液中各种维生素的含量都降低。

（六）酸碱平衡紊乱

烧伤很容易导致酸碱平衡紊乱，常见的有以下三种情况：

1. 代谢性酸中毒　严重烧伤早期出现的休克、感染等皆可使三羧酸循环运行障碍，导致碳水化合物、蛋白质和脂肪氧化不全，产生的乳酸、丙酮酸、酮体等酸性物质便在体内积聚，引起代谢性酸中毒。

2. 呼吸性酸中毒　严重烧伤时的呼吸道梗阻和肺部并发症，可致呼吸不畅，使二氧化碳在体内大量蓄积，从而发生呼吸性酸中毒。此外，烧伤后患者出现的脑水肿、感染、麻醉剂或其他药物引起的呼吸抑制，也是导致呼吸性酸中毒的原因。

3. 急性缺钾性碱中毒　当烧伤患者出现负氮平衡的同时，细胞内钾离子逸出，而细胞外的钠离子和氢离子则进入细胞内，结果使细胞外液中的氢离子浓度降低，在 pH > 7.5 时便出现急性缺钾性碱中毒的临床表现。

二、烧伤患者的营养需要

烧伤患者的营养需要应根据患者的烧伤面积、深度、病程分期、机体氮平衡状态、体重变化及临床检验结果等因素，确定具体补充的数量和给予的时间。在计算烧伤后营养素的需要量时，应先估算总热能，再考虑蛋白质、脂肪、碳水化合物的比例，以及矿物质和微量元素、维生素的量。

（一）热能

针对烧伤后的超高代谢反应、机体产热和氧耗量增加的特点，因此，在正常需要量的基础上要补充多余的消耗量。Curreri 提出，烧伤占体表面积 20% 以上的患者每日热能的需要量，可按以下公式计算：

成人：热能需要量＝105kJ（25kcal）×体重（kg）＋167kJ（40kcal）×烧伤面积（%）

8 岁以下儿童：热能需要量＝168～251kJ（40～60kcal）×体重（kg）＋146kJ（35kcal）×烧伤面积（%）

（二）蛋白质

不同病程时期的烧伤患者，机体对蛋白质的需要量差异较大。蛋白质的需要量一般以占总热能的15%～20%估计。补充蛋白质的同时应补充非蛋白能量，如糖和脂肪，以防止蛋白质作为能量被消耗。一般非蛋白能量和氮的比例约为150kcal∶1g，严重烧伤患者约为100kcal∶1g。Soroff 对 11 例Ⅲ度烧伤面积达 15% 以上的烧伤患者进行氮平衡研究后指出，当摄入 14.7MJ/d 热能，其 30% 由脂肪供给时，要在伤后不同时期达到氮平衡，则各期蛋白质的需要量为：7～16 天时为 3.20～3.94g/kg，30～39 天时为 2.02～2.53g/kg，60～69 天时为 0.51～1.44g/kg，90～99 天时为 0.51～1.08g/kg。可见在分解代谢旺盛期，患者对蛋白质的需要量宜占总热能的 20% 左右。中度烧伤患者蛋白质的需要量按总热能的 15% 估计，重度烧伤患者蛋白质的需要量按总热能的 20%～25% 估计。例如：重度烧伤患者如果全天需总热量 12552kJ（3000kcal），则需蛋白质供热 1883～2510kJ（450～600kcal），相当于补充蛋白质：（450～600kcal）÷4＝112～150g，折合氮 18～24g。还可以烧伤面积来估计蛋白质的需要量：烧伤面积＜30%，蛋白质的需要量为 1.0～1.5g/kg；烧伤面积 30%～50%，蛋白质的需要量为 1.5～2.0g/kg；烧伤面积 50%～70%，蛋白质的需要量为 2.0～2.5g/kg；烧伤面积＞70%，蛋白质的需要量为 2.5～3.0g/kg。优质蛋白质必须占蛋白质需要量的 70% 左右，这对维持氮平衡极为重要。

某些氨基酸对烧伤患者尤其重要，诸如蛋氨酸可转变为半胱氨酸而具有解毒保肝作用，蛋氨酸的甲基合成胆碱后具有抗脂肪肝的功能；色氨酸、苏氨酸、胱氨酸和赖氨酸也都有抗脂肪肝的效能；谷氨酰胺则有防止肌肉代谢分解、增强机体免疫力、维持肝脏和胃肠道黏膜正常功能的重要作用；精氨酸代谢后在肠道内产生较多的氮气能抑制肠道细菌的生长繁殖，可预防患者的肠源性感染。因此，烧伤早期及时静脉输入氨基酸制剂具有重要的意义。

（三）碳水化合物

碳水化合物不仅是热能最经济和主要的来源，而且具有保护心、肝、肾功能及防止代谢性酸中毒和减缓脱水的作用。碳水化合物的需要量应占全天能量的50%～55%。补糖的同时应补充胰岛素，且限制输糖速度，将其控制在 5～6mg/（kg·min），过快则不能被充分利用。静滴葡萄糖时，应与胰岛素、氯化钾按比例同时输入，以利葡萄糖充分转化为糖原，并维持体液中钾的含量。此外，还要供给患者一定量的淀粉类食物，但不宜过多，以免引起腹胀。需注意：高渗葡萄糖液（20%～50%）不宜从周围血管输入，只能从中心静脉输入；高渗葡萄糖液有诱发高血糖的危险，机体利用葡萄糖的能力一般为 6mg/（kg·min），补充外源性胰岛素最多只能达到 9mg/（kg·min）；注意密切观察血糖与尿糖的变化，尤其是对糖利用率降低或隐性糖尿病患者；过量输入有可能引起肝脏的脂肪浸润。

（四）脂肪

脂肪供给要选择含必需脂肪酸、磷脂丰富的食物，例如大豆制品和鸡蛋等，以保证组织细胞再生的需要。膳食脂肪能提供脂溶性维生素，可预防脂溶性维生素缺乏症。根据患者的具体

NOTE

情况，脂肪需要量占总热能的20%～35%。当患者食欲不振，或并发胃肠功能紊乱及肝脏损害时，脂肪供给量需适当减少。输入脂肪乳剂需注意：注意调节输入速度与输入量，初15～30分钟内以1mL/min为宜，然后逐步加快，500mL脂肪乳剂需5～6小时，成人每日用量500～1000mL；所需的非氮热量不宜完全依靠脂肪乳剂供应，故提倡与糖合用；有可能发生急性反应，如发热、畏寒、心悸、呕吐等；长期使用者应注意对肝脏的保护。近来有人用中链三酸甘油酯（MCT）制成的脂肪乳剂替代长链三酸甘油酯（LCT），克服了上述某些缺点。

（五）维生素

维生素在维持体内物质代谢、保证能量供应、促进创面愈合、刺激造血功能、增强免疫能力、减轻药物毒性及预防内脏损害等方面，具有十分广泛的作用。烧伤时主要维生素的需要量见表15-1。

表 15-1　不同烧伤面积患者的主要维生素需要量*

烧伤面积	维生素 A（μg）	维生素 B_1（mg）	维生素 B_2（mg）	维生素 B_6（mg）	维生素 C（mg）
<30%	1000	30	20	2	300
31%～50%	2000	60	40	4	600
>51%	3000	90	60	6	900

*摘自葛可佑. 中国营养师培训教材. 北京：人民卫生出版社，2005.

（六）矿物质和必需微量元素

烧伤导致的无机盐代谢紊乱对创面愈合的影响很大。与康复关系密切的元素主要有以下几种：

1. 钠　烧伤患者血清钠的含量常出现波动，休克期内钠离子浓度降低，以后则逐渐升高，一般于伤后10天左右达到平衡。但也有患者在并发高渗性脱水或败血症时血钠升高。有水肿和肾功能障碍者需限制钠盐的摄入。

2. 钾　除烧伤早期有血钾升高外，由于患者在整个烧伤病程中从尿和创面渗液中均丢失钾，故较多出现低钾血症，此与负氮平衡常同时并存。每1g蛋白质和碳水化合物分解代谢时，可分别释放出钾0.5mg和0.36mg。因此，在供给大量蛋白质的同时需补充钾，这样可促进机体对氮的充分利用。每供给1g氮，同时补充195～234mg（5～6mmol）钾。

3. 磷　能量代谢中，磷可使二磷酸腺苷（ADP）进一步磷酸化为三磷酸腺苷（ATP），这对烧伤患者尤为重要。若患者一旦血清磷降低，必须静脉立即补充。

4. 锌　机体内20%的锌分布在皮肤，锌多与蛋白质结合。烧伤时皮肤损害不但直接丢失锌，而且因蛋白质的分解代谢，也可从创面丢失；烧伤后尿锌的排出量增加，甚至持续2个月之久。锌具有明显的促进创伤愈合的作用，烧伤后应及时补锌。此外，还要注意补充镁、铁、铜、碘等容易缺乏的元素。

（七）水分

烧伤早期，从创面丢失水分的量是正常皮肤水分丢失量的4倍，发烧又进一步增加了水分的丢失量。所以，对于严重烧伤的患者，维持其体液平衡极为重要。通过饮食及补液应供水2500～3500mL/d。为预防发生高渗性脱水，在补充高浓度营养液的同时，更应让患者多饮水和饮料。

第二节　烧伤的营养治疗

一、营养治疗的原则

针对烧伤临床过程中的休克期、感染期和康复期及各期之间互相交错、重叠、紧密联系，有时难以截然分开的病理特点，所以各期的营养治疗原则也应当既有所区别，又有所交叉和延续，以符合病情需要。烧伤后的营养治疗应遵循以下原则：

（一）休克期

以清热、利尿、消炎、解毒为主。补充多种维生素，不强调蛋白质和热量，给以流食。鼻饲或吸食米汁、牛奶、绿豆汤、梨汁、西瓜汁及维生素饮料，应尽量增强食欲。

（二）感染期

继续清热、利尿、消炎、解毒，给以高维生素膳食。逐渐增加蛋白质及热量以补充消耗，保证供皮区的再生及植皮成活率，改善负氮平衡及低蛋白血症。强调补给优质蛋白质，并占全日蛋白质补给量的70%。膳食以半流质和软食为主，含各种粥、面条、鱼、虾、肉类、牛奶、鸡蛋、鲜嫩蔬菜及水果等。

（三）康复期

给予高蛋白、高热量、高维生素和多种微量元素的全价营养膳食，包括各种面食、米饭、肉类、鱼、虾、牛奶、鸡蛋、新鲜蔬菜及水果等。继续控制感染，提高免疫功能，增强抵抗力，促使烧伤患者迅速康复。

二、营养补给方法

为满足烧伤患者的营养需要，应遵循营养治疗原则，根据病情、病程、烧伤部位、胃肠道功能及并发症，采用适宜的途径补充各种营养素，防止发生营养不良，促进患者康复，提高烧伤治愈率。

（一）补充营养的途径

1. 经口营养　口服是最主要的途径。重度烧伤72小时内因大量体液丢失，患者口渴明显，此时要限制患者的饮水量，以免大量饮水造成胃扩张，影响胃功能。如果患者有饥饿感，且有食欲，给少量米汤、豆汁，可满足患者对饮食的需要，也可中和胃酸，并通过饮食调节患者的情绪。在确定患者胃肠功能正常的情况下，鼓励多进食高蛋白、高维生素、易消化、少刺激的食物，多食水果、蔬菜汁等。尊重患者的饮食习惯，在不影响食物多样化的基础上，不强求按比例饮食。少量多餐，一次进食不宜过饱，以免影响消化与吸收。多食含丰富维生素 A、B、C 族的食物，宜食利尿清热、易消化吸收的食物。如西瓜汁、梨汁等新鲜瓜果汁，大枣，小米粥，蜂蜜水，菜汤，番茄汁，红豆，牛奶，豆制品，绿豆汤等。

面部深度烧伤结成焦痂，或口周围植皮影响进食者，或口唇周围烧伤后疤痕挛缩的小口畸形者，或口腔面部烧伤、口腔牙齿固定等进食困难者，食物均应用高速捣碎机打碎或煮烂过筛，不经咀嚼即可下咽，以改善消化条件。

一般休克期后肠蠕动已恢复，可先给休克期流食，如米汤、绿豆汤、西瓜汁、鸭梨汁、维生素饮料等，每日6~8餐。感染期和康复期可根据病情及患者的饮食习惯制定食谱，保证所需的热量，一日5~6餐。注意患者的消化功能，少量多餐，以免因给予大量食物而导致急性胃扩张或腹泻。食欲不振时，可用调理脾胃的中药以改善食欲及胃肠道功能。

2. 管饲营养　主要用于患者消化功能良好，但有口腔烧伤，尤其是会厌烧伤，或其他原因引起的进食困难，如颜面、口周严重烧伤，张口困难者，或老人、小儿等进食不合作者。管饲的营养液有混合奶和匀浆食物两种，混合奶中蛋白质、脂肪、糖的比例最好为1:0.9:3，实际应用中可根据病情调整。

严重烧伤早期，胃肠道功能紊乱，管饲可用要素膳合剂（将要素膳粉剂与大豆油乳剂以生理盐水稀释配制而成）。严重烧伤的感染期及康复期可用匀浆食物，营养成分较混合奶的营养素完全，由牛奶、豆浆、牛肉、肝、鸡蛋、胡萝卜、糖、油、盐以高速捣碎机制成。1000mL匀浆食物中含蛋白质61g，热量1190kcal。

鼻饲硅胶管的管径最好为0.15~0.25cm，可将营养液借助输注泵于24小时连续滴入或间断滴入，2小时1次，每次的量为150~200mL。温度以37℃~38℃为宜。速率开始宜慢，浓度要低（20%），成人40~50mL/h，一周以后逐渐加至100~150mL/h。尽可能等渗，如为高渗透压，易引起恶心、呕吐；蛋白质过量时还可引发高渗性脱水。鼻饲膳食应现用现配，冰箱内的保存时间一般不超过24小时。若属强酸或强碱引起的食管烧伤，可行空肠造瘘，由瘘管输注经加热消毒的混合营养要素膳。开始应先滴注米汤、果汁等，待适应后再给予脱脂奶、混合奶。滴注速度开始为40mL/h，以后增至120mL/h，温度以40℃~42℃为宜。

3. 经口加管饲营养　患者经口进食不能完全满足营养素需要的情况下，可采用经口与管饲混合的营养支持。

4. 经口加周围静脉营养　采用经口营养或要素膳仍不能满足蛋白质和热能的需要时，可同时采用周围静脉营养。可用等渗或较等渗稍高的营养液，如5%葡萄糖和3%结晶氨基酸溶液，同时输注脂肪乳剂，更能提高非蛋白质热量的摄入。

5. 完全静脉营养（TPN）　由中心静脉补给，主要用于严重消耗而又不能采用经口/经肠营养的患者。静脉营养液以高渗葡萄糖（25%）和高浓度氨基酸溶液（4.25%）为主。长期应用必须补给必需脂肪酸、多种维生素及适量的钾、镁、磷和微量元素锌、铜、铁、碘。必需时加入胰岛素、ATP、辅酶A，并加强中心静脉的护理，同时每日查尿氮及血尿素氮、血清电解质、血糖、尿糖，定期查肝功能及其他有关指标。注意预防霉菌感染和全身感染。

（二）烧伤并发症的营养治疗

烧伤引起的并发症较多，在营养治疗过程中需综合考虑。

1. 应激性溃疡　是大面积烧伤时常见的极严重并发症之一，发病率为12%~25%，致命性出血率为5%，溃疡出血时间可持续15天，出血总量可达4500~14000mL。应激性溃疡时，患者应当禁食，待出血停止后，允许患者饮无糖牛奶以中和胃酸，保护胃黏膜。开始用量为50mL，以后增至200mL，不要超过1500mL/d。随着病情好转，可在饮用250mL/d牛奶的同时，供给蒸鸡蛋和鸡蛋薄面糊等。

2. 腹泻　对细菌性胃肠炎者，应给予少渣低脂流质饮食；若属霉菌性肠炎，可给予咸米汤。病情好转后可给予藕粉、小米粥、胡萝卜泥、苹果泥等具有帮助消化和收敛作用的食物。

同时注意纠正水和电解质紊乱。

3. 败血症 当并发败血症时，应供给高蛋白、高热能、高维生素饮食。如有高烧和极度厌食，需暂时以鼻饲饮食为主。

4. 急性肾功衰竭 对急性肾功能衰竭的烧伤患者，应给予低盐、低蛋白、高热量、高维生素饮食，并根据病情调整水和钾的补充量。

5. 肝功能障碍 当肝功能障碍时，要给予清淡饮食，并让患者多吃新鲜蔬菜和水果。另外，可提供具有解毒作用的绿豆汤或百合汤等。

三、参考食谱举例

休克期的参考食谱

食谱组成

早餐：米汤（粳米 25g）。

加餐：果汁蛋白水（鸡蛋清 20g，果汁 50mL，蔗糖 10g）。

午餐：绿豆汤（绿豆 20g，蔗糖 10g）。

加餐：西瓜汁（西瓜 500g）。

晚餐：果汁冰块（果汁 150mL，维生素 C2g，冷开水 300mL）。

加餐：鸭梨汁（鸭梨 200g）。

感染期的参考食谱

食谱组成

早餐：米粥（粳米 50g），荷包鸡蛋 1 个（50g），肉松（瘦肉 100g）。

加餐：苹果（200g），蛋糕 1 块（鸡蛋 50g，面粉 50g，蔗糖 20g）。

午餐：三鲜烧卖（虾仁 50g，瘦肉 50g，香菇 25g），清蒸小黄鱼（小黄鱼 100g），凉拌空心菜（空心菜 100g）。

加餐：鲜牛奶（200g），蛋糕 1 块（鸡蛋 50g，面粉 50g，蔗糖 20g），鸭梨（200g）。

晚餐：番茄鸡蛋面（番茄 100g，鸡蛋 50g，玉米面 100g），鸡丝腐竹拌黄瓜（鸡肉 100g，腐竹 50g，黄瓜 150g）。

加餐：鲜牛奶（200g），蛋糕 1 块，橘子（300g）。

全日食用盐 6g，烹调油 25g。

康复期的参考食谱

食谱组成

早餐：绿豆粥（粳米 50g，绿豆 50g），蛋 1 个（60g），豆腐（50g）。

加餐：酸奶（100g），蛋糕 1 块（50g），苹果（200g）。

午餐：瘦肉粥（瘦肉 150g，粳米 50g），烩三鲜（鸡片 100g，鱿鱼 100g，香菇 20g），红烧鱼（鲫鱼 250g）。

加餐：红豆汤（红豆 50g），香蕉（200g）。

晚餐：米饭（粳米 50g），番茄炒牛肉（牛肉 100g，番茄 150g），清炒四季豆（菜豆 150g）。

加餐：牛奶（250g），蛋糕 1 块（50g），苹果（200g）。

全日食用盐 6g，烹调油 25g。

四、中医食疗方举例

1. 休克期的食疗方参考经验方地黄饮。

原料：生地 30g，金银花 30g，蜂蜜 150g。

做法用法：把生地、金银花水煎去渣，兑入蜂蜜，放凉即可。饮汤，每日 1 剂。

功能：本汤具有清热解毒、滋阴养血之功。烧伤症见创面深度深，水疱，去表皮则见肉色灰白或焦烂者，在药物治疗的同时服用本方可增强疗效。

2. 感染期的食疗方参考经验方山药蛋黄粥。

原料：山药 50g，鸡蛋 2 个，大米 150g。

做法用法：先把鸡蛋打破，用筷子将其搅散备用。然后把山药、大米一起放入锅内，加水适量，将锅置武火上烧开，改用文火熬煮至熟，起锅前，把打散的鸡蛋倒入粥里，再拌匀烧开即可。早、晚餐食用。

功能：本粥具有滋阴润燥、养血之功。烧伤兼见口干、潮热盗汗者，食用此粥可提高疗效。

3. 恢复期的食疗方参考大枣花生粥（《太平圣惠方》）。

原料：大枣 10 枚，花生 15g，粳米 50g。

做法用法：大枣洗净去核，花生洗净，与淘洗的粳米同入锅中，加水 500mL，大火煮沸后改小火煮 30 分钟即成。每日 2 次，早晚服用，10 天为 1 个疗程。

功能：本粥有益气养血、健脾益胃之功效，适用于气血不足的烧伤患者。

第十六章　职业病的营养治疗

职业病是指企业、事业单位和个体经济组织的劳动者在职业活动中，因接触粉尘、放射性物质和其他有毒有害物质等因素而引起的疾病。我国职业病的危害因素分布广泛。从传统工业，到新兴产业及第三产业，都存在一定的职业病危害，接触职业病危害因素的人群数以亿计，职业病的防治工作涉及三十多个行业，法定职业病名单达 10 大类 115 种。接触职业危害人数、职业病患者累计数量、死亡数量及新发患者数量，都居世界首位。因此，如何采取有效的措施已成为职业病防治的关键问题。本章重点阐述几种常见职业病的营养防治。

第一节　苯中毒

苯（C_6H_6）是无色、透明具有芳香气味的油状液体。制造苯的工业生产如焦炉气、煤焦油分馏、裂解石油。苯是制造染料、药物、香料、农药、塑料、合成橡胶等的原料。苯常作为溶剂及稀释剂用于油漆、油墨、黏胶、树脂等工业。苯中毒一般见于生产环境中的意外事故，如苯运输和储存过程中发生泄漏，或在通风不良的条件下进行苯作业，而又缺乏有效的个人防护等。

一、临床表现

苯主要经呼吸进入人体，皮肤接触液态苯时亦可进入人体，苯在胃肠道可完全被吸收。

1. 急性苯中毒　主要对中枢神经系统呈麻醉作用。轻者呈酒醉状，伴恶心、呕吐、步态不稳、幻觉、哭笑失常等表现。重者意识丧失、肌肉痉挛或抽搐、血压下降、瞳孔散大，可因呼吸麻痹死亡。个别病例可有心室颤动。

2. 慢性苯中毒　主要是造血系统损害。以白细胞减少和血小板减少最常见，严重的患者可发生全血细胞减少和再生障碍性贫血。

二、营养治疗原则

苯进入体内后，部分以原形由肺呼出，部分在肝脏代谢。因此，营养治疗的原则是保肝，增加优质蛋白质的摄入，减少脂肪的摄入，补充维生素。

1. 增加优质蛋白质的摄入　膳食蛋白质对苯毒性有防护作用。同时，苯的生物转化需要一系列酶的催化作用，而酶的数量与活性与机体的蛋白质营养状况有关。

2. 减少脂肪的摄入　苯是脂溶性物质，体脂增加可增加苯在体内蓄积。因此，膳食中脂肪的含量不宜过高。

3. 足量碳水化合物的摄入   碳水化合物可提高机体对苯的耐受性。碳水化合物在代谢过程中可提供肝脏有解毒作用的葡萄糖醛酸和解毒所需的能量。

4. 增加维生素的摄入   维生素 C 可促进机体提高对苯的解毒能力。同时，维生素 C 对铁的吸收利用、血红蛋白的合成和造血过程均有促进作用。维生素 B_1 能增进食欲和改善神经系统等功能。维生素 B_6、B_{12} 和叶酸有回升白细胞的作用。

三、参考食谱举例

苯中毒的参考食谱

食谱组成

早餐：馒头（富强粉 50g），鸡蛋 50g，牛奶 250g，凉拌黄瓜（黄瓜 50g，豆腐干 50g，精盐 1g）。

加餐：蜜桃（200 克）。

午餐：米饭（粳米 100g），清蒸草鱼（草鱼 100g，香菇 50g，蒸鱼酱油 5g），芹菜炒木耳（芹菜 200g，水发木耳 50g，花生油 10g，精盐 3g）。

加餐：柚子 200g。

晚餐：金银花卷（白面 50g，玉米面 50g），八宝粥（红小豆 5g，绿豆 5g，芸豆 5g，黑米 5g，薏苡仁 5g，高粱米 5g，大麦仁 5g，粳米 10g，大枣 3 个），番茄炒鸡蛋（番茄 250g，鸡蛋 50g，花生油 10g），凉拌鸡胗（鸡胗 50g，洋葱 50g，芝麻油 2g）。

加餐：酸奶 100g。

四、中医食疗方举例

苯中毒的食疗方参考参枣绿豆粥。

原料：绿豆 15g，党参 6g，红枣 2 个，甘草 3g。

做法用法：党参、甘草先水煎，用药汁加适量水煮绿豆、红枣。

功能：保肝解毒。方中党参益气补脾，大枣养脾平胃，绿豆与甘草同用，解毒的功效更强。

第二节   铅中毒

铅为灰白色软金属。铅的用途很广，工业上接触铅及其化合物的机会很多。接触作业主要有铅矿开采、含铅金属的冶炼、蓄电池、染料工业、含铅汽油的生产及使用、印刷业等。铅及其化合物的蒸气、烟和粉尘主要通过呼吸道侵入人体，这是职业性铅中毒的主要侵入途径，也可经消化道被吸收。

一、临床表现

铅中毒对机体的影响是多器官、多系统、全身性的，临床表现复杂，且缺乏特异性，主要损害神经系统、消化系统、造血系统和肾脏。

1. 神经系统　神经系统最易受铅的损害。铅可以使形象化智力、视觉运动功能受损，记忆、反应时间延长，语言和空间抽象能力、感觉和行为功能改变，出现疲劳、失眠、烦躁、头痛及多动等症状。

2. 消化系统　铅直接作用于平滑肌，抑制其自主运动，并使其张力增高引起腹痛、腹泻、便秘、消化不良等胃肠机能紊乱。

3. 血液系统　铅可以抑制血红素的合成，并与铁、锌、钙等元素拮抗，诱发贫血，并随铅中毒程度的加重而加重，尤其是本身患有缺铁性贫血的儿童。

4. 其他　长期接触可导致儿童及成人慢性肾炎，使肾脏损害加重，致肾小管的排泄及重吸收功能受损，出现蛋白尿、糖尿、痛风，晚期出现肾功能衰竭。孕妇如处于较大剂量铅暴露中可以引起死胎、流产、胎儿畸形。儿童会出现学习障碍。

二、营养治疗原则

根据铅在机体内的代谢，毒性进入机体的途径和对机体的损害，对铅中毒患者及接触铅的作业人员进行营养治疗的主要原则如下：

1. 增加优质蛋白质的摄入　蛋白质营养不良能降低排铅能力。充足的蛋白质，尤其是含硫氨基酸的优质蛋白质有利于体内铅的排出。含硫氨基酸包括蛋氨酸、胱氨酸、半胱氨酸等。鸡蛋、瘦肉、鱼、豆腐及豆制品均属优质蛋白质食物。

2. 限制脂肪的摄入　高脂肪膳食可促进铅在小肠的吸收，因此铅作业人员应注意饮食清淡，忌油腻。

3. 补充足量的维生素　铅的代谢解毒过程需要消耗维生素 C，从而导致维生素 C 失效。因此，铅作业人员应补充足量的维生素 C，每天至少 150mg。维生素 B_1、维生素 B_6 和维生素 B_{12} 有保护神经系统的作用。维生素 B_1 有促进食欲和改善胃肠蠕动的作用。铅中毒时，对维生素 B_2 的需要量增加。维生素 A 也有预防铅中毒的作用。

4. 其他　膳食缺铁时铅的吸收增加。铁的营养状况良好而接触铅时，可减轻贫血的程度和生长抑制的作用。锌和铜都可减少铅的吸收，因此饮食要注意多摄入富含铁、锌和铜的食物。果胶和膳食纤维能降低铅在肠道的吸收。因此，铅作业人员应多食含果胶和纤维素的水果。

三、参考食谱举例

铅中毒的参考食谱

食谱组成

早餐：包子（面粉 100g，瘦猪肉 50g，虾仁 25g，芝麻油 2g，精盐 1g），煮鸡蛋 50g，豆浆 200g，凉拌三丝（青椒 30g，绿豆芽 30g，胡萝卜 30g，精盐 1g）。

加餐：红富士苹果 200g，燕麦片 50g。

午餐：米饭（粳米 150g），口蘑炒牛肉（瘦牛肉 50g，口蘑 100g，精盐 1g，花生油 8g），豆豉鲮鱼油麦菜（油麦菜 150g，熟豆豉鲮鱼 30g，花生油 5g）。

加餐：橙 200g。

晚餐：馒头（标准粉 50g），余丸子冬瓜汤（冬瓜 100g，瘦猪肉 50g，盐 1g），酱油豆腐

（豆腐 100g，生抽 5mL，花生油 5g），凉拌西芹（西芹 150g，芝麻油 2g，精盐 1g）。

四、中医食疗方举例

铅中毒的食疗方参考金土鸡汤。

原料：金钱草 10g，土茯苓 6g，母鸡 1 只（500g）。

做法用法：母鸡洗净，用沸水焯过，加入金钱草、土茯苓，水煮至肉烂，分食。

功能：清热解毒，除湿泄浊。

第三节　汞中毒

汞为银白色的液态金属，常温中即可蒸发，故汞中毒是常见的职业中毒。汞中毒主要发生在生产中长期吸入汞蒸气或汞化合物粉尘。生产性中毒见于汞矿开采、汞合金冶炼、金银提取、真空汞、照明灯、仪表、温度计、补牙、雷汞、颜料、制药、核反应堆冷却剂和防原子辐射材料等生产工人中。

一、临床表现

短时间（>3~5 小时）吸入高浓度汞蒸气（>1.0mg/m³）及口服大量无机汞可致急性汞中毒，服用或涂抹含汞偏方可致亚急性汞中毒，职业接触汞蒸气常引起慢性汞中毒。慢性汞中毒的临床表现如下：

1. 神经精神症状　有头晕、头痛、失眠、多梦、健忘、乏力、食欲缺乏等精神衰弱的表现，经常心悸、多汗、皮肤划痕试验阳性、性欲减退、月经失调（女），进而出现情绪与性格改变，表现为易激动、喜怒无常、烦躁、易哭、胆怯、羞涩、抑郁、孤僻、猜疑、注意力不集中，甚至出现幻觉、妄想等精神症状。

2. 口腔炎　早期齿龈肿胀、酸痛、易出血、口腔黏膜溃疡、唾液腺肿大、唾液增多、口臭，继而齿龈萎缩、牙齿松动、脱落，口腔卫生不良者可有"汞线"，即经唾液腺分泌的汞与口腔残渣腐败产生的硫化氢结合生成硫化汞沉积于齿龈黏膜下而形成的 1 毫米左右的蓝黑色线。

3. 震颤　起初穿针、书写、持筷时手颤，方位不准确，有意向性，逐渐向四肢发展，患者饮食、穿衣、行路、骑车、登高受影响，发音及吐字有障碍，从事习惯性工作或不被注意时震颤相对减轻。

4. 肾脏表现　一般不明显，少数可出现腰痛、蛋白尿，尿镜检可见红细胞。

二、营养治疗原则

1. 增加蛋白质的摄入　高蛋白膳食可以提高机体对重金属等毒物的防治作用，故应增加蛋白质的摄入，尤其是增加优质蛋白质的摄入。

2. 低脂膳食　膳食中脂肪供给量过高不利于汞的排除。

3. 适量增加维生素和微量元素的摄入　维生素 A、维生素 K 和维生素 C 对汞有解毒作用。

因此，应为汞中毒患者提供富含维生素 C 和 B 族维生素的食物。硒能提高机体对汞的抵抗力，对接触汞作业者应注意补硒和多供给富含维生素 E 及维生素 PP 的食物。

4. 增加膳食纤维的摄入 膳食纤维可减缓汞的吸收速度。

三、参考食谱举例

汞中毒的参考食谱

食谱组成

早餐：馅饼（面粉 75g，茴香 100g，鸡蛋 25g，芝麻油 2g，盐 1g），牛奶 300g，蒜蓉生菜（生菜 50g，大豆油 2g，精盐 1g）。

加餐：香蕉 200g。

午餐：面条（标粉 150g），肉末豆角（瘦猪肉 100g，豆角 100g，精盐 2g，大豆油 10g），烧茄子（茄子 100g，番茄 30g，大豆油 5g）。

加餐：橙 200g。

晚餐：馒头（标准粉 100g），菠菜豆腐汤（菠菜 50g，豆腐 50g，盐 2g），藕片黄瓜（藕 20g，黄瓜 80g，芝麻油 2g，精盐 1g）。

四、中医食疗方举例

1. 生地藕汁膏

原料：生地黄 100g，鲜葡萄、鲜藕各 150g。

做法用法：生地黄入砂罐内加水适量，煎汤取汁，并加热浓缩，另将鲜葡萄、鲜藕捣烂取汁，与生地黄的浓缩液混匀后，用小火熬成稠膏，再加等量蜂蜜煎沸即成。每次 1 汤匙，用沸水化服。

功能：可滋阴生津、清热利尿。

2. 红白豆腐汤

原料：猪血 100g，豆腐 100g，香菜 100g，淀粉、胡椒粉、醋、食盐、味精适量。

做法用法：猪血、豆腐焯后切细丝，葱花炝锅后放入猪血、豆腐，水煮开，调入调料即可食用。

功能：清热解毒，利肠通便。

第四节 尘 肺

尘肺是由于在职业活动中长期吸入生产性粉尘（灰尘），并在肺内潴留而引起的以肺组织弥漫性纤维化（疤痕）为主的全身性疾病。尘肺病主要依次分布在煤炭、有色、机械、建材、轻工等工业行业中。2001 年全国职业病发病情况通报中指出，2001 年新发尘肺病突破万例。我国法定有十二种尘肺。

一、临床表现

尘肺患者的临床表现主要是以呼吸系统症状为主的咳嗽、咳痰、胸痛、呼吸困难四大症状，此外尚有喘息、咯血及某些全身症状。

1. 呼吸困难　呼吸困难是尘肺病最常见和最早发生的症状，且和病情的严重程度相关。合并症的发生则明显加重呼吸困难的程度和发展速度，并累及心脏，发生肺源性心脏病，使之很快发生心肺功能失代偿而导致心功能衰竭和呼吸功能衰竭，这是尘肺患者死亡的主要原因。

2. 咳嗽　咳嗽是一种突然的、暴发性的呼气运动，有助于清除气道分泌物，因此咳嗽的本质是一种保护性反射。早期尘肺患者咳嗽多不明显，但随着病程的进展，患者多合并慢性支气管炎，晚期患者常易合并肺部感染，均使咳嗽明显加重。

3. 咳痰　尘肺患者咳痰是常见的症状，即使在咳嗽很少的情况下，患者也会有咳痰，这主要是由于呼吸系统对粉尘的清除导致分泌物增加所致。

4. 胸痛　胸痛是尘肺患者最常见的主诉症状，几乎每个患者或轻或重均有胸痛。

5. 咯血　咯血较为少见，可由于上呼吸道的长期慢性炎症引起黏膜血管损伤，咳痰中带有少量血丝；亦可能由于大块纤维化病灶的溶解破裂损及血管，此时咯血量较多。咯血一般为自限性。

6. 其他　除上述呼吸系统症状外，可有程度不同的全身症状，常见的有消化功能减弱、胃纳差、腹胀、大便秘结等。

二、营养治疗原则

尘肺患者营养治疗的原则是在均衡营养的基础上，戒烟戒酒，提高患者的组织修复能力，延缓病情发展。

1. 增加优质蛋白质的摄入　尘肺患者应增加优质蛋白的摄入量，每日应为 1 ~ 1.5g/kg，以补充患者机体消耗，增加机体免疫功能。

2. 补充足量的维生素及相应的微量元素　尘肺患者的肺泡内会产生各种过氧化产物，维生素 A、维生素 C、维生素 E 及锌、硒等微量元素具有抗氧化作用，能帮助过氧化物的清除。维生素 A 还能维持上皮细胞组织，特别是呼吸道上皮组织的健康，对减轻咳嗽症状，防治哮喘有一定的益处。

3. 食物选择　尘肺患者的饮食应选择健脾开胃、清淡有营养易吸收的食物，如瘦肉、鸡蛋、牛奶、大豆及其制品、新鲜蔬菜和水果，忌服过冷和油腻性食物。多吃猪血和黑木耳，这是我国民间传统的防尘保健食品。

三、参考食谱举例

尘肺的参考食谱

食谱组成

早餐：包子（面粉 100g，瘦猪肉 50g，虾仁 25g，芝麻油 2g，精盐 1g），银耳百合糯米粥（水发银耳 10g，鲜百合 30g，糯米 50g）。

加餐：苹果 150g。

午餐：面条（小麦标准粉 150g），青椒肉丝（猪里脊 50g，青椒 100g，鸡蛋 50g，花生油 8g，生抽 4g），韭菜木耳炒猪血（韭菜 100g，水发木耳 50g，猪血 100g，花生油 10g，精盐 2g）。

加餐：梨 200g。

晚餐：花卷（面粉 100g），茄汁沙丁鱼 50g，蒜泥茄子（茄子 150g，大蒜 10g，精盐 1g），香菇油菜（香菇 50g，油菜 50g，花生油 5g，精盐 1g）。

加餐：牛奶 200g。

四、中医食疗方举例

1. 川贝雪梨饮

原料：川贝母粉 5g，雪梨 1 个。

做法：将雪梨洗净去皮，切成丁，放入炖杯，加入川贝母粉，加适量水，大火煮沸后改小火炖 30 分钟即可。

功能：清热化痰，润肺止咳。

2. 老醋木耳

原料：水发木耳 100g，黄瓜 100g，香菜 20g，老醋、生抽适量。

做法：水发木耳洗净，用老醋、生抽腌 30 分钟，黄瓜拍段，香菜切末拌匀即可。

功能：益气润肺，滋阴润燥。

第五节　职业性放射病

放射性疾病（radiation – induced diseases）是由电离辐射照射机体引起的一系列疾病。人体接受电离辐射的照射方式可以分为外照射和内照射两种。接触 X 射线、γ 射线或中子源过程中，由于长期受到超剂量当量限值的照射，累积剂量达到一定程度后可引起外照射放射病。可能发生外照射放射病的工种有：从事射线诊断、治疗的医务人员，使用放射性核素或 X 线机探测的工人，核反应堆、加速器的工作人员及使用中子或 γ 源的地质勘探人员等。内照射放射病经物理、化学等手段证实有过量放射性核素进入人体，形成放射性核素内污染。

一、临床表现

1. 多数患者有乏力、头昏、头痛、睡眠障碍、记忆力减退与心悸等植物神经系统功能紊乱的表现。有的出现牙龈渗血、鼻衄、皮下瘀点瘀斑等出血倾向。部分男性患者有性欲减退、阳痿，女性患者出现月经失调、痛经、闭经等。

2. 早期无特殊体征，仅出现一些神经反射和血管神经调节方面的变化。病情明显时可伴有出血倾向，毛细血管脆性增加。长期从事放射诊断、骨折复位和镭疗的医务人员中，可见到毛发脱落，手部皮肤干燥、皲裂、角化过度，指甲增厚变脆，甚至出现长期不愈合的溃疡或放射性皮肤癌。少数眼部接受放射剂量较多的患者可出现晶状体后极后囊下皮质混浊或白内障。

二、营养治疗原则

电离辐射可以直接和间接损伤生物大分子，造成 DNA 损伤，影响 RNA 的合成，从而影响蛋白质的合成。

1. 保证能量的充足 辐射可造成能量消耗增加，长期受到小剂量照射的放射性工作人员应摄取适宜的能量，以防能量不足造成辐射敏感性增加。

2. 高蛋白膳食 高蛋白膳食可减轻机体的辐射损伤，促进机体恢复，尤其是补充利用率高的优质蛋白质，蛋白质可占总能量的12%～18%。

3. 增加必需脂肪酸的摄入 放射性工作人员应增加必需脂肪酸和油酸的摄入量，降低辐射损伤的敏感性。由于辐射可引起血脂升高，因此不宜增高脂肪占总能量的比值。

4. 增加果糖和葡萄糖的摄入 各种糖类对放射损伤的营养效应可因其消化吸收或利用率的差异而有所不同，研究表明果糖的防治效果最佳，葡萄糖次之。因此，放射性工作人员可以多增加水果摄入，以提供果糖和葡萄糖。

5. 补充适量的无机盐和维生素 电离辐射的全身效应可以影响无机盐代谢，需要适量补充无机盐。电离辐射损伤主要是自由基引起的损伤，应该补充大量的维生素 C、E 和 β－胡萝卜素，减少自由基带来的损伤，同时还需补充维生素 B_1、B_{12}、烟酸和叶酸。

三、参考食谱举例

职业性放射病的参考食谱

食谱组成

早餐：面包 150g，煮鸡蛋 50g，酸奶 150g，凉拌豌豆苗（豌豆苗 100g，芝麻油 2g），橙 200g。

午餐：米饭（粳米 150g），杭椒牛柳（牛肉里脊 50g，杭椒 70g，淀粉 10g，花生油 10g，精盐 1g，老抽 3g），凉拌西蓝花（西蓝花 150g，橄榄油 2g，精盐 1g）。

加餐：杏仁（熟，去壳）10g，草莓 200g。

晚餐：烙饼（面粉 50g），肉末平菇（平菇 250g，瘦猪肉 50g，葵花籽油 10g，精盐 2g）。

加餐：牛奶 150g。

四、中医食疗方举例

职业性放射病的食疗方参考枸杞干贝白菜煲。

原料：干贝 15 个，枸杞 10g，大白菜 250g，葱白 2 段，食盐、味精适量。

做法用法：干贝炖煮前先泡水，大白菜洗净切块。锅中放入高汤炖煮干贝 10 分钟，加入大白菜，加枸杞子和葱段，调小火继续煲 10 分钟，调味后即可。

功能：干贝滋阴补肾、暖润五脏，枸杞子保肝明目、滋补润肺，大白菜生津开胃、利尿消肿。该方滋阴补肾，生津开胃。

第十七章　地方性疾病的营养治疗

地方病（endemic disease）也称为地方性疾病。从广义上来说，是指各种原因所致的具有地方性发病特点的疾病，包括某些传染病和非传染病等。从狭义上来说，地方病是指其发生与流行同病区中的某种或某些化学元素、生物因素密切相关的疾病。地方病具有一定的区域性，长期居住在该地区的人群均有可能发病，其发病与否取决于个体的暴露时间、暴露程度及相应病因的易感性。

化学元素性地方病又称为地球化学性疾病，是由于地壳表面各种化学元素分布不均匀，造成地球上某一地区的土壤和水中的某些化学元素过多或不足，导致人体摄入的营养素失衡，久之造成机体损害的疾病。地方性病区在我国分布较广，各地的经济状况与饮食习惯不同，发病情况也不尽相同。本章主要介绍碘缺乏病和地方性氟中毒的营养治疗。

第一节　碘缺乏病

碘是人体必需的微量元素，在机体内参与甲状腺素的合成。长期缺碘可导致甲状腺功能减退，甲状腺激素水平降低，严重时影响儿童的智力发育和身体发育。根据碘摄入不足的程度和发生时期及持续时间长短可发生不同程度的碘缺乏病；另一方面，碘摄入过量对健康也有一定的危害，如引起高碘甲状腺肿、碘中毒或碘过敏等疾病。

碘缺乏病（Iodine deficiency disorders，IDD）是指从胚胎发育至成人期由于碘摄入量不足而引起的一系列疾病。它包括地方性甲状腺肿、地方性克汀病、地方性亚临床克汀病、流产、早产、死产等。这些疾病实际是不同程度的碘缺乏在人类不同发育期所造成的损伤，而甲状腺肿和克汀病则是碘缺乏病最明显的表现形式。

地质环境缺碘或饮用水中碘含量低均是饮食缺碘的主要原因。碘缺乏病是一种世界性的地方病，目前世界受碘缺乏威胁的人口达16亿，其中约有6.6亿人患有不同程度的甲状腺肿，3亿人有不同程度的智力落后。我国的碘缺乏病流行范围广，发病人数多，病情较为严重，主要分布在东北、华北、西北和西南地区。

一、临床表现

1. 地方性甲状腺肿　主要表现为甲状腺代偿性肿大。弥漫性肿大的甲状腺表面光滑，有韧性感；若质地较硬，说明碘缺乏较严重或缺碘时间较长。患者仰头伸颈，可见肿大的甲状腺呈蝴蝶状或马鞍状，早期无明显不适，随着腺体的增大，可出现周围组织的压迫症状，如气管受压可致呼吸困难，食管受压可致吞咽困难，颈交感神经受压可致 Horner 综合征（眼球下陷、

NOTE

瞳孔变小、眼睑下垂)。

2. 地方性克汀病   这是在碘缺乏地区出现的一种比较严重的碘缺乏病的表现形式。由于孕妇在怀孕期缺碘,造成胎儿的甲状腺激素供应不足,胎儿的生长发育出现障碍,特别是中枢神经系统的发育分化障碍;另一种情况是在出生后摄碘不足,使甲状腺激素缺乏,明显影响身体和骨骼的生长发育。

主要临床表现为:①不同程度的智力低下。②感觉神经性耳聋,同时伴有语言障碍。③生长发育落后,表现为身材矮小,婴幼儿囟门闭合迟;克汀病征象如傻相、面宽、眼距宽、塌鼻梁、腹部隆起等;性发育落后,如女性月经初潮晚、男性性成熟晚。④甲状腺功能低下症状,主要表现为黏液性水肿、皮肤干燥、毛发稀少。

这两种疾病由于特征明显,故容易发现,但碘缺乏病更大的潜在威胁是儿童期间没有明显的身体特征性表现的脑发育损伤。

二、营养治疗原则

人体需要的碘主要来自于食物,中国营养学会2000年提出的每人每日碘的 RNI 为:成年人 150ug,儿童 90～120ug,孕妇和乳母 200ug。在缺碘地区实行补碘是预防碘缺乏病的首选措施。补碘措施有食盐加碘、碘油、饮水加碘、强化碘食品和调味品等,同时为维持机体代谢正常,要做到合理膳食,尤其是增加富碘食物、蛋白质和多种维生素的供给。

1. 补充碘   碘强化措施是防治碘缺乏的重要途径,如在食盐中加碘,在食用油中加碘及在自来水中加碘等,其中强化加碘盐是最经济、最方便有效的补碘方法。

(1) 碘盐   在各类补碘的措施中,食用碘盐是最为经济实惠的群防群治措施。食盐加碘是目前国际上预防 IDD 首选的方法,碘盐是把微量碘化物与大量的食盐混匀后供食。WHO 推荐碘和盐的比例为 1∶10 万,各国供应的碘盐中碘和盐的比例不一,我国规定为 1∶(2～5)万。碘盐中的加碘量应根据每人每天碘的需要量、病区缺碘程度、每人每天的食盐量及当地致甲状腺肿物质危害程度等因素而定。为防止食盐中碘化物的损失,应保持干燥、避光且存放时间不宜过久,烹饪时不要过早放入。

碘盐要坚持长年食用,在缺碘的地区,如果连续 3 至 6 个月不食用碘盐,就会产生缺碘的危害。

(2) 碘油   碘油是用植物油与碘化氢加成反应而制得的有机碘化物,也称为碘化油,有口服和注射制剂两种。通常用于难以推广强化加碘盐的边远地区,作为碘盐干预的辅助措施,应用的对象主要是育龄妇女、孕妇、哺乳期妇女及 0～2 岁婴幼儿等特殊人群。我国用的碘油多是核桃油和碘合成的,近年来也有用豆油制成的碘油。

(3) 富碘食物   在平日膳食中应尽量选择含碘丰富的海产品,如海带、紫菜、蛤干、蚶干、干贝、淡菜、海参、海蜇等。

在全民补碘时需要注意高碘区的特殊性,若碘用量过多,可引发碘中毒或高碘性甲状腺肿,在高碘区需食用无碘盐。

2. 增加蛋白质供给量   蛋白质供给不足时,甲状腺功能减退,影响甲状腺激素的合成。由于甲状腺功能减退会使小肠黏膜更新速度减慢,消化液分泌受影响,酶的活力下降,白蛋白水平随之下降,因此,碘缺乏时应增加蛋白质的供给量。一般成人蛋白质供给量为 1～1.2g/

（kg·d），如体重为55kg的成年女性，每天应供给蛋白质66g。

3. 补充铁　甲状腺功能减退会影响铁的吸收，久之会继发缺铁性贫血，因此应多食富含铁的食物。应注意，虽然动物内脏富含铁，但为了防止饱和脂肪酸摄入过多，应限制食用；尽量多选择黑木耳、蘑菇类食物补充铁，因其既含丰富的铁又含脂肪少。

4. 补充维生素 A、维生素 D 和 B 族维生素　碘能促进维生素的吸收和利用，包括促进尼克酸的吸收利用及 β - 胡萝卜素向维生素 A 的转化；同时有研究发现，某些病区的居民膳食中维生素 A、C、B_{12} 摄入不足也可促使甲状腺肿的发生；叶酸参与蛋白质合成，也是促进铁吸收的维生素之一。瘦肉、全奶、禽蛋、新鲜蔬菜和水果中上述多种维生素含量较为丰富，应满足供应。

在推行全民补碘时需要注意高碘区的特殊性，用碘盐和碘油应适量。若用量过多，可引发碘中毒或高碘性甲状腺肿。在高碘区应用无碘盐。

三、参考食谱举例

碘缺乏病的参考食谱

食谱组成

早餐：馒头 100g，小米红枣粥（小米 50g，红枣 30g），凉拌海带丝（海带 30g），白煮蛋 50g。

加餐：牛奶 250g。

午餐：米饭 150g，清炖小黄鱼 100g，香菇青菜（香菇 50g，青菜 150g），虾皮冬瓜（虾皮 20g，冬瓜 100g）。

加餐：猕猴桃 100g。

晚餐：肉末番茄鸡蛋面（牛肉末 50g，番茄 50g，鸡蛋 50g，挂面 100g），清炒西蓝花 200g。

加餐：酸奶 125g。

全日食用盐 6g，花生油 25g。

四、中医食疗方举例

1. 绿豆海带汤

原料：海带 30 克，绿豆 60 克，大米 30 克，陈皮 6 克，红糖 60 克。

做法用法：将海带泡软洗净切丝。砂锅内加清水，放入大米、绿豆、海带、陈皮，煮至绿豆开花为宜，加入红糖溶匀服食。不喜甜食者可酌加食盐调味。

功能：清凉解毒、消肿软坚、除瘿瘤，治疗缺碘性甲状腺肿大。

2. 紫菜煲贴贝

原料：干贴贝（淡菜）60 克，紫菜 15 克。

做法用法：紫菜清水洗净，贴贝清水浸透，入瓦锅内清水同煲，调味后吃肉饮汤。

功能：软坚散结、消瘿病。一般于甲状腺肿初期食用。

NOTE

第二节 地方性氟中毒

地方性氟中毒（endemic fluorosis）是由于某些地区的环境中氟含量过高，导致该地区居民长期过量地摄入氟所引起以氟骨症（skeletal fluorosis）和氟斑牙（dental fluorosis）为主要特征的一种全身性慢性疾病，又称为地方性氟病。

地方性氟中毒是一种古老的地方病，在世界范围内均有发生，亚洲地区是氟中毒最严重的地区。我国的氟中毒分布很广，波及人口较多，病情较为严重。病区大多分布在黄河以北的干旱、半干旱地区，西到新疆，东到黑龙江省西部。北方以饮水型为主，南方以燃煤污染型为主，交汇区大致在长江以北，秦岭、淮河以南，饮茶型主要分布在中西部和内蒙古等习惯饮砖茶的民族聚居区。

一、临床表现

适量的氟能维持机体的钙磷代谢，促进牙齿和骨骼钙化，防止龋齿。长期摄入过量的氟则可致病，人体摄入总氟量超过每天 4mg 时即可引发慢性氟中毒。本病好发于青壮年，女性患病率往往高于男性，妊娠期及哺乳期妇女更易发病，且病情严重。营养不良时，特别是蛋白质、钙、维生素供给缺乏时，机体对氟的敏感性增强。

1. 氟斑牙 大量氟沉积于牙组织，使牙釉面失去光泽，并出现不同程度的颜色改变，由浅黄、黄褐色乃至深褐色或黑色；釉面缺损，可表现为细小的凹痕，乃至深层釉质大面积剥脱。若牙齿发育后发病则表现为牙齿磨损，磨损面有棕色环状色素沉着，牙龈萎缩、松动、脱落等，多发生在重病区。

婴幼儿发病较轻，主要表现为白垩样改变，恒牙氟斑牙发生在 7～8 岁以前一直生活在高氟环境的儿童，因摄入过量的氟使牙釉质或牙本质受损。

2. 氟骨症 氟骨症主要发生在 16 岁以后，通常女性病情较男性严重。氟骨症发病缓慢，患者很难说出发病的具体时间，症状也无特异性。

过量的氟进入机体后与钙结合成氟化钙，沉积在骨、软骨、关节面、韧带和肌腱附着点。疼痛是常见的自觉症状，通常由腰背部开始，呈持续性、无游走性、与天气变化无关，逐渐累及四肢大关节一直到足跟；部分患者因椎管变窄，压迫神经或营养障碍而出现肢体麻木、蚁走感、感觉减退，肌肉萎缩；随着病情发展可出现关节功能障碍，甚至肢体变形，如脊柱生理弯曲消失，活动范围受限，严重者出现弯腰、驼背、僵直变形，甚至瘫痪。

二、营养治疗原则

目前尚无针对地方性氟中毒的特效疗法，治疗原则主要是减少氟的摄入和吸收，促进氟排泄。膳食营养素缺乏时也能促进氟骨症的发生。因此，除改换水源、改造落后的燃煤方式以减少食物氟污染，研制低氟型砖茶等措施外，还应加强和改善患者的营养状况，增强机体抵抗力，减轻原有的病情，应提倡给予含蛋白质、钙、镁、维生素丰富的饮食，达到热量足够，特别应重视儿童和孕妇的营养补充。

1. 保证摄入充足的优质蛋白质和热量　食物中的蛋白质含量高能增加尿氟的排泄量，而减少氟在人体内的累积，其氨基酸及一些降解产物还能降低氟化物的毒性作用。有研究表明，营养不良，特别是蛋白质、热量和钙缺乏会加重氟中毒的流行和病情程度。因此，膳食中应保证摄入充足的优质蛋白质和热量，动物性食物中蛋白质的含量高，利用率也高，应满足供应。奶及奶制品、豆类及其制品不仅含钙量高，而且富含优质蛋白质，若每日喝牛奶500g，即可获得15g优质蛋白质和600mg钙。

2. 增加钙、镁、硒等多种矿物质　钙的摄入量与氟中毒相关，钙摄入不足能加重地方性氟中毒。钙可与氟离子结合成难溶性的氟化钙（CaF_2），并由粪便排出，从而减少机体对氟的吸收，因此应吃富含钙的食品。有研究表明，饮食摄入钙过低时，补充维生素C和酪蛋白不能降低氟的吸收；同时，补钙可防治骨软化型氟骨症。因此，应充足供应小虾皮、海带、芝麻酱和绿叶蔬菜等含钙丰富的食物。

镁可抑制氟在肠道内的吸收，增加尿氟及粪氟的排泄。有研究表明，当氟、镁、钙共存时，高含量的钙、镁离子可减弱或对抗氟中毒的症状，使机体氟中毒的骨损害得以减轻或延缓。同时摄入丰富的钙、铁、锌可以减轻氟斑牙患病的严重程度。

适量硒对体内过量的氟有较强的拮抗作用。研究证实，氟中毒患者体内抗氧化酶类的活力降低，脂质过氧化物的含量上升，给氟中毒患者补硒可促使尿氟排泄，同时纠正自由基代谢紊乱。

3. 补充维生素

（1）补充维生素C和维生素E　维生素C可减轻或消除氟对能量代谢的影响，促使氟在体内代谢，加速氟从体内排出。有研究表明，维生素C和维生素E联合干预可有效拮抗过量氟诱导的脂质过氧化作用，对氟中毒大鼠的肝、肾、脑组织有明显的保护作用。因此，宜多食富含维生素C和维生素E的食物，如绿叶蔬菜、辣椒、水果等。

（2）增加B族维生素的摄入　若患者发生神经系统损害，则需要补充B族维生素（如维生素B_1、B_6和B_{12}）以改善神经细胞的正常代谢，减少氟的毒性作用。多食杂粮、豆类、干酵母、坚果、动物肝脏、蛋类等富含B族维生素的食物。

（3）补充维生素D　维生素D可促进钙的良好吸收，可调节钙磷代谢，因此在补充钙的同时还应补充维生素D。维生素D主要存在于海水鱼、肝、蛋黄和动物性食品及鱼肝油制剂中。

三、参考食谱举例

地方性氟中毒的参考食谱

食谱组成

早餐：燕麦粥（燕麦片25g，玉米面25g，牛奶200g），面包50g，草莓酱10g，鸡蛋50g。

加餐：酸奶125g。

午餐：米饭150g，羊肝炒尖椒（羊肝50g，青尖椒150g），洋葱虾仁汤（洋葱25g，虾仁50g，黑木耳10g，鸡蛋50g），凉拌花菜100g。

加餐：猕猴桃100g，鲜枣50g。

晚餐：馒头100g，小米粥（小米50g），鲫鱼烧豆腐（鲫鱼100g，豆腐50g），丝瓜炒番茄（丝瓜150g，番茄50g），烧鸡50g。

加餐：牛奶 200g。

全日食用盐 6g，花生油 20g。

四、中医食疗方举例

地方性氟中毒的食疗参考方为乌头桂枝防己汤。

原料：制川乌 10 克，桂枝 12 克，防己 9 克，秦艽 9 克，炒杜仲 15 克，补骨脂 10 克。

做法用法：煎煮代茶饮。

功能：能散寒疏经、活血通络、解毒止痛。可治氟骨症引起的关节骨痛。

第十八章　营养教育与营养咨询

　　随着工业的现代化和市场全球化进程的影响，社会的政治、经济、文化有了很大的进步，人们的生活方式和健康状况也有了巨大的变化。目前，在我国营养相关的健康问题上存在多层次结构共存的现象，一方面与高能量、高糖、高脂等不良饮食习惯密切相关的肥胖、糖尿病、冠心病等慢性非传染性疾病逐渐增多，另一方面与贫困、资源匮乏相关的营养缺乏、贫血等疾病也时有出现。我们要科学地应对营养与健康问题，其重要措施之一就是使人们改变不合理的膳食习惯，建立有益于健康的生活方式。营养教育与营养咨询就是面对广大居民，解决营养问题的重要手段。

第一节　健康人群的营养教育和咨询

一、营养教育和咨询的意义

　　世界卫生组织认为，营养教育（nutrition education）是通过改变人们的饮食行为而达到改善营养状况的一种有目的、有计划的活动。即营养教育是以改善人民营养状况为目标，依照个体和群体的需要、食物的来源，通过教育活动使人们理解并提高其对营养的认识，帮助个体和群体获得食物与营养知识，从而转变态度，逐渐形成科学的、合理的饮食习惯，并付诸正确的行动，以达到改善人们营养与健康状况和提高生活质量的目的，是健康教育的重要组成部分。

　　随着生活水平的提高，人类的饮食组成不断地转变，由于饮食营养不够合理而导致的疾病与日俱增，营养不良和营养过剩并存。如何吃得科学、吃得符合饮食营养原则，并非人人皆知，因此有必要对健康人及患病人群进行饮食营养知识教育和帮助，提倡合理营养与合理饮食，这就是营养咨询的内容。营养咨询（nutrition consultation）就是营养咨询工作者对咨询者进行营养分析的过程。在营养咨询工作者的指导下，咨询者可以通过这个过程获得改善健康的信息，进而达到改善健康的目的。随着人们对健康的认识程度的提高，营养咨询逐渐成为人们判定自身营养状况、获取营养知识、得到膳食指导、学习相关技能的最直接、最简单和最可行的方式之一。营养教育的开展需要依靠营养咨询的进行。

二、营养教育和咨询的内容

（一）营养教育的内容

　　1. 营养教育的目的　通过有计划、有组织、有系统和有评价的营养教育活动，达到改善、维护、促进个体和社会的营养健康状况的目的。具体包括：①提高各类人群对营养与健康的认

NOTE

识；②消除或减少不利于健康的膳食营养因素；③改善营养状况；④预防营养性疾病的发生；⑤提高人们的健康水平和生活质量。概括地说，营养教育既要传播营养方面的知识，也应传授相关的操作技能，更应提供改善营养的服务。大量调查研究表明，营养教育是一项具有多途径、低成本和覆盖面广等特点，并且最大程度提高居民营养水平和提高国民健康素质的好方法。

2. 营养教育的对象 ①按照教育对象的健康及营养不良程度，可分为健康者、亚健康者和患病者。②按照教育对象的数目，可分为个体和群体。③按照教育对象所处的场所，可分为个人、群体、组织、社区和社会等不同层面。个体主要指公共营养和临床营养工作的对象。各类组织机构包括学校、部队或食品企业。社区包括街道、居委会、餐馆、食品店、社区保健等各种社会职能机构。社会层面包括相关社会各界及政府部门的有关领导和工作人员。

3. 营养教育的主要工作领域 ①用各种传播手段，对广大居民进行营养健康知识的普及，倡导合理的膳食模式和健康的生活方式，纠正不良饮食习惯等营养教育活动。②以营养相关行业的从业人员为目标人群，如农业、食品加工业、餐饮业、商业、医疗卫生、疾病控制、社区保健服务业等部门的工作者，有计划地进行营养知识、营养教育方法、食品监督等方面的培训。③对重点人群进行规范的营养教育，如将营养知识纳入中小学的教育内容和教学计划，安排一定课时的营养知识教育，使学生懂得平衡膳食的原则，培养良好的饮食习惯，提高自我保健能力。④将营养工作内容纳入到初级卫生保健服务体系，提高初级卫生保健人员及其服务居民的营养知识水平，合理利用当地食物资源改善营养状况。

4. 营养教育的主要内容 根据我国目前的情况，营养教育包括以下两个方面的内容：①一般性的营养知识教育：即营养知识普及教育，使民众明确营养与健康的关系，了解主要营养素的生理作用和不同人群的需求情况及主要的食物来源，能指导自己在日常膳食中如何注重食物的营养评价和种类、数量、质量的搭配。②饮食文化教育：我国的饮食文化因其源远流长、绚丽多彩而著称于世。虽然菜系众多，风味鲜美，但我们应该以科学的态度对其进行研究评议，以取其精华，去其糟粕地继承。在我国的饮食文化中，一些名不副实的高贵食品，如海参、鱼翅、熊掌、猴头之类，其实际营养价值如何，都有重新评价的必要。除此之外，我国部分省市已出现食物消费特别是肉食消费增长过猛的趋势，部分人群营养过剩，而青少年又有能量摄入不足的倾向，需尽早大力加以调控。为此，要强化实施膳食营养平衡的指导原则，对这类地区和人群要调整动物性食品的结构，降低动物性脂肪的摄入量，平衡膳食能量，按照营养科学目标安排食物结构。在消费水平偏低的一般地区，尤其是农村，我们需要引导其提高合理的消费水平和膳食营养质量，科学地指导和经济安排每日膳食，花较少的钱摄入更多的营养素。

5. 营养教育的实施步骤 一个完善的营养教育项目应当包括下述六个方面的工作。

（1）了解教育对象 对待教育的目标人群进行简略地调查和评估，发现和分析其主要的营养健康问题，以及其对生活质量的影响；进一步从知识、态度、行为等方面分析问题的深层次原因；同时对与营养有关的人力、财力、物力资源，以及政策和信息资源进行了解和分析；指导该人群在膳食营养方面哪些行为可以改变，哪些行为不能改变或很难改变，以便充分认识教育对象特别需要的营养健康信息，为制订计划提供可靠依据。

（2）制订营养教育计划 为确保某项营养教育活动有依据、有针对性、有目标地进行，必须设计具体的营养教育计划。首先根据与知信行（即知识、态度、行为，knowledge，attitude and practice，KAP）关系的密切程度、行为的可改变性、外部条件、危害性及受累人群数量，确定优先项目。在此基础上确定营养干预目标，包括总体目标与具体目标。接着制订传播、教育策略及实施计划，包括确定与分析目标人群、实施机构和人员、教育内容及活动日程等。

另外，还需要预先制订评价计划，包括评价方法、评价指标、实施评价的机构和人员、实施评价的时间及结果的使用等。经费预算也是制订计划所不可忽略的重要内容之一。

（3）确定营养教育途径和资料　根据设计计划，在调查研究的基础上，明确教育目标和教育对象，选择适宜的交流途径和制作有效的教育材料。为此需要考虑以下几个方面：①确认是否有现成的、可选用的营养教育材料。能收集到相关的营养宣传材料可直接选用，如果收集不到，可以自行设计制作，如小册子、宣传海报、横幅、传单等。②确定对教育对象进行营养教育的最佳途径。宣传途径包括个体传播、面对面交流、讲座、现场培训、大众传播等。③确定营养教育最适合的宣传方式：宣传方式包括小册子、光盘、讲座、现场培训等。

（4）教育的前期准备　首先根据要求编写相关的营养教育材料，要求内容科学、通俗易懂、图文并茂。为了宣传材料的内容准确、合适，在大多数设计工作完成后，还需要对准备好的宣传材料进行预试验，以便得到教育对象的反馈意见，进行修改完善。这时需要进行下列工作：①了解教育对象对这些资料的反应、意见和要求，对宣教内容、形式、评价等有何修改意见。②了解教育对象能否接受这些信息，能否记住宣传的要点，是否认可这种宣传方式，一般可采用专题小组讨论或问卷调查等方式了解有关情况。③根据教育对象的反应，需要对教育资料的形式做哪些修改。④需要考虑好信息如何推广，材料如何分发，如何追踪执行。

（5）实施营养教育计划　实施营养教育计划，包括确定宣传材料和活动时间表，让每个工作者都明白自己的任务，并通过所确定的传播途径把计划中要宣传的营养内容传播给教育对象。在教育传播的过程中，要观察教育对象对宣传材料的反馈，他们愿意接受还是反对这些新知识，如果反对，原因是什么，要按每一步骤查找原因，以便及时进行纠正。

（6）教育效果评价　通过近期、中期和远期的效果评价说明营养教育的效果。近期效果指短期内目标人群的知识、态度、信息、服务的变化。中期效果指行为和相关危险因素的变化。远期效果指人们的营养健康状况和生活质量的变化。例如，反映营养状况的指标有身高、体重变化，影响生活质量变化的指标有劳动生产力、智力、寿命、精神面貌的改善及保健、医疗费用的降低。

根据以上几个方面的内容，以目标人群的营养知识、态度和行为的变化为重点，写出营养教育的评价报告。通过上述评价，将取得的经验总结归纳，以便进一步推广。

（二）营养咨询的内容

营养咨询是通过营养咨询工作者对咨询者进行营养分析，在营养咨询工作者对健康人和患病人群进行饮食营养知识教育和帮助，提倡合理营养与合理饮食的指导下，咨询者可以获得改善健康的信息，进而达到改善健康的目的。

营养咨询的范畴包含营养状况调查、饮食调查、能量消耗调查、营养缺乏症的调查及实验室的检查等。咨询对象可以是健康人、亚健康者、患病人群。不同人群营养咨询的重点不一样，例如门诊患者主要是进行饮食营养指导，加强饮食保健意识；住院患者则应给予相应的治疗饮食，并和临床医生取得联系，观察饮食治疗的效果。个人营养咨询包括营养体格状况检查、饮食营养史调查及必要的化验检查，以此做出营养状况评价，然后提供营养咨询意见。

　　在健康人群中主要采用 SOAP 营养咨询方法，其为目前国外比较流行的营养咨询方法，其主要内容分为主观询问（subjective）、客观检查（objective）、营养评价（assessment）和营养计划（plan）四个部分。

　　1. 主观询问　主观询问是指营养咨询工作者要询问来访者的饮食营养状况，包括其饮食史、饮食习惯嗜好、餐次和分配比例、有无偏食、烹调加工方法等情况。如来访者无法描述，则需要对其进行膳食营养调查。

　　2. 客观检查　客观检查是指来访者的营养状况检查，包括 3 个方面：①体格测量，如身高、体重、三头肌皮褶厚度、上臂围等。②实验室检查和辅助仪器检测，如血液、尿液、头发检测、X 光检查等。③营养不良体征检查。

　　3. 营养评价　营养评价是根据主观询问和客观检查，对服务对象进行全面的评价。如首先参考《中国居民每日膳食营养素参考摄入量标准》，对饮食调查结果进行评价，即首先了解食物结构是否合理，各种营养素是否满足机体需要等，随后根据服务对象营养状况的检测结果评价其当前的营养状况。

　　4. 营养计划　营养计划是结合来访者的营养状况、生理特点、经济条件和饮食习惯等，在饮食原则方面给予指导，包括饮食禁忌、食物种类的选择、食物数量的调整、食物的等价互换、参考食谱及注意事项等。

　　作为营养教育和咨询工作者，需要具备的知识和能力如下：①掌握营养与食品卫生学、食品学、预防医学、卫生经济学等方面的专业理论知识。②了解社会、经济、有关政策及文化因素对膳食营养状况的影响。③具有社会心理学、认知、教育及行为科学的基础。④具有传播营养知识的能力。⑤有一定的现场组织协调和研究能力。

第二节　患病人群的营养教育和咨询

一、患病人群的营养教育

　　1. 疾病对营养的影响　患病人群的营养教育需要关注所患疾病对营养是否会造成影响，如肿瘤的化学治疗和放射治疗会引起食欲降低和胃肠道消化吸收功能障碍，进而引起营养不良（低蛋白质血症、电解质紊乱等），影响治疗效果和导致住院时间的延长。

　　2. 患病人群的膳食原则　①保持平衡膳食，根据病情选择食物。每日饮食中均应含五类食物，即谷类和薯类、肉禽蛋类、蔬菜类、奶类及豆类、水果类。②应遵循"高蛋白、高能量、高矿物质、高维生素、低脂肪、低盐"即"四高二低"的膳食原则。高蛋白包括瘦肉、鸡鸭鱼类、蛋类、奶类、豆类及其制品；高能量包括鸡蛋、牛奶、蛋糕、奶油、坚果、香蕉等；高矿物质包括木耳、香菇、芦笋、海带、紫菜、坚果、南瓜、动物内脏、海产品等；高维生素包括动物肝脏、禽蛋、牛奶、鱼肝油、西蓝花、菠菜、空心菜、胡萝卜、红心红薯、柿子、杧果、杏、卷心菜、菜花、番茄、苋菜、芹菜、辣椒、猕猴桃、红枣、山楂、橘子、橙子、柚子、植物油、麦胚、坚果、豆类及其他谷物等；低脂肪以食谷类、蔬菜、水果为主，配以容易消化的鸡肉、鱼肉和鸡蛋等；低盐饮食是指限制盐量摄入，如食味过咸，容易引起水钠潴留，加重患者的心肾负担，不利于患者的康复。

3. 针对性地进行膳食营养教育　根据患者的病情及患病所引起的症状，亦可有针对性地进行膳食营养教育。如对营养不良的患者，应鼓励进食，不足部分由特殊医学用途食品补充；对超重及肥胖患者，应限制能量及营养素，养成良好的饮食和生活习惯；对口干的患者应多喝水，另外饮食中可增加一些滋阴生津的食物，如藕汁、梨汁、橙汁、橄榄、酸梅汤、无花果、罗汉果等；对口腔炎、食道炎导致吞咽困难的患者，可以给流食或者半流食，如牛奶、鸡蛋羹、米粥、果蔬汁、匀浆膳等，避免过冷、过热、酸辣等刺激性食物。

4. 特殊性的营养支持　如果患者进食困难，进食过少超过 7～10 天或者预计不能进食超过7 天，则需要根据患者的疾病情况制订个体化的营养支持方案，如口服或管饲补充肠内营养制剂或静脉营养支持等。具体营养治疗方案建议看营养门诊咨询临床营养医师。

二、患病人群的营养咨询

患病人群的营养咨询应根据病种进行。

1. 患病人群的营养咨询形式　①由各病区护理部组织，利用讲座、答疑的方式进行特殊疾病的营养咨询。②根据"世界日"，如"高血压日""糖尿病日""肾病日"等，联合临床科室组织义诊。③利用电台、电视台、报纸、杂志等媒体进行疾病的营养咨询。

2. 患病人群的营养咨询注意事项　①咨询者的仪表整洁。②内容应生动、通俗易懂，科学性强。

3. 其他步骤　除 SOAP 营养咨询方法外，还应包括收集病史、采集饮食史、饮食调查、诊断和营养评价程序等内容。

（1）收集病史　影响患病人群营养状况的因素，可包括何种营养素缺乏，有关的心理和社会因素，如饮酒、吸烟、经济状况、罹患急性和慢性病对营养影响，与营养可能有关的药品，与营养有关的其他病史。了解对患病人群已产生的影响，或是可能产生的影响，或是可能产生影响的资料，包括药物作用、诊断过程、外科手术和治疗情况，如化学治疗和放射治疗等。了解饮食营养史，收集患者的一般健康状况、饮食习惯和饮食方式等资料，包括生活习惯，食物购买力，吃零食情况，进餐地点，饮食嗜好，食物过敏，过去的饮食制度，维生素、矿物质及微量元素的补充情况，口味的变化，服用未经处方的药物，体重改变，排便习惯，锻炼和活动情况等。

（2）采集饮食史　营养咨询所采用的咨询形式很多，对于不同的目的可选用不同的方法进行营养筛查，发现高危人群，优先进行营养治疗。根据咨询对象的饮食习惯，用简单的方法让患者或其家属懂得如何具体进行饮食营养干预，并尽可能地配合，这样才能保证营养咨询的效果。咨询方法有 24 小时回顾法、经常性进食状况调查、食物频率法和食物记录法等。饮食结构评价用食物成分表或营养计算软件计算营养素的摄入量，将结果与推荐的营养素参考摄入量进行比较，以评价患者的饮食是否合理。

（3）饮食调查　饮食调查即饮食营养调查，这是营养咨询的基础，通过调查可了解不同地区、不同生活条件下特定的人群或个人的饮食习惯、日常所食的食物种类和数量，根据食物成分表计算每人每日各种营养素的平均摄入量，与有关的标准进行比较，为改进食物的结构和

NOTE

合理营养及合理饮食提供科学依据。通常将饮食调查分为个人和团体调查两种。

（4）诊断　有某种营养素缺乏的典型症状时，缺乏症的诊断并不困难，如同时有表皮角化和眼结膜干燥，便可诊断为维生素A缺乏。但如只有单一症状，则不能轻易做出诊断，因许多疾病的症状相似，特别是营养缺乏病早期，应结合其检查再做合理的诊断。以下原则可供参考：①如同一单位有多人出现某种营养素缺乏的相同体征，且此种营养素摄取不足，则可明确地诊断为某种营养素缺乏。②有某种营养素缺乏所表现出两个以上的体征或症状，即可明确诊断为某种营养素的缺乏。同一单位有许多人发生，更有诊断价值。③有营养素缺乏的体征个别出现时，可作为某种营养素缺乏的参考，同单位多人发病，则有较大诊断价值。正确诊断应结合膳食调查、生化检验及必要的试验治疗，才能做出综合性结论。当然，有些营养缺乏病也可能是食物消化、吸收和利用不好或其他疾病引起，因此在诊断时还应考虑是原发性还是继发性营养缺乏病。

检查前应做好准备工作，如统一方法、准备体检表和器材、确定检查次序、人员分工等，以免检查时忙乱；体检用房要光线充足，最好是自然光，冬季室内应取暖；体检要仔细，抓住重点，营养缺乏病的体征多发生于上皮组织，而且检查时易于发现，故应作为重点；记录符号要统一、明了，以免统计时产生疑问。

（5）营养评价程序　对不同的咨询对象可采用相应的方法进行，一般按照一定的程序，以免遗漏体征或误诊，然后根据结果选择营养治疗方案。可按以下顺序检查是否有下列情况。①近期体重减轻4.5kg以上，淋巴细胞总数少于1.5×10^9/L，病程超过3周，血清蛋白低于35g/L。近期是否曾做手术或需做手术，如有则延期做选择性手术及治疗，如无则按病情进行治疗。②人体测量的所有结果是否小于标准值85%，如有则应检查氮平衡和血清蛋白含量。③如肌酐-身高指数小于标准值60%，皮肤试验阴性，血清运铁蛋白小于1.5g/L，应暂停选择性手术，直到营养状况改善。

附　录

附录1　营养病例书写格式

营养治疗病历

姓名　　　　　病区　　　床号　　　住院号　　　营养治疗日期

姓名：　　　　性别：　　　年龄：　　　民族：　　　婚姻：　　　入院日期：

职业：　　　　联系方式：　　　　　现住址：

主诉：

现病史：

既往史：

个人史：

临床诊断：

饮食史：每日膳食餐次：

平时每日食物摄入量：

粮食	克	牛奶	克
蔬菜	克	豆类及制品	克
鸡蛋	克	肉类及制品	克
油	克	水果	克
酒	克	茶	克

禁忌食品：

食物过敏史：

营养体格检查

T　　℃　　　P　　次/分　　R　　次/分　　BP　　mmHg

一般状况：

身高：　　cm　　体重：　　kg　　标准体重：　　kg　　平时体重：　　kg

体质指数（BMI）：　　　　意识：清　不清　　　发育：良　中　差

食欲：佳　中　差　　　　精神：好　一般　差

营养状况：

<u>皮肤</u>：<u>弹性</u>：正常　差　　　<u>出血点</u>：有　无　　　黄疸：有　无

　　　<u>囊角化</u>：有　无　　　<u>光泽</u>：一般　较好　好　　　鳞皮（有　无）

　　　脂溢性皮炎（有　无）

<u>头部</u>：<u>毛发</u>：正常　疏　密　有无秃发　有无光泽

　　　<u>眼</u>：结膜：正常　苍白　充血　干燥

　　　　　角膜：正常　软化　溃疡　眼睑炎

　　　<u>唇</u>：正常　苍白　干裂　出血　溃疡

　　　<u>舌</u>：正常　糜烂　溃疡　乳头萎缩　乳头肥大

　　　<u>口角</u>：正常　裂隙　溃疡

　　　<u>齿龈</u>：正常　出血　苍白　溃疡

<u>颈部</u>：<u>甲状腺</u>：正常　肿大　结节　硬　软

<u>胸部</u>：正常　鸡胸　漏斗胸　串珠　哈氏沟

<u>腹部</u>：平坦　膨隆　凹陷　<u>肝脏</u>：正常　增大　<u>脾脏</u>：正常　增大

<u>四肢</u>：正常　粗大　细小　水肿　手镯　下肢（"O"型腿、"X"型腿）　反射

<u>指甲</u>、<u>趾甲</u>：正常　有　无光泽　匙甲　脊状甲

其他：

初步营养诊断：

营养诊疗计划

1. 治疗途径

肠内营养　经口（流质、半流质、极软饭、软饭、普通饭）

　　　　　鼻饲（鼻胃管、鼻空肠管）

　　　　　经皮内镜胃造瘘（PEG）、剖腹胃造瘘

　　　　　经皮内镜空肠造瘘（PEJ）、剖腹空肠造瘘

肠外营养　中心静脉（锁骨下静脉、颈内静脉、颈外静脉、股静脉、PICC）

　　　　　周围静脉

2. 检查计划

3. 治疗计划

4. 供能营养素每日标准需要量

能量：　　kcal　　　蛋白质：　　g　　　脂肪：　　g　　　碳水化合物：　　g

5. 每日膳食内容

粮谷类： g	肉类： g	蛋类： g
豆制品类： g	奶类： g	油脂类： g
蔬菜类： g	水果类： g	其他： g

营养（医）师签字：

肠内营养（EN）医嘱单首页

姓名_____年龄_____科别_____床号_____住院号_____

药品及食物	剂　量	药品及食物	剂　量
粮食（克）		食盐（克）	
		10%氯化钾溶液（毫升）	
牛奶/豆浆（毫升）		维生素 C（毫克）	
鸡蛋（克）		复合维生素 B（片）	
肉类（克）		钙（毫克）	
		谷氨酰胺（克）	
蔬菜（克）		精氨酸（克）	
		纤维素（克）	
		蛋白质粉（克）	
水果（克）			
豆及豆制品（克）			
植物油（克）			

蛋白质热比　克　%	碳水化合物热比　克　%	脂肪热比　克　%	
总能量　卡路里/天	总氮量　克/天	氮/能量　1：	
总液量　毫升/天	输注次数　次/日	输注温度　℃	
钠　克	钾　克	钙　克	维生素 C　克

性别	职业	体温　℃	输注途径
身高　cm	标准体重　kg	实体重　kg	BMI
临床诊断：			

营养（医）师签字：　　　　　　　　　　　　　　　　　　　年　月　日

肠内营养（EN）医嘱单（第　页）

姓名_____年龄_____科别_____床号_____住院号_____

药品及食物/日期							
粮食（克）							
鸡蛋（克）							
牛奶/豆浆（毫升）							

续表

药品及食物/日期							
肉类（克）							
蔬菜（克）							
水果（克）							
豆及豆制品（克）							
植物油（克）							
食盐（克）							
10%氯化钾（毫升）							
维生素C（毫克）							
复合维生素B（片）							
钙（毫克）							
谷氨酰胺/精氨酸（克）							
纤维素（克）							
总液体量（毫升）							
蛋白质（克/%）							
脂肪（克/%）							
碳水化合物（克/%）							
总能量(千卡路里)/总氮量(克)							
钾（克）							
钠（克）							
钙（克）							
维生素C（克）							
24小时尿氮排出量（g）							
营养（医）师签字							

肠外营养（TPN）医嘱单首页

姓名_____年龄_____科别_____床号_____住院号_____

药　品	剂　量	药　品	剂　量
氨基酸（mL）		10%氯化钾（mL）	
氨基酸（mL）		10%葡萄糖酸钙（mL）	
精氨酸（g）		25%硫酸镁（mL）	
20%力肽（mL）		格利福斯（mL）	
％脂肪乳剂（mL）		微量元素（mL）	
50%葡萄糖（mL）		水溶性维生素（支）	

续表

药　品	剂　量	药　品	剂　量
10%葡萄糖（mL）		脂溶性维生素（mL）	
5%葡萄糖（mL）		胰岛素（单位）	
0.9%氯化钠（mL）		维生素 C（mg）	
10%氯化钠（mL）			

蛋白质热比　　克　　%		碳水化合物热比　　克　　%		脂肪热比　　克　　%	
总能量　　kcal/day		总氮量　　g/day		氮/热　1:	
总液量　　mL/day	滴速　　mL/min		BEE　　kcal/day	系数	
性别	职业		体温　　℃	输入途径	
身高　　cm	标准体重　　kg		实体重　　kg	BMI	
临床诊断：					

营养（医）师签字：　　　　　　　　　　　　　　　　　　　　　　　　年　月　日

肠外营养（TPN）医嘱单（第　页）

姓名_____年龄_____科别_____床号_____住院号_____

药品/日期								
氨基酸（mL）								
氨基酸（mL）								
精氨酸（g）								
20%力肽（mL）								
%脂肪乳剂（mL）								
50%葡萄糖（mL）								
10%葡萄糖（mL）								
5%葡萄糖（mL）								
0.9%氯化钠（mL）								
10%氯化钠（mL）								
10%氯化钾（mL）								
10%葡萄糖酸钙（mL）								
25%硫酸镁（mL）								
格利福斯（mL）								
微量元素（mL）								
水溶性维生素（支）								
脂溶性维生素（mL）								
胰岛素（单位）								
维生素 C（mg）								
总液量/滴速（mL/min）								
总能量/总氮量（kcal/g）								
24 小时尿氮排出量（g）								
营养（医）师签字								

营养监测指标记录

项目		参考值	治疗前	治疗后			
时间							
体重(kg)							
体质指数		18.9~23.9					
皮褶厚度	三头肌部(mm)	12.5(男)/16.5(女)					
	肩胛下部(mm)						
	髂前上脊(mm)						
	腹部(mm)						
围度	上臂肌围(cm)	24.8(男)/21.0(女)					
	胸围(cm)						
	腰围(cm)						
	臀围(cm)						
肌酐/身高指数(%)		90~110					
血清前白蛋白(mg/L)		200~400					
血清转铁蛋白(mg/dL)		220~400					
纤维连接蛋白(mg/L)		200~280					
视黄醇结合蛋白(mg/L)		25~69					
维生素 C(mg/dL)		0.2~0.4					
淋巴细胞总数($\times 10^9$/L)		2.5~3.0					
总蛋白/白蛋白(g/L)		60~80/35~55					
红细胞($\times 10^{12}$/L)		4.0~5.5(男)/3.5~5.0(女)					
白细胞($\times 10^9$/L)		4~10					
血红蛋白(g/L)		120~160(男)/110~150(女)					
尿氮/尿素氮(g/d)							
血清铁(μmol/L)		7~29					
血清锌(μmol/L)		11.6~23.0					
血清铬(μmol/L)		0.06~0.35					
血清镉(μmol/L)		1.46~5.10					

营养监测指标记录

项目	参考值	治疗前	治疗后		

（李艳玲）

附录2　常见食物血糖生成指数表(GI)

食品种类	GI（%）	食品种类	GI（%）
混合膳食		33. 含支链淀粉低的白大米	88. 0
1. 猪肉炖粉条	16. 7	34. 大米饭	88. 0
2. 饺子(三鲜)	28. 0	35. 小米(煮)	71. 0
3. 米饭＋鱼	37. 0	36. 糙米(煮)	87. 0
4. 米饭＋芹菜＋猪肉	57. 1	37. 糯米饭	87. 0
5. 米饭＋蒜苗	57. 9	谷类食物——面条	
6. 米饭＋蒜苗＋鸡蛋	67. 1	38. 强化蛋白质的意大利式细面条	27. 0
7. 米饭＋猪肉	73. 3	39. 意大利式全麦粉细面条	37. 0
8. 硬质小麦粉肉馅馄饨	39. 0	40. 白的意大利式细面条(煮15~20分钟)	41. 0
9. 包子(芹菜猪肉)	39. 1	41. 意大利式硬质小麦细面条(煮12~20分钟)	55. 0
10. 馒头＋芹菜炒鸡蛋	48. 6	42. 线面条(通心面粉,实心,约1.5mm)	35. 0
11. 馒头＋酱牛肉	49. 4	43. 通心面(管状、空心、约6.35mm粗)(煮5分钟)	45. 0
12. 馒头＋黄油	68. 0	44. 粗的硬质小麦扁面条	46. 0
13. 饼＋鸡蛋炒木耳	52. 2	45. 加鸡蛋的硬质小麦扁面条	49. 0
14. 玉米粉＋人造黄油	69. 0	46. 细的硬质小麦扁面条	55. 0
15. 牛肉面	88. 6	47. 面条(一般的小麦面条)	81. 6
谷类杂粮		谷类食物——面包	
16. 大麦粒(煮)	25. 0	48. 75% ~80%大麦粒面包	34. 0
17. 大麦粉(煮)	66. 0	49. 50%大麦粒面包	46. 0
18. 整粒黑麦(煮)	34. 0	50. 80% ~100%大麦粉面包	66. 0
19. 整粒小麦(煮)荞麦	41. 0	51. 混合谷物面包	45. 0
20. 荞麦方便面	53. 2	52. 含有水果干的小麦面包	47. 0
21. 荞麦(煮)	54. 0	53. 50% ~80%碎小麦粒面包	52. 0
22. 荞麦面条	59. 3	54. 粗面粉面包	64. 0
23. 荞麦面馒头	66. 7	55. 汉堡包(加拿大)	61. 0
24. 甜玉米	55. 0	56. 新月形面包(加拿大)	67. 0
25. (粗磨)玉米粉(煮)	68. 0	57. 白高纤维小麦面包	68. 0
26. 二合面窝头	64. 9	58. 全麦粉面包	69. 0
27. 黑米	42. 3	59. 白小麦面包	70. 0
28. 即食大米(煮1分钟)	46. 0	60. 去面筋的小麦面包	90. 0
29. 即食大米(煮6分钟)	87. 0	61. 法国棍子面包	95. 0
30. 含支链淀粉低的半熟大米(煮,黏米类)	50. 0	62. 白小麦面包	105. 8
31. 含支链淀粉低的半熟大米(煮,白大米)	87. 0	63. 45% ~50%燕麦麸面包	47. 0
32. 含支链淀粉高的白大米(煮,黏米类)	59. 0	64. 80%燕麦粒面包	45. 0

续表

食品种类	GI(%)	食品种类	GI(%)
65. 黑麦粒面包	50.0	105. 高压处理的四季豆	34.0
66. 黑麦粉面包	65.0	106. 四季豆罐头(加拿大)	52.0
谷类食物——熟食早餐		107. 绿豆	30.0
67. 稻麸	19.0	108. 绿豆挂面	31.0
68. 全麦维(家乐氏)	42.0	109. 利马豆+5克蔗糖	30.0
69. 燕麦麸	55.0	110. 利马豆(棉豆)	31.0
70. 小麦片	69.0	111. 利马豆+10克蔗糖	31.0
71. 玉米片	73.0	112. 冷冻嫩利马豆(加拿大)	32.0
72. 高纤维玉米片	74.0	113. 利马豆+15克蔗糖	54.0
73. 玉米片	84.0	114. 粉丝汤	31.6
74. 可可米(家乐氏)	77.0	115. 干黄豌豆(煮,加拿大)	32.0
75. 卜卜米(家乐氏)	88.0	116. 裂荚的老豌豆汤(加拿大)	60.0
76. 玉米面粥	50.9	117. 嫩豌豆汤罐头(加拿大)	66.0
77. 玉米糁粥	51.8	118. 鹰嘴豆	33.0
78. 黑五类	57.9	119. 咖喱鹰嘴豆罐头(加拿大)	41.0
79. 小米粥	61.5	120. 鹰嘴豆罐头(加拿大)	42.0
80. 大米糯米粥	65.3	121. 青刀豆(加拿大)	39.0
81. 大米粥	69.4	122. 青刀豆罐头	45.0
82. 即食羹	69.4	123. 黑眼豆	42.0
83. 桂格燕麦片	83.0	124. 罗马诺豆	46.0
84. 爆玉米花	55.0	125. 黑豆汤(加拿大)	64.0
85. 酥皮糕点	59.0	126. 黄豆挂面	66.6
86. 比萨饼(含乳酪,加拿大)	60.0	根茎类食品	
87. 蒸粗麦粉	65.0	127. 土豆粉条	13.6
88. 油条	74.9	128. 甜土豆(白薯、甘薯、红薯)	54.0
89. 烙饼	79.6	129. 煮的白土豆	56.0
90. 白小麦面馒头	88.1	130. 烤的白土豆	60.0
谷类食物——豆类		131. 蒸的白土豆	65.0
91. 大豆罐头	14.0	132. 白土豆泥	70.0
92. 大豆	18.0	133. 油炸土豆片	60.3
93. 五香蚕豆	16.9	134. 用微波炉烤的白土豆	82.0
94. 蚕豆	79.0	135. 鲜土豆	62.0
96. 扁豆	38.0	136. 煮土豆	66.4
97. 冻豆腐	22.3	137. 土豆泥	73.0
98. 豆腐干	23.7	138. 马铃薯(土豆)方便食品	83.0
99. 炖鲜豆腐	31.9	139. 无油脂烧烤土豆	85.0
100. 红小扁豆	26.0	140. 雪魔芋	17.0
101. 绿小扁豆	30.0	141. 藕粉	32.6
102. 小扁豆汤罐头(加拿大)	44.0	142. 苕粉	34.5
103. 绿扁豆罐头(加拿大)	52.0	143. 蒸芋头	47.9
104. 四季豆	27.0	144. 山药	51.0

续表

食品种类	GI(%)	食品种类	GI(%)
145. 甜菜	64.0	184. 糖浓度高的桃罐头	58.0
146. 胡萝卜	71.0	185. 生香蕉	30.0
147. 煮红薯	76.7	186. 熟香蕉	52.0
牛奶食品		187. 干杏	31.0
148. 低脂奶粉	11.9	188. 淡味果汁杏罐头	64.0
149. 降糖奶粉	26.0	189. 梨	36.0
150. 老年奶粉	40.8	190. 苹果	36.0
151. 克糖奶粉	47.6	191. 柑	43.0
152. 低脂酸乳酪(加人工甜味剂)	14.0	192. 葡萄	43.0
153. 低脂酸乳酪(加水果和糖)	33.0	193. 淡黄色无核小葡萄	56.0
154. 一般的酸乳酪	36.0	194.(无核)葡萄干	64.0
155. 酸奶	83.0	195. 猕猴桃	52.0
156. 牛奶(加人工甜味剂和巧克力)	24.0	196. 杧果	55.0
157. 全脂牛奶	27.0	197. 巴婆果	58.0
158. 牛奶	27.6	198. 麝香瓜	65.0
159. 脱脂牛奶	32.0	199. 菠萝	66.0
160. 牛奶(加糖和巧克力)	34.0	200. 西瓜	72.0
161. 牛奶蛋糕(牛奶+淀粉+糖)	43.0	果汁饮料	
162. 低脂冰激凌	50.0	201. 水蜜桃汁	32.7
163. 冰激凌	61.0	202. 苹果汁	41.0
164. 达能牛奶香脆	39.1	203. 巴梨汁罐头(加拿大)	44.0
165. 达能闲趣饼干	39.1	204. 未加糖的菠萝汁(加拿大)	46.0
166. 燕麦粗粉饼干	47.1	205. 未加糖的柚子果汁	48.0
167. 油酥脆饼(澳大利亚)	55.0	206. 橘子汁	57.0
168. 高纤维黑麦薄脆饼干	64.0	碳酸饮料	
169. 营养饼	65.7	207. 可乐	40.3
170. 竹芋粉饼干	66.0	208. 芬达软饮料(澳大利亚)	68.0
171. 小麦饼干	70.0	糖及其他	
172. 苏打饼干	72.0	209. 果糖	23.0
173. 华夫饼干(加拿大)	76.0	210. 乳糖	46.0
174. 香草华夫饼干(加拿大)	77.0	211. 蔗糖	65.0
175. 格雷厄姆华夫饼干(加拿大)	74.0	212. 蜂蜜	73.0
176. 膨化薄脆饼干(澳大利亚)	81.0	213. 白糖	81.8
177. 米饼	82.0	214. 葡萄糖	97.0
水果和水果产品		215. 麦芽糖	105.0
178. 樱桃	22.0	216. 花生	14.0
179. 李子	42.0	217. 番茄汤	38.0
180. 柚子	25.0	218. 巧克力	49.0
181. 鲜桃	28.0	219. 南瓜	75.0
182. 天然果汁桃罐头	30.0	220. 胶质软糖	80.0
183. 糖浓度低的桃罐头(加拿大)	52.0		

（戴霞）

NOTE

附录3　常见食物嘌呤含量表

（每100g 食物嘌呤含量）

谷薯类及其制品

种类	嘌呤（mg)	种类	嘌呤（mg)	种类	嘌呤（mg)	种类	嘌呤（mg)
甘薯	2.4	玉米	9.4	通心粉	16.5	糙米	22.4
荸荠	2.6	高粱	9.7	面粉	17.1	麦片	24.4
马铃薯	3.6	芋头	10.1	糯米	17.7	薏米	25
树薯粉	6	米粉	11.1	白米	18.1	燕麦	25
小米	7.3	小麦	12.1	面条	19.8	大豆	27
冬粉	7.8	淀粉	14.8	面线	19.8	米糠	54

蔬菜类

种类	嘌呤（mg)	种类	嘌呤（mg)	种类	嘌呤（mg)	种类	嘌呤（mg)
冬瓜	2.8	胡萝卜	8.9	茄子	14.3	生竹笋	29
南瓜	2.8	圆白菜	9.7	小黄瓜	14.6	菜豆	29.7
洋葱	3.5	榨菜	10.2	莴仔菜	15.2	油菜	30.2
番茄	4.2	萝卜干	11	蒿子青蒿	16.3	茼蒿菜	33.4
姜	5.3	苦瓜	11.3	韭黄	16.8	九层塔	33.9
葫芦	7.2	丝瓜	11.4	空心菜	17.5	大蒜	38.2
萝卜	7.5	荠菜	12.4	芥蓝菜	18.5	大葱	38.2
胡瓜	8.2	芥菜	12.4	韭菜花	19.5	海藻	44.2
酸菜类	8.6	包心白菜	12.4	芫荽	20	笋干	53.6
腌菜类	8.6	芹菜	12.4	芫荽	20.2	金针菇	60.9
苋菜	8.7	白菜	12.6	雪里蕻	24.4	海带	96.6
葱头	8.7	山东白菜	12.6	菜花	24.9	紫菜	274
青椒	8.7	青葱	13	韭菜	25		
蒜头	8.7	菠菜	13.3	鲍鱼菇	26.7		
黑木耳	8.8	辣椒	14.2	蘑菇	28.4		

豆类及豆制品

种类	嘌呤（mg)	种类	嘌呤（mg)	种类	嘌呤（mg)	种类	嘌呤（mg)
豆芽菜	14.6	红豆	53.2	熏干	63.6	黑豆	137.4
豆浆	27.7	豆腐	55.5	豆干	66.5	豆芽	166
敏豆	29.2	杂豆	57	绿豆	75.1		
四季豆	29.7	花豆	57	豌豆	75.7		
皇帝豆	32.2	菜豆	58.2	黄豆	116.5		

续表

肉类

种类	嘌呤（mg）	种类	嘌呤（mg）	种类	嘌呤（mg）	种类	嘌呤（mg）
猪血	11.8	兔肉	107.6	鸡胸肉	137.4	牛肝	169.5
猪皮	29.8	羊肉	111.5	鹿肉	138	马肉	200
火腿	55	鸭肠	121	鸡胗	138.4	猪大小肠	262.2
猪心	65.3	瘦猪肉	122.5	鸭肉	138.4	猪脾	270.6
猪脑	66.3	鸡心	125	猪肺	138.7	鸡肝	293.5
牛肚	79	猪肚	132.4	鸡腿肉	140.3	鸭肝	301.5
鸽子	80	猪肾	132.6	鸭心	146.9	熏羊脾	773
牛肉	83.7	猪腰	133	鹅肉	165	小牛颈肉	1260
猪肉	83.7	鸭胗	137.4	猪肝	169.5		

水产类

种类	嘌呤（mg）	种类	嘌呤（mg）	种类	嘌呤（mg）	种类	嘌呤（mg）
海参	4.2	鳗鱼	113.1	鲨鱼	166.8	蛙鱼	297
海蜇皮	9.3	蚬子	114	虱目鱼	180	蛤蜊	316
鳜鱼	24	大比目鱼	125	乌鱼	183.2	沙丁鱼	345
金枪鱼	60	刀鱼	134.9	鲭鱼	194	秋刀鱼	355.4
鱼丸	63.2	鲫鱼	137.1	吴郭鱼	199.4	皮刀鱼	355.4
鲑鱼	70	鲤鱼	137.1	鲢鱼	202.4	凤尾鱼	363
鲈鱼	70	虾	137.7	四破鱼	217.5	鳊鱼干	366.7
鲨鱼皮	73.2	草鱼	140.3	鱿鱼	226.2	青鱼鲱鱼	378
螃蟹	81.6	黑鲳鱼	140.3	鲳鱼	238	干贝	390
乌贼	89.8	红魽	140.3	白鲳鱼	238.1	白带鱼	391.6
鳝鱼	92.8	黑鳝	140.6	牡蛎	239	带鱼	391.6
鳕鱼	109	吞拿鱼	142	生蚝	239	蚌蛤	436.3
旗鱼	109.8	鱼子酱	144	鲴鱼泥鳅	247.3	熏鲱鱼	840
鱼翅	110.6	海鳗	159.5	三文鱼	250	小鱼干	1538.9
鲍鱼	112.4	草虾	162	吻仔鱼	284.2	白带鱼皮	3509

蛋/奶/糕点类

种类	嘌呤（mg）	种类	嘌呤（mg）	种类	嘌呤（mg）	种类	嘌呤（mg）
牛奶	1.4	鸭蛋黄	3.2	皮蛋黄	6.6	黑麦薄脆	60
皮蛋白	2	鸭蛋白	3.4	奶粉脱脂	15.7		
鸡蛋黄	2.6	鸡蛋白	3.7	干酪	32		

水果类

种类	嘌呤（mg）	种类	嘌呤（mg）	种类	嘌呤（mg）	种类	嘌呤（mg）
杏子	0.1	鸭梨	1.1	杧果	2	小番茄	7.6
石榴	0.8	西瓜	1.1	橙子	3	大樱桃	17
凤梨	0.9	香蕉	1.2	橘子	3	草莓	21
菠萝	0.9	桃子	1.3	柠檬	3.4	无花果	64
葡萄	0.9	枇杷	1.3	哈密瓜	4		
苹果	0.9	阳桃	1.4	李子	4.2		
梨子	1.1	木瓜	1.6	番石榴	4.8		

续表

硬果/干果类

种类	嘌呤（mg）	种类	嘌呤（mg）	种类	嘌呤（mg）	种类	嘌呤（mg）
葡萄干	5.4	龙眼干	8.6	栗子	34.6	白芝麻	89.5
红枣	6	桂圆干	8.6	莲子	40.9	花生	96.3
黑枣	8.3	瓜子	24.2	黑芝麻	57	干葵花籽	143
核桃	8.4	杏仁	31.7	腰果	80.5		

药材/调味及其他

种类	嘌呤（mg）	种类	嘌呤（mg）	种类	嘌呤（mg）	种类	嘌呤（mg）
蜂蜜	1.2	番茄酱	3	酱油	25	白木	98.9
米醋	1.5	冬瓜糖	7.1	枸杞子	31.7	香菇	214.5
糯米醋	1.5	高鲜味精	12.3	味噌	34.3	酵母粉	559.1
果酱	1.9	啤酒	14	银耳	98.9		

（戴霞）

附录 4　膳食计算与评价

【目的与要求】通过本实验掌握膳食计算的步骤、方法，了解不同人群或患者的饮食情况及膳食中平均每日（每人）摄取的热能和各种营养素是否符合我国规定的供给量标准，并提出改进膳食意见，以保证人体健康。

【计算方法与评价】

一、资料收集

一般有三种方法，即询问法、称重法和记账法等。

在了解某一患者的饮食情况时，应采用询问法或称重法得到 5~7 日的膳食摄入量，然后进行计算；如大规模调查时常用记账法，资料来源是根据调查伙食单位一定时间内详细的伙食消费账目和就餐人数。

资料 1. 调查一糖尿病患者一日膳食食谱，试计算其所提供的热能与营养素含量（将结果填入附表 4 - 1），并加以讨论及评价。

患者：张某　47 岁　女　职业：教师　身高：163.00cm　体重：60kg

一日食谱（均为可食部）

稻米（标一）50g　　　　猪瘦肉 90g　　　　大白菜 100g

馒头（富强粉）60g　　　豆腐皮 80g　　　　芹菜 80g

小米 60g　　　　　　　　带鱼 50g　　　　　油菜 100g

玉米面（黄）50g　　　　鸡蛋 50g　　　　　番茄 100g

牛奶（强化维生素 A、D）250mL　苹果（国光）150g　花生油 15g

资料 2. 调查某大学学生食堂的用餐情况，试计算其所提供的热能与营养素含量，并加以讨论及提出改进意见。

主食：馒头　大米饭　肉烧饼　面包　小米粥

副食：芹菜炒肉　菠菜鸡蛋汤　土豆炒辣椒　豆腐炖白菜　炒胡萝卜（红）　炒绿豆芽　清蒸带鱼

根据 7 天伙食账目结算，平均每人每天食物消费量（均为可食部）如下：

面粉（富强粉）200g　　大米（标二）200g　　小米（黄）50g　　带鱼 50g

猪肉（腿）100g　　　　豆腐 100g　　　　　鸡蛋 50g　　　　辣椒 50g

大白菜 100g　　　　　　土豆 100g　　　　　菠菜 50g　　　　芹菜 80g

胡萝卜（红）50g　　　　绿豆芽 80g　　　　　植物油（花生油）20g

二、营养计算与评价

将计算结果填入表 4 - 1、表 4 - 2、表 4 - 3、表 4 - 4。

1. 查食物成分表，计算出每日（每人）摄入的热能和各种营养素的含量。

NOTE

2. 平均每日（每人）热能与营养素的摄取量是否达到供给量标准？

3. 热能来源百分比是否合适？

4. 蛋白质来源分配如何？

5. 有关改进膳食与增进营养的建议。

表 4 - 1　一日食物营养素计算表

编号：　　　　单位：　　　　姓名：　　　　年　月　日

食物名称	重量（g）	蛋白质（g）	脂类（g）	碳水化合物（g）	热能（kJ）	钙（mg）	磷（mg）	铁（mg）	视黄醇（μg）	硫胺素（mg）	核黄素（mg）	尼克酸（mg）	维生素C（mg）

表 4 - 2　膳食评价表

各种营养素	蛋白质（g）	脂类（g）	碳水化合物（g）	热能（kJ）	钙（mg）	磷（mg）	铁（mg）	视黄醇（μg）	硫胺素（mg）	核黄素（mg）	尼克酸（mg）	维生素C（mg）
每日供给量												
平均每日摄入量												
摄入量/供给量×100%												

表 4 - 3　热能来源分配

营养素	摄入量（g）	产热能（kJ）	百分比（%）
蛋白质			
脂类			
碳水化合物			
总计			

表 4 - 4　蛋白质来源

类　别	重量（g）	百分比（%）
总蛋白质		
动物蛋白质		
豆类蛋白质		
其他蛋白质		

（焦鸿飞）

附录 5　治疗食品的制作方法

为了方便患者的需要，一般将食物加工成食品，使用方便。常用的食品种类有酒类、饮料、蜜膏、汤类、粥食、羹类、菜肴、米面食品等。

一、酒的制作方法

1. 冷浸法　把原料浸泡在一定浓度的白酒中，经常摇动，储存 1 个月即可饮用。

2. 热浸法　先以原料和酒同煎一定时间，然后再放冷，贮存。这是一种比较古老的药酒、食用酒的制作方法。这种方法既能加速浸取速度，又能使一些成分容易浸出。制酒时要注意安全，可采用隔水煎炖的间接加热方法。

3. 药米同酿法　把药料细粉或药汁与米同煮后，再加酒曲，经过发酵制成。

孕妇、小儿、肝炎患者忌用酒剂。

枸杞子酒

【来源】《太平圣惠方》。

【配方】干枸杞子 200g，白酒 50mL。

【制法】干枸杞子洗净，剪碎，放入瓶中，加入白酒，瓶口密封。每日摇 1 次，浸泡 1 个月以后开始饮用。

【服法】每日 1～2 次，每次 10mL。

【功效】补益肝肾。

【应用】适用于肝肾虚损所致的目暗视弱、迎风流泪等目疾，并可长肌肉、益面色。

【注意事项】外邪实热、脾虚有湿及泄泻者忌服。

二、饮料的制作方法

鲜汁、饮和露均为古代常用的饮料。

鲜汁：原料多为汁液丰富的植物果实、茎、叶或根，捣烂后压榨取汁。鲜汁一般现用现取，不宜存储。其饮用量和服用方法较为灵活，可按病情而定。

饮：原料选择多为质地轻薄或具有芳香挥发性成分的植物，一般为植物的花、叶、果实、皮、茎枝。制作方法一般为经沸水冲泡温浸而成，如沏茶一般，不宜煎煮。饮用时一般不定量、不定时。

露：大多是植物叶或花上的露水。元代以后出现了蒸馏制酒法，以后逐渐出现了"露剂"。这里所指的露即是用自然界的花、果植物或其他材料经蒸馏而得到的一种液体。

五汁饮

【来源】《温病条辨》。

【配方】鸭梨 500g，藕 500g，芦根 100g，麦冬 50g，荸荠 500g。

【制法】将鸭梨、荸荠去皮，与藕、芦根、麦冬一起切碎，用压榨机压榨取汁。

【服法】随意饮用。

【功效】养阴清热。

【应用】五汁饮中鸭梨、荸荠、芦根、鲜藕均为清热之品，麦冬清热养阴，诸味相配，共成养阴清热之品。本方原用于太阴温病，临床上凡见发热、口渴、咽干、烦躁等症即可食用。

三、蜜膏的制作方法

蜜膏是由汁液经过煎熬浓缩，再调入蜂蜜而成的稠膏。汁液一般为鲜果汁、鲜药汁。蜂蜜有滋补的作用，所以也有人将蜜膏称为"膏滋"。

蜜膏中的蜂蜜不仅有调味作用，同时也有滋润和补益的功效。此外，蜂蜜还具有一定的防腐作用，易于保存。

蜜膏服用方便，可直接食用或用热水冲化饮服。

桑葚蜜膏

【来源】民间方。

【配方】鲜桑葚 1000g，蜂蜜适量。

【制法】鲜桑葚榨汁后放入锅内，用小火加热浓缩，稠黏后再加入 1 倍的蜂蜜，调匀成膏状即可。

【服法】每次 1 汤匙，以沸水冲化饮用，每日 2 次。

【功效】养血滋阴，乌发延年。

【应用】适用于老年体衰所致的腰膝酸软、失眠盗汗、耳聋眼花、头发花白等症。

四、汤的制作方法

汤是用少量食物或加中药，再加入较多量的水或另外精制好的汤汁，烹制成以汤汁为主的一类菜式。

汤一般是用水作为溶剂制成，在条件具备的地方则多用精制的汤汁制作汤菜。

制作汤必须选用新鲜、无腥膻气味的原料，水应一次加足，中途不宜再添加冷水。恰当掌握火力与加热时间，在火候的掌握上应选用旺火煮沸，再改用中、小火加热至汤成。蔬菜制汤时间宜短，动物原料制汤时间宜长。

汤的制作简便，加减灵活，易消化吸收，所以应用相当广泛。

如果用名贵原料制作汤菜时，可采用蒸和隔水炖的方法加工，以保护原料，提高效用。

当归生姜羊肉汤

【来源】《金匮要略》。

【配方】当归 20g，生姜 30g，羊肉 500g，黄酒、食盐各适量。

【制法】当归、生姜冲洗干净，用清水浸软，切片备用。羊肉剔去筋膜，放入冷水锅中煮，去除血水后，再改用小火继续炖煮，加入生姜、当归、黄酒、食盐，炖至羊肉熟烂即成。食用时挑去当归和生姜。

【服法】经常食用。

【功效】温中补虚，祛寒止痛。

【应用】适用于产后血虚，腹中冷痛，寒疝腹痛，以及虚劳不足。

五、粥的制作方法

粥是用较多量的水加入米或面，或在此基础上再加入其他的食物或中药，煮至汤汁稠浓、水米交融的一类半流质食品。其中以米为基础制成的粥又称稀饭，以面为基础制成的粥又称糊。

粥一般分为普通粥和花色粥两类。其中普通粥是指单用米或面煮成的粥；花色粥则是在普通粥用料的基础上，加入各种不同的配料（如松花蛋、瘦肉、蔬菜等）制成，其品种多，咸、甜口味均有，丰富多彩，具有补益脾胃的功效。

粥的特点是制作简便，加减灵活，容易吸收，适应面广，老少皆宜。

莲实粥

【来源】《太平圣惠方》。

【配方】莲子 20g，粳米 100g。

【制法】莲子、粳米分别用清水浸泡，淘洗干净，放入锅中，加清水。先用旺火烧沸，再改用小火煮至熟烂稠厚即成。

【服法】经常食用。

【功效】养心健脾益肾。

【应用】适用于失眠健忘，或纳呆食少、腹泻，或带下、遗尿等。

六、羹的制作方法

羹的原料有两类，一类是肉、蛋、奶等，以此类为多；另一类是以植物性原料为主料。羹是在原料中加水烹制成汤汁稠厚的一类菜式，如肉羹、蛋羹、菜羹。

羹的制作一般采用煮、炖、煨、熬等方法，其加热时间比制汤要长。制羹用的原料多需细切，如细丁、细丝、碎粒等。动物性原料在制羹前应剔净骨、刺；果品原料应剔去皮、核。

羊肾苁蓉羹

【来源】《太平圣惠方》。

【配方】羊肾 1 对，肉苁蓉 30g，黄酒、葱白、生姜、食盐各适量。

【制作】羊肾外膜切开，冲洗干净，切碎备用。肉苁蓉用黄酒浸泡一宿，刮去皱皮，细切备用。羊肾、肉苁蓉放入锅中，加清水、黄酒、葱白、生姜、食盐，煮至熟烂即成。

【服法】空腹进食。

【功效】本方补益之力较强，阳气阴精并补。

【应用】本品为治疗肾虚精亏的常用方，诸肾虚证皆可选用。

七、菜肴的制作工艺

菜肴是指用肉类、蔬菜、水产品、果品等原料，经过切制、搭配和烹调加工制作成的一类食品。

我国菜肴品种丰富，流派众多，制作精湛，具有选料讲究、刀工精细、配料合理、烹法多样、五味调和、工于火候、精于盛器、讲究食疗等特点。菜肴成品以色、香、味、形、器及食疗俱佳。

我国素有"烹饪王国"之称。在众多的风味流派当中，尤以川、鲁、苏、粤最为盛名，号称四大菜系或四大风味。此外，还在四大菜系基础上再加湘、浙、皖、闽称为八大菜系。以及在八大菜系基础上再加泸、京，称为十大菜系。

菜肴的烹调方法多达几十种，如炒、爆、熘、炸、炖、焖、煨、烧、扒、煮、氽、煎、烩、蒸、贴等。其中有的烹调方法又可进一步分为若干种，如炒有滑炒、煸炒、熟炒、干炒等；炸有清炸、软炸、干炸、酥炸、卷包炸、特殊炸等；熘有脆熘、滑熘和软熘三种，如此等等，内容丰富。学习和熟练掌握这些烹饪方法是制作营养保健菜肴的前提。

菜肴的调味是决定菜肴风味质量的又一关键因素。味可分为基本味和复合味两大类。基本味是指一种单一的味，主要有咸、甜、酸、辣、苦、鲜及香味。复合味是指两种或两种以上的基本味混合而成，主要有酸甜、甜咸、鲜咸、辣咸、香咸等味。各种都有与其相应的调味品。调味的实施包括原料加热前的调味、原料加热过程中的调味及原料加热后的调味，称之为调味的三阶段。

营养疗效菜肴的制作在充分考虑营养食疗作用的基础上，还应突出菜肴的色、香、味、形，尽量做到营养疗效与色、香、味、形的统一，以保证菜肴质量的完美和谐。

韭菜炒胡桃仁

【来源】《方脉正宗》。

【配方】韭菜200g，胡桃仁50g，麻油、食盐各适量。

【制法】胡桃仁开水浸泡去皮，沥干备用。韭菜择洗干净，切成寸段备用。麻油倒入炒锅，烧至七成熟时加入胡桃仁，炸至焦黄，再加入韭菜、食盐，翻炒至熟。

【服法】佐餐食用。

【功效】补肾助阳，温暖腰膝。

【应用】适用于肾阳所致的腰膝冷痛、遗精梦泄、阳痿等症。

八、米面食品的制作方法

米面食品又称面点、点心、糕点等，是以米、面为原料制成的一类食品，包括包子、面条、饼、馄饨、水饺、糕、粉、汤圆、馒头等。既可作主食，又可作小吃和点心。

我国的米面食品品种繁多，主要的分类方法如下：

1. 按原料分类分为麦类制品、米类制品。

2. 按熟制方法分类分为蒸、炸、煮、烙烤、煎等制品。

3. 按形态分类可分为饭、粥、包、饼、饺、面、糕、团、粉等。

4. 按馅心分类分为荤馅类和素馅类两大类制品。

5. 按口味分类分为甜、咸和甜咸味制品等。

如果在米面食品中加药，可将药研粉掺入，或先用中药煮取汤汁，再用汤汁和面或煮面食。

益脾饼

【来源】《医学衷中参西录》。

【配方】白术30g，干姜6g，鸡内金15g，熟枣肉250g，面粉适量。

【制法】白术、干姜、鸡内金研成粉，枣肉捣成泥，再加入面粉、冷水和面，做成小薄饼，烙熟即可食用。

【服法】经常食用。

【功效】健脾益气，消食止泻。

【应用】适用于食少纳呆、消化不良、大便泄泻、完谷不化等症。

（周俭）

NOTE

附录 6　常用食物一般营养成分表

（食部每 100g 含量）

说明：

1. 表中所列"食部"是指分析测试工作者按照居民通常的加工、烹调方法和饮食习惯，把从市场上购来的食物样品（简称市品）去掉不可食用的部分之后所剩余的可食用部分，简称食部。

2. 表中符号"—"表示未测定或没有确定的数值。

谷类及其制品

食物名称	食部(%)	能量(KJ)	能量(kcal)	水分(g)	蛋白质(g)	脂肪(g)	膳食纤维(g)	碳水化合物(g)	灰分(g)	胡萝卜素(µg)	视黄醇当量(µg)	硫胺素(mg)	核黄素(mg)	尼克酸(mg)	维生素E(mg)	钾(mg)	钠(mg)	钙(mg)	镁(mg)	铁(mg)	锰(mg)	锌(mg)	铜(mg)	磷(mg)	硒(µg)
大麦(元麦)	100	1284	307	13.1	10.2	1.4	9.9	63.4	2.0	—	—	0.43	0.14	3.9	1.23	49	—	66	158	6.4	1.23	4.36	0.63	381	9.80
稻米(粳,标一)	100	1435	343	13.7	7.7	0.6	0.6	76.3	0.6	—	—	0.16	0.08	1.3	1.01	97	2.4	11	34	1.1	1.36	1.45	0.19	121	2.50
稻米(早籼,标一)	100	1469	351	12.3	8.8	1.0	0.4	76.8	0.7	—	—	0.16	0.05	2.0	—	124	1.9	10	57	1.2	1.21	1.59	0.23	141	2.05

续表

食物名称	食部(%)	能量(KJ)	能量(kcal)	水分(g)	蛋白质(g)	脂肪(g)	膳食纤维(g)	碳水化合物(g)	灰分(g)	胡萝卜素(μg)	视黄醇当量(μg)	硫胺素(mg)	核黄素(mg)	尼克酸(mg)	维生素E(mg)	钾(mg)	钠(mg)	钙(mg)	镁(mg)	铁(mg)	锰(mg)	锌(mg)	铜(mg)	磷(mg)	硒(μg)
稻米(晚籼,标一)	100	1443	345	13.5	7.9	0.7	0.5	76.8	0.6	—	—	0.17	0.05	1.7	0.22	112	1.5	9	53	1.2	1.11	1.52	0.16	140	2.83
方便面	100	1975	472	3.6	9.5	21.1	0.7	60.9	4.2	—	—	0.12	0.06	0.9	2.28	134	1144.0	25	38	4.1	0.79	1.06	0.29	80	10.49
高粱米	100	1469	351	10.3	10.4	3.1	4.3	70.4	1.5	—	—	0.29	0.10	1.6	1.88	281	6.3	22	129	6.3	1.22	1.64	0.53	329	2.83
挂面(标准粉)	100	1439	344	12.4	10.1	0.7	1.6	74.4	0.8	—	—	0.19	0.04	2.5	1.11	157	15.0	14	51	3.5	1.28	1.22	0.44	153	9.90
苦荞麦粉	100	1272	304	19.3	9.7	2.7	5.8	60.2	2.3	—	—	0.32	0.21	1.5	1.73	320	2.3	39	94	4.4	1.31	2.02	0.89	244	5.57
油面筋	100	2050	490	7.1	26.9	25.1	1.3	39.1	0.5	—	—	0.03	0.05	2.2	7.18	45	29.5	29	40	2.5	1.28	2.29	0.50	98	22.80
糯米(粳)	100	1435	343	13.8	7.9	0.8	0.7	76.0	0.8	—	—	0.20	0.05	1.7	0.08	125	2.8	21	42	1.9	1.56	1.77	0.24	94	3.30
荞麦	100	1356	324	13.0	9.3	2.3	6.5	66.5	2.4	20	3	0.28	0.16	2.2	4.40	401	4.7	47	258	6.2	2.04	3.62	0.56	297	2.45
小麦(龙麦)	100	1473	352	—	12.0	—	10.2	76.1	1.7	—	—	0.48	0.14	—	1.91	—	107.4	—	—	5.9	3.49	3.51	0.34	436	4.05
小麦粉(富强粉)	100	1464	350	12.7	10.3	1.1	0.6	75.2	0.7	—	—	0.17	0.06	2.0	0.73	128	2.7	27	32	2.7	0.77	0.97	0.26	114	6.88
小米	100	1498	358	11.6	9.0	3.1	1.6	73.5	1.2	100	17	0.33	0.10	1.5	3.63	284	4.3	41	107	5.1	0.89	1.87	0.54	299	4.74
燕麦片	100	1536	367	9.2	15.0	6.7	5.3	61.6	2.2	—	—	0.30	0.13	1.2	3.07	214	3.7	186	177	7.0	3.36	2.59	0.45	291	4.31
油条	100	1615	386	21.8	6.9	17.6	0.9	50.1	2.7	—	—	0.01	0.07	0.7	3.19	227	585.2	6	19	1.0	0.52	0.75	0.19	77	8.60
玉米(黄,苞谷)	100	1402	335	13.2	8.7	3.8	6.4	66.6	1.3	100	17	0.21	0.13	2.5	3.89	300	3.3	14	96	2.4	0.48	1.70	0.25	218	3.52
玉米面(黄)	100	1423	340	12.1	8.1	3.3	5.6	69.6	1.3	40	7	0.26	0.09	2.3	3.80	249	2.3	22	84	3.2	0.47	1.42	0.35	196	2.49

NOTE

干豆类及其制品

食物名称	食部(%)	能量(KJ)	能量(kcal)	水分(g)	蛋白质(g)	脂肪(g)	膳食纤维(g)	碳水化合物(g)	灰分(g)	胡萝卜素(μg)	视黄醇当量(μg)	硫胺素(mg)	核黄素(mg)	尼克酸(mg)	维生素E(mg)	钾(mg)	钠(mg)	钙(mg)	镁(mg)	铁(mg)	锰(mg)	锌(mg)	铜(mg)	磷(mg)	硒(μg)
扁豆	100	1364	326	9.9	25.3	0.4	6.5	55.4	2.5	30	5	0.26	0.45	2.6	1.86	439	2.3	137	92	19.2	1.19	1.90	1.27	218	32.0
蚕豆(去皮)	93	1431	342	11.3	25.4	1.6	2.5	56.4	2.8	300	50	0.20	0.20	2.5	6.68	801	2.2	54	94	2.5	0.96	3.32	1.17	181	4.83
豆腐	100	339	81	82.8	8.1	3.7	0.4	3.8	1.2	—	—	0.04	0.03	0.2	2.71	125	7.2	164	27	1.9	0.47	1.11	0.27	119	2.30
豆腐干	100	586	140	65.2	16.2	3.6	0.8	10.7	3.5	—	—	0.03	0.07	0.3	—	140	76.5	308	102	4.9	1.31	1.76	0.77	273	0.02
豆浆	100	54	13	96.4	1.8	0.7	1.1	0	0.2	90	15	0.02	0.02	0.1	0.80	48	3.0	10	9	0.5	0.09	0.24	0.07	30	0.14
腐竹	100	1920	459	7.9	44.6	21.7	1.0	21.63	3.5	—	—	0.13	0.07	0.8	27.84	553	26.5	77	71	16.5	2.55	3.69	1.31	284	6.65
黑豆(黑大豆)	100	1594	381	9.9	36.1	15.9	10.2	23.3	4.6	30	5	0.20	0.33	2.0	17.36	1377	3.0	224	243	7.0	2.83	4.18	1.56	500	6.79
黄豆(大豆)	100	1502	359	10.2	35.1	16.0	15.5	18.6	4.6	220	37	0.41	0.20	2.1	18.90	1503	2.2	191	199	3.2	2.26	3.34	1.35	465	6.16
豇豆	100	1347	322	10.9	19.3	1.2	7.1	58.5	3.0	60	10	0.16	0.08	1.9	8.61	737	6.8	40	36	7.1	1.07	3.04	2.10	344	5.74
绿豆	100	1322	316	12.3	21.6	0.8	6.4	55.6	3.3	130	22	0.25	0.11	2.0	10.95	787	3.2	81	125	6.5	1.11	2.18	1.08	337	4.28
干张(百页)	100	1088	260	52.0	24.5	16.0	1.0	4.5	2.0	30	5	0.04	0.05	0.2	23.38	94	20.6	313	80	6.4	1.96	2.52	0.46	309	1.75
素鸡	100	803	192	64.3	16.5	12.5	0.9	3.3	2.5	60	10	0.02	0.03	0.4	17.80	42	373.8	319	61	5.3	1.12	1.74	0.27	180	6.73
豌豆	96	1331	318	12.8	23.0	1.0	6.0	54.3	2.9	280	47	0.29	—	—	1.97	610	4.2	195	83	5.9	1.55	2.29	1.26	175	41.80
油豆腐	100	1021	244	58.8	17.0	17.6	0.6	4.3	1.7	30	5	0.05	0.04	0.3	24.70	158	32.5	147	72	5.2	1.38	2.03	0.30	238	0.63

NOTE

鲜豆类

食物名称	食部(%)	能量(KJ)	能量(kcal)	水分(g)	蛋白质(g)	脂肪(g)	膳食纤维(g)	碳水化合物(g)	灰分(g)	胡萝卜素(μg)	视黄醇当量(μg)	硫胺素(mg)	核黄素(mg)	尼克酸(mg)	抗坏血酸(mg)	维生素E(mg)	钾(mg)	钠(mg)	钙(mg)	镁(mg)	铁(mg)	锰(mg)	锌(mg)	铜(mg)	磷(mg)	硒(μg)
扁豆(鲜)	91	155	37	88.3	2.7	0.2	2.1	6.1	0.6	150	25	0.04	0.07	0.9	13	0.24	178	3.8	38	34	1.9	0.34	0.72	0.12	54	0.94
蚕豆(鲜)	31	435	104	70.2	8.8	0.4	3.1	16.4	1.1	310	52	0.37	0.10	1.5	16	0.83	391	4.0	16	46	3.5	0.55	1.37	0.39	200	2.02
刀豆(鲜)	92	146	35	89.0	3.1	0.2	1.8	5.3	0.6	220	37	0.05	0.07	1.0	15	0.31	209	5.9	48	28	3.2	0.45	0.84	0.09	57	0.88
豇豆(鲜)	97	121	29	90.3	2.9	0.3	2.3	3.6	0.6	250	42	0.07	0.09	1.4	19	4.39	112	2.2	27	31	0.5	0.37	0.54	0.14	63	0.74
绿豆芽	100	75	18	94.6	2.1	0.1	0.8	2.1	0.3	20	3	0.05	0.06	0.5	6	0.19	68	4.4	9	18	0.6	0.10	0.35	0.10	37	0.50
毛豆(青豆)	53	515	123	69.6	13.1	5.0	4.0	6.5	1.8	130	22	0.15	0.07	1.4	27	2.44	478	3.9	135	70	3.5	1.20	1.73	0.54	188	2.48
豌豆(鲜)	42	439	105	70.2	7.4	0.3	3.0	18.2	0.9	220	37	0.43	0.09	2.3	14	1.21	332	1.2	21	43	1.7	0.65	1.29	0.22	127	1.74

根茎类

食物名称	食部(%)	能量(KJ)	能量(kcal)	水分(g)	蛋白质(g)	脂肪(g)	膳食纤维(g)	碳水化合物(g)	灰分(g)	胡萝卜素(μg)	视黄醇当量(μg)	硫胺素(mg)	核黄素(mg)	尼克酸(mg)	抗坏血酸(mg)	维生素E(mg)	钾(mg)	钠(mg)	钙(mg)	镁(mg)	铁(mg)	锰(mg)	锌(mg)	铜(mg)	磷(mg)	硒(μg)
荸荠(马蹄,地栗)	78	247	59	83.6	1.2	0.2	1.1	13.1	0.8	20	3	0.02	0.02	0.7	7	0.65	306	15.7	4	12	0.6	0.11	0.34	0.07	44	0.07
甘薯(白心,红皮,山芋)	86	435	104	72.6	1.4	0.2	1.0	24.2	0.6	220	37	0.07	0.04	0.6	24	0.43	174	58.2	24	17	0.8	0.21	0.22	0.16	46	0.63
胡萝卜(红)	96	155	37	89.2	1.0	0.2	1.1	7.7	0.8	4130	688	0.04	0.03	0.6	13	0.41	190	71.4	32	14	1.0	0.24	0.23	0.08	27	0.63

NOTE

续表

食物名称	食部(%)	能量(KJ)	能量(kcal)	水分(g)	蛋白质(g)	脂肪(g)	膳食纤维(g)	碳水化合物(g)	灰分(g)	胡萝卜素(µg)	视黄醇当量(µg)	硫胺素(mg)	核黄素(mg)	尼克酸(mg)	抗坏血酸(mg)	维生素E(mg)	钾(mg)	钠(mg)	钙(mg)	镁(mg)	铁(mg)	锰(mg)	锌(mg)	铜(mg)	磷(mg)	硒(µg)
姜	95	172	41	87.0	1.3	0.6	2.7	7.6	0.8	170	28	0.02	0.03	0.8	4	—	295	14.9	27	44	1.4	3.20	0.34	0.14	25	0.56
萝卜	94	84	20	93.9	0.8	0.1	0.6	4.0	0.6	20	3	0.03	0.06	0.6	18	1.00	178	60.0	56	11	0.3	0.09	0.13	0.03	34	—
马铃薯	94	318	76	79.8	2.0	0.2	0.7	16.5	0.8	30	5	0.08	0.04	1.1	27	0.34	343	2.7	8	23	0.8	0.14	0.37	0.12	40	0.78
藕	88	293	70	80.5	1.9	0.2	15.2	1.0	20	3		0.09	0.03	0.3	44	0.73	243	44.2	39	19	1.4	1.30	0.23	0.11	58	0.39
春笋	66	84	20	91.4	2.4	0.1	2.8	2.3	1.0	30	5	0.05	0.04	0.4	5	—	300	6.0	8	8	2.4	0.78	0.43	0.15	36	0.66

嫩茎、叶、苔花类

食物名称	食部(%)	能量(KJ)	能量(kcal)	水分(g)	蛋白质(g)	脂肪(g)	膳食纤维(g)	碳水化合物(g)	灰分(g)	胡萝卜素(µg)	视黄醇当量(µg)	硫胺素(mg)	核黄素(mg)	尼克酸(mg)	抗坏血酸(mg)	维生素E(mg)	钾(mg)	钠(mg)	钙(mg)	镁(mg)	铁(mg)	锰(mg)	锌(mg)	铜(mg)	磷(mg)	硒(µg)
菜花(花椰菜)	82	100	24	92.4	2.1	0.2	1.2	3.4	0.7	30	5	0.03	0.08	0.6	61	0.43	200	31.6	23	18	1.1	0.17	0.38	0.05	47	0.73
大白菜(青口白)	83	63	15	95.1	1.4	0.1	0.9	2.1	0.4	80	13	0.03	0.04	0.4	28	0.36	90	48.4	35	9	0.6	0.16	0.61	0.04	28	0.39
大蒜(蒜头)	85	527	126	66.6	4.5	0.2	1.1	26.5	1.1	30	5	0.04	0.06	0.6	7	1.07	302	19.6	39	21	1.2	0.29	0.88	0.22	117	3.09
茭白	74	96	23	92.2	1.2	0.2	1.9	4.0	0.5	30	5	0.02	0.03	0.5	5	0.99	209	5.8	4	8	0.4	0.49	0.33	0.06	36	0.45
韭菜	90	109	26	91.8	2.4	0.4	1.4	3.2	0.8	1410	235	0.02	0.09	0.8	24	0.96	247	8.1	42	25	1.6	0.43	0.43	0.08	38	1.38
芦笋	90	75	18	93.0	1.4	0.1	1.9	3.0	0.6	100	17	0.04	0.05	0.7	45	—	213	3.1	10	10	1.4	0.17	0.41	0.07	42	0.21
芹菜(白茎)	66	59	14	94.2	0.8	0.1	1.4	2.5	1.0	60	10	0.01	0.08	0.4	12	2.21	154	73.8	48	10	0.8	0.17	0.46	0.09	103	—
莴苣笋	62	59	14	95.5	1.0	0.1	0.6	2.2	0.6	150	25	0.02	0.02	0.5	4	0.19	212	36.5	23	19	0.9	0.19	0.33	0.07	48	0.54
小白菜(青菜、白菜)	81	63	15	94.5	1.5	0.3	1.1	1.6	1.0	1680	280	0.02	0.09	0.7	28	0.70	178	73.5	90	18	1.9	0.27	0.51	0.08	36	1.17
油菜	87	96	23	92.9	1.8	0.5	1.1	2.7	1.0	620	103	0.04	0.11	0.7	36	0.88	210	55.8	108	22	1.2	0.23	0.33	0.06	39	0.79
菠菜(赤根菜)	89	100	24	91.2	2.6	0.3	1.7	4.5	1.4	2920	—	0.04	0.11	0.6	32	1.74	311	85.2	66	58	2.9	0.66	0.85	0.10	47	0.97

瓜类、茄果类

食物名称	食部(%)	能量(KJ)	能量(kcal)	水分(g)	蛋白质(g)	脂肪(g)	膳食纤维(g)	碳水化合物(g)	灰分(g)	胡萝卜素(µg)	视黄醇当量(µg)	硫胺素(mg)	核黄素(mg)	尼克酸(mg)	抗坏血酸(mg)	维生素E(mg)	钾(mg)	钠(mg)	钙(mg)	镁(mg)	铁(mg)	锰(mg)	锌(mg)	铜(mg)	磷(mg)	硒(µg)
冬瓜	80	46	11	96.6	0.4	0.2	0.7	1.9	0.2	80	13	0.01	0.01	0.3	18	0.08	78	1.8	19	8	0.2	0.03	0.07	0.07	12	0.22
黄瓜	92	63	15	95.8	0.8	0.2	0.5	2.4	0.3	90	15	0.02	0.01	—	12	—	190	26.7	4	19	—	0.01	0.13	0.01	19	1.10
葫芦	87	59	14	95.3	0.7	0.1	0.8	2.7	0.4	40	7	0.02	0.03	1.4	—	—	480	36.3	114	80	8.0	1.64	2.80	0.56	187	1.70
丝瓜	83	84	20	94.3	1.0	0.2	0.6	3.6	0.3	90	15	0.02	0.04	0.4	5	0.22	115	2.6	14	11	0.4	0.06	0.21	0.06	29	0.86
西瓜	59	142	34	91.2	0.5	微	0.2	7.9	0.2	80	13	0.02	0.04	0.4	7	0.03	79	4.2	10	11	0.5	0.05	0.10	0.02	13	0.08
番茄(西红柿)	97	79	19	94.4	0.9	0.2	0.5	3.5	0.5	550	92	0.03	0.03	0.6	19	0.57	163	5.0	10	9	0.4	0.08	0.13	0.06	2	0.15
辣椒(尖,青)	84	96	23	91.9	1.4	0.3	2.1	3.7	0.6	340	57	0.03	0.04	0.5	62	0.88	209	2.2	15	15	0.7	0.14	0.22	0.11	3	0.62
茄子	93	88	21	93.4	1.1	0.2	1.3	3.6	0.4	50	8	0.02	0.04	0.6	5	1.13	142	5.4	24	13	0.5	0.13	0.23	0.10	2	0.48

咸菜、菌藻类

食物名称	食部(%)	能量(KJ)	能量(kcal)	水分(g)	蛋白质(g)	脂肪(g)	膳食纤维(g)	碳水化合物(g)	灰分(g)	胡萝卜素(µg)	视黄醇当量(µg)	硫胺素(mg)	核黄素(mg)	尼克酸(mg)	抗坏血酸(mg)	维生素E(mg)	钾(mg)	钠(mg)	钙(mg)	镁(mg)	铁(mg)	锰(mg)	锌(mg)	铜(mg)	磷(mg)	硒(µg)
大头菜(酱)	100	151	36	74.8	2.4	0.3	2.4	6.0	14.1	—	—	0.03	0.08	0.8	5	0.16	286	4623.7	77	57	6.7	0.57	0.78	0.14	41	1.40
萝卜干	100	251	60	67.7	3.3	0.2	3.4	11.2	14.2	—	—	0.04	0.09	0.9	17	—	508	4203.0	53	44	3.4	0.87	1.27	0.25	65	—
乳黄瓜(嫩黄瓜)	100	134	32	81.3	1.7	0.3	1.8	5.6	9.3	—	—	0.03	0.03	0.3	7	0.21	220	3087.1	44	33	3.1	0.24	0.55	0.29	21	1.57
榨菜	100	121	29	75.0	2.2	0.3	2.1	4.4	16.0	490	83	0.03	0.06	0.5	2	—	363	4252.6	155	54	3.9	0.35	0.63	0.14	41	1.93
海带(干)	98	322	77	70.5	1.8	0.1	6.1	17.3	4.2	240	40	0.01	0.10	0.8	—	0.85	461	327.4	348	129	4.7	1.14	0.65	0.14	52	5.84

NOTE

续表

食物名称	食部(%)	能量(KJ)	能量(kcal)	水分(g)	蛋白质(g)	脂肪(g)	膳食纤维(g)	碳水化合物(g)	灰分(g)	胡萝卜素(µg)	视黄醇当量(µg)	硫胺素(mg)	核黄素(mg)	尼克酸(mg)	抗坏血酸(mg)	维生素E(mg)	钾(mg)	钠(mg)	钙(mg)	镁(mg)	铁(mg)	锰(mg)	锌(mg)	铜(mg)	磷(mg)	硒(µg)
金针菇	100	109	26	90.2	2.4	0.4	2.7	3.3	1.0	30	5	0.15	0.19	4.1	2	1.14	195	4.3	—	17	1.4	0.10	0.39	0.14	97	0.28
香菇(干)(香蕈、冬菇)	95	883	211	12.3	20.0	1.2	31.6	30.1	4.8	20	3	0.19	1.26	20.5	5	0.66	464	11.2	83	147	10.5	5.47	8.57	1.03	258	6.42
银耳(白木耳)	96	837	200	14.6	10.0	1.4	30.4	36.9	6.7	50	8	0.05	0.25	5.3	—	1.26	1588	82.1	36	54	4.1	0.17	3.03	0.08	369	2.95
紫菜	100	866	207	12.7	26.7	1.1	21.6	22.5	15.4	1370	228	0.27	1.02	7.3	2	1.82	1796	710.5	264	105	54.9	4.43	2.47	1.68	350	7.32

鲜果及干果类

食物名称	食部(%)	能量(KJ)	能量(kcal)	水分(g)	蛋白质(g)	脂肪(g)	膳食纤维(g)	碳水化合物(g)	灰分(g)	胡萝卜素(µg)	视黄醇当量(µg)	硫胺素(mg)	核黄素(mg)	尼克酸(mg)	抗坏血酸(mg)	维生素E(mg)	钾(mg)	钠(mg)	钙(mg)	镁(mg)	铁(mg)	锰(mg)	锌(mg)	铜(mg)	磷(mg)	硒(µg)
波萝	68	172	41	88.4	0.5	0.1	1.3	9.5	0.2	200	33	0.04	0.02	0.2	18	—	113	0.8	12	8	0.6	1.04	0.14	0.07	9	0.24
草莓	97	126	30	91.3	1.0	0.2	1.1	6.0	0.4	30	5	0.02	0.03	0.3	47	0.71	131	4.2	18	12	1.8	0.49	0.14	0.04	27	0.70
柑	77	213	51	86.9	0.7	0.2	0.4	11.5	0.3	890	148	0.08	0.04	0.4	28	0.92	154	1.4	35	11	0.2	0.14	0.08	0.04	18	0.30
桂圆(鲜)	50	293	70	81.4	1.2	0.1	0.4	16.2	0.7	20	3	0.01	0.14	1.3	43	—	248	3.9	6	10	0.2	0.07	0.40	0.10	30	0.83
红果	100	636	152	11.1	4.3	2.2	49.7	28.7	4.0	60	10	0.02	0.18	0.7	2	0.47	440	9.9	144	16	0.4	0.57	0.61	0.41	440	2.70
橘(蜜橘)	76	176	42	88.2	0.8	0.4	1.4	8.9	0.3	1660	277	0.05	0.04	0.2	19	0.45	177	1.3	19	16	0.2	0.05	1.10	0.07	18	0.45
梨(鸭梨)	82	180	43	88.3	0.2	0.2	1.1	10.0	0.2	10	2	0.03	0.01	0.3	4	0.19	85	0.6	5	10	0.3	0.03	0.06	0.08	6	0.18
枇杷	62	163	39	89.3	0.8	0.2	0.8	8.5	0.4	700	117	0.01	0.03	0.3	8	0.24	122	4.0	17	10	1.1	0.34	0.19	0.06	8	0.72
苹果	76	218	52	85.9	0.2	0.2	1.2	12.3	0.2	20	3	0.06	0.02	0.2	4	2.12	119	1.6	4	4	0.6	0.03	0.19	0.06	12	0.12

续表

食物名称	食部(%)	能量(KJ)	能量(kcal)	水分(g)	蛋白质(g)	脂肪(g)	膳食纤维(g)	碳水化合物(g)	灰分(g)	胡萝卜素(µg)	视黄醇当量(µg)	硫胺素(mg)	核黄素(mg)	尼克酸(mg)	抗坏血酸(mg)	维生素E(mg)	钾(mg)	钠(mg)	钙(mg)	镁(mg)	铁(mg)	锰(mg)	锌(mg)	铜(mg)	磷(mg)	硒(µg)
葡萄	86	180	43	88.7	0.5	0.2	0.4	9.9	0.3	50	8	0.04	0.09	0.1	—	0.44	67	12.8	9	5	1.6	0.05	0.16	0.12	12	0.16
柿	87	297	71	80.6	0.4	0.1	1.4	17.1	0.4	120	20	0.02	0.61	4.8	7	32.68	159	28.1	622	322	42.5	3.81	6.15	1.57	486	0.24
桃	86	201	48	86.4	0.9	0.1	1.3	10.9	0.4	20	3	0.01	0.02	0.9	—	—	84	3.8	435	96	6.6	0.86	0.68	0.34	95	1.30
香蕉	59	381	91	75.8	1.4	0.2	1.2	20.8	0.6	60	10	0.02	0.02	0.1	2	1.82	212	5.5	67	17	0.1	0.17	1.42	0.01	18	0.67
杏	91	151	36	89.4	0.9	0.1	1.3	7.8	0.5	450	75	0.02	0.03	0.4	13	—	1040	529.3	253	57	11.0	0.09	2.10	0.04	21	3.55
枣(鲜)	87	510	122	67.4	0.3	1.1	1.9	28.6	0.7	240	40	0.06	0.09	0.9	243	0.78	375	1.2	22	25	1.2	0.32	1.52	0.06	23	0.80

坚果类

食物名称	食部(%)	能量(KJ)	能量(kcal)	水分(g)	蛋白质(g)	脂肪(g)	膳食纤维(g)	碳水化合物(g)	灰分(g)	胡萝卜素(µg)	视黄醇当量(µg)	硫胺素(mg)	核黄素(mg)	尼克酸(mg)	抗坏血酸(mg)	维生素E(mg)	钾(mg)	钠(mg)	钙(mg)	镁(mg)	铁(mg)	锰(mg)	锌(mg)	铜(mg)	磷(mg)	硒(µg)
核桃(干)	43	2623	627	5.2	14.9	58.8	9.5	9.6	2.0	30	5	0.15	0.14	0.9	1	43.21	385	6.4	56	131	2.7	3.44	2.17	1.17	294	4.62
花生仁(生)	100	2356	563	6.9	25.0	44.3	5.5	16.0	2.3	30	5	0.72	0.13	17.9	2	18.09	587	3.6	39	178	2.1	1.25	2.50	0.95	324	3.94
莲子(干)	100	1439	344	9.5	17.2	2.0	3.0	64.2	4.1	—	—	0.16	0.08	4.2	5	2.71	846	5.1	97	242	3.6	8.23	2.78	1.33	550	3.36
山核桃(干)	24	2515	601	2.2	18.0	50.4	7.4	18.8	3.2	30	5	0.16	0.09	0.5	—	65.55	237	250.7	57	306	6.8	8.16	6.42	2.14	521	0.87
西瓜子(炒)	43	2397	573	4.3	32.7	44.8	4.5	9.7	4.0	—	—	0.04	0.08	3.4	—	1.23	612	187.7	28	448	8.2	1.82	6.76	1.82	765	23.44

NOTE

畜肉类

食物名称	食部(%)	能量(KJ)	能量(kcal)	水分(g)	蛋白质(g)	脂肪(g)	碳水化合物(g)	灰分(g)	维生素A(μg)	视黄醇当量(μg)	硫胺素(mg)	核黄素(mg)	尼克酸(mg)	抗坏血酸(mg)	维生素E(mg)	钾(mg)	钠(mg)	钙(mg)	镁(mg)	铁(mg)	锰(mg)	锌(mg)	铜(mg)	磷(mg)	硒(μg)
叉烧肉	100	1167	279	49.2	23.8	16.9	7.9	2.2	16	16	0.66	0.23	7.0	—	0.68	430	818.8	8	28	2.6	0.20	2.42	0.10	218	8.41
狗肉	80	485	116	76.0	16.8	4.6	1.8	0.8	157	157	0.34	0.20	3.5	—	1.40	140	47.4	52	14	2.9	0.13	3.18	0.14	107	14.75
酱牛肉	100	1029	246	50.7	31.4	11.9	3.2	2.8	11	11	0.05	0.22	4.4	—	1.25	148	869.2	20	27	4.0	0.25	7.12	0.14	178	4.35
驴肉(瘦)	100	485	116	73.8	21.5	3.2	0.4	1.1	72	72	0.03	0.16	2.5	—	2.76	325	46.9	2	7	4.3	—	4.26	0.23	178.	6.10
牛肉(瘦)	100	444	106	75.2	20.2	2.3	1.2	1.1	6	6	0.07	0.13	6.3	—	0.35	284	53.6	9	21	2.8	0.04	3.71	0.16	172	10.55
羊肉(瘦)	90	494	118	74.2	20.5	3.9	0.2	1.2	11	11	0.15	0.16	5.2	—	0.31	403	69.4	9	22	3.9	0.03	6.06	0.12	196	7.18
猪肉(腱)	100	795	190	67.6	17.9	12.8	0.8	0.9	3	3	0.53	0.24	4.9	—	0.30	295	63.0	6	25	0.9	0.04	2.18	0.14	185	13.40

禽肉类及其制品

食物名称	食部(%)	能量(KJ)	能量(kcal)	水分(g)	蛋白质(g)	脂肪(g)	膳食纤维(g)	碳水化合物(g)	维生素A(μg)	视黄醇当量(μg)	硫胺素(mg)	核黄素(mg)	尼克酸(mg)	抗坏血酸(mg)	维生素E(mg)	钾(mg)	钠(mg)	钙(mg)	镁(mg)	铁(mg)	锰(mg)	锌(mg)	铜(mg)	磷(mg)	硒(μg)
北京烤鸭	80	1824	436	38.2	16.6	38.4	6.0	0.8	36	36	0.04	0.32	4.5		0.97	83.0	35	13	2.4	—	1.25	0.12	175	10.32
鹅	63	1025	245	62.9	17.9	19.9	0	0.8	42	42	0.07	0.23	4.9		0.22	232	58.8	4	18	3.8	0.04	1.36	0.43	144	17.68
鸽	42	841	201	66.6	16.5	14.2	1.7	1.0	53	53	0.06	0.20	6.9		0.99	334	63.6	30	27	3.8	0.05	0.82	0.24	136	11.08
鸡	66	699	167	69.0	19.3	9.4	1.3	1.0	48	48	0.05	0.09	5.6		0.67	251	63.3	9	19	1.4	0.03	1.09	0.07	156	11.75
鸭	68	1004	240	63.9	15.5	19.7	0.2	0.7	52	52	0.08	0.22	4.2		0.27	191	69.0	6	14	2.2	0.06	1.33	0.21	122	12.25

NOTE

乳类、婴儿配方食品、蛋类及其制品

食物名称	食部(%)	能量(KJ)	能量(kcal)	水分(g)	蛋白质(g)	脂肪(g)	碳水化合物(g)	灰分(g)	维生素A(μg)	视黄醇当量(μg)	硫胺素(mg)	核黄素(mg)	尼克酸(mg)	抗坏血酸(mg)	维生素E(mg)	钾(mg)	钠(mg)	钙(mg)	镁(mg)	铁(mg)	锰(mg)	锌(mg)	铜(mg)	磷(mg)	硒(μg)
牛乳	100	226	54	89.8	3.0	3.2	3.4	0.6	24	24	0.03	0.14	0.1	1	0.21	109	37.2	104	11	0.3	0.03	0.42	0.02	73	1.94
牛乳粉(全脂)	100	2000	478	2.3	20.1	21.2	51.7	4.7	141	141	0.11	0.73	0.9	4	0.48	449	260.1	676	79	1.2	0.09	3.14	0.09	469	11.80
酸奶	100	301	72	84.7	2.5	2.7	9.3	0.8	26	26	0.03	0.15	0.2	2	0.12	150	39.8	118	12	0.4	0.02	0.53	0.03	85	1.71
乳儿糕	100	1572	365	10.3	11.7	2.7	73.5	1.2	—	—	0.27	0.07	2.0	—	—	232	122.6	143	66	3.4	0.97	1.50	0.18	272	3.20
婴儿配方鲜奶	100	338	81	87.0	1.7	6.0	5.0	0.4	60	60	0.03	0.04	0.7	6	0.60	93	29.0	48	4	1.0	4.00	0.35	—	33	—
鹌鹑蛋	86	669	160	73.0	12.8	11.1	2.1	1.0	337	337	0.11	0.49	0.1	—	3.08	138	106.6	47	11	3.2	0.04	1.61	0.09	180	25.48
鹅蛋	87	820	196	69.3	11.1	15.6	2.8	1.2	192	192	0.08	0.30	0.4	—	4.50	74	90.6	34	12	4.1	0.04	1.43	0.09	130	27.24
鸡蛋	88	653	156	73.8	12.8	11.1	1.3	1.0	194	194	0.13	0.32	0.2	—	2.29	121	125.7	44	11	2.3	0.04	1.01	0.07	182	14.98
鸭蛋	87	753	180	70.3	12.6	13.0	3.1	1.0	261	261	0.17	0.35	0.2	—	4.98	135	106.0	62	13	2.9	0.04	1.67	0.11	226	15.68

鱼类

食物名称	食部(%)	能量(KJ)	能量(kcal)	水分(g)	蛋白质(g)	脂肪(g)	碳水化合物(g)	灰分(g)	维生素A(μg)	视黄醇当量(μg)	硫胺素(mg)	核黄素(mg)	尼克酸(mg)	抗坏血酸(mg)	维生素E(mg)	钾(mg)	钠(mg)	钙(mg)	镁(mg)	铁(mg)	锰(mg)	锌(mg)	铜(mg)	磷(mg)	硒(μg)
草鱼	58	469	112	77.3	16.6	5.2	0	1.1	11	11	0.04	0.11	2.8	—	2.03	312	46.0	38	31	0.8	0.05	0.87	0.05	203	6.66
大黄鱼(大黄花鱼)	66	402	96	77.7	17.7	2.5	0.8	1.3	10	10	0.03	0.10	1.9	—	1.13	260	120.3	53	39	0.7	0.02	0.58	0.04	174	42.57
带鱼	76	531	127	73.3	17.7	4.9	3.1	1.0	29	29	0.02	0.06	2.8	—	0.82	280	150.1	28	43	1.2	0.17	0.70	0.08	191	36.57
黄鳝鱼	67	372	89	78.0	18.0	1.4	1.2	1.4	50	50	0.06	0.98	3.7	—	1.34	263	70.2	42	18	2.5	2.22	1.97	0.05	206	34.56
鲑鱼	61	427	102	77.8	17.8	3.6	0	1.2	20	20	0.03	0.07	2.5	—	1.23	277	57.5	53	23	1.4	0.09	1.17	0.06	190	15.68
鲤鱼	54	456	109	76.7	17.6	4.1	0.5	1.1	25	25	0.03	0.09	2.7	—	1.27	334	53.7	50	33	1.0	0.05	2.08	0.06	204	15.38

NOTE

续表

食物名称	食部 (%)	能量 (KJ)	能量 (kcal)	水分 (g)	蛋白质 (g)	脂肪 (g)	碳水化合物 (g)	灰分 (g)	维生素A (μg)	视黄醇当量 (μg)	硫胺素 (mg)	核黄素 (mg)	尼克酸 (mg)	抗坏血酸 (mg)	维生素E (mg)	钾 (mg)	钠 (mg)	钙 (mg)	镁 (mg)	铁 (mg)	锰 (mg)	锌 (mg)	铜 (mg)	磷 (mg)	硒 (μg)
泥鳅	60	402	96	76.6	17.9	2.0	1.7	1.8	14	14	0.10	0.33	6.2	—	0.79	282	74.8	299	28	2.9	0.47	2.76	0.09	302	35.30
小黄鱼 (小黄花鱼)	63	414	99	77.9	17.9	3.0	0.1	1.1	—	—	0.04	0.04	2.3	—	1.19	228	103.0	78	28	0.9	0.05	0.94	0.04	188	55.20
胖头鱼 (花鲢鱼)	61	418	100	76.5	15.3	2.2	4.7	1.3	34	34	0.04	0.11	2.8	—	2.65	229	60.6	82	26	0.8	0.08	0.76	0.07	180	19.47
墨鱼	69	343	82	79.2	15.2	0.9	3.4	1.3	—	—	0.02	0.04	1.8	—	1.49	400	165.5	15	39	1.0	0.10	1.34	0.69	165	37.52

虾蟹、油脂类

食物名称	食部 (%)	能量 (KJ)	能量 (kcal)	水分 (g)	蛋白质 (g)	脂肪 (g)	碳水化合物 (g)	灰分 (g)	维生素A (μg)	视黄醇当量 (μg)	硫胺素 (mg)	核黄素 (mg)	尼克酸 (mg)	维生素E (mg)	钾 (mg)	钠 (mg)	钙 (mg)	镁 (mg)	铁 (mg)	锰 (mg)	锌 (mg)	铜 (mg)	磷 (mg)	硒 (μg)
对虾	61	389	93	76.5	18.6	0.8	2.8	1.3	15	15	0.01	0.07	1.7	0.62	215	165.2	62	43	1.5	0.12	2.38	0.34	228	33.72
河虾	86	351	84	78.1	16.4	2.4	0	3.9	48	48	0.04	0.03	—	5.33	329	133.8	325	60	4.0	0.27	2.24	0.64	186	29.65
蟹 (河蟹)	42	431	103	75.8	17.5	2.6	2.3	1.8	389	389	0.06	0.28	1.7	6.09	181	193.5	126	23	2.9	0.42	3.68	2.97	182	56.72
蟹 (梭子蟹)	49	397	95	77.5	15.9	3.1	0.9	2.6	121	121	0.03	0.30	1.9	4.56	208	481.4	280	65	2.5	0.26	5.50	1.25	152	90.96
菜油	100	3761	899	0.1	—	99.9	0	—	—	—	—	微	—	27.90	2	0.7	5	2	1.1	1.17	0.34	0.03	8	2.80
花生油	100	3761	899	0.1	—	99.9	0	0.1	—	—	—	微	微	42.06	1	3.5	12	2	2.9	0.33	8.48	0.15	15	2.29
玉米油	100	3745	895	0.2	—	99.2	0.5	0.1	—	—	—	—	—	51.94	2	1.4	1	3	1.4	0.04	0.26	0.23	18	3.86

糕点小吃类

食物名称	食部(%)	能量(KJ)	能量(kcal)	水分(g)	蛋白质(g)	脂肪(g)	膳食纤维(g)	碳水化合物(g)	灰分(g)	维生素A(μg)	视黄醇当量(μg)	硫胺素(mg)	核黄素(mg)	尼克酸(mg)	胡萝卜素(μg)	维生素E(mg)	钾(mg)	钠(mg)	钙(mg)	镁(mg)	铁(mg)	锰(mg)	锌(mg)	铜(mg)	磷(mg)	硒(μg)
饼干	100	1812	433	5.7	9.0	12.7	1.1	70.6	0.9	24	37	0.08	0.04	4.7	80	4.57	85	204.1	73	50	1.9	0.87	0.91	0.23	88	12.47
蛋糕	100	1452	347	18.6	8.6	5.1	0.4	66.7	0.6	54	86	0.09	0.09	0.8	190	2.80	77	67.8	39	24	2.5	1.00	1.01	1.21	130	14.07
开口笑(麻团)	100	2142	512	5.3	8.4	30.0	3.1	52.2	1.0	—	12	0.05	0.06	5.9	70	27.79	143	68.2	39	81	4.4	0.76	0.52	0.19	133	11.95
面包	100	1305	312	27.4	8.3	5.1	0.5	58.1	0.6	—	—	0.03	0.06	1.7	—	1.66	88	230.4	49	31	2.0	0.37	0.75	0.24	107	3.15
月饼(枣泥)	100	1774	424	11.7	7.1	15.7	1.4	63.5	0.6	8	8	0.11	0.05	2.7	50	1.49	178	24.3	66	23	2.8	0.36	0.81	0.18	62	2.43

酒类

食物名称	酒精容量(%)	重量(%)	蛋白质(g)	灰分(g)	热量(KJ)	热量(kcal)	硫胺素(mg)	视黄醇当量(μg)	核黄素(mg)	尼克酸(mg)	钾(mg)	钠(mg)	钙(mg)	镁(mg)	铁(mg)	锰(mg)	锌(mg)	铜(mg)	磷(mg)	硒(μg)
二锅头(58°)	58.0	50.1	—	0.2	1473	352	0.05	—	—	—	—	0.5	1	1	0.1	—	0.04	0.02	—	—
白葡萄酒(11°)	11.0	8.8	0.7	0.1	259	62	0.01	—	—	—	12	2.8	23	4	—	0.01	—	0.03	1	0.06
黄酒(加饭)	—	—	1.6	—	—	—	0.01	—	0.10	2	2	1.5	12	30	0.1	0.03	0.33	0.03	29	1.20
啤酒	5.5	4.4	—	—	130	31	—	—	0.05	14	14	8.3	4	10	0.1	0.01	0.21	0.01	24	0.42

糖及其制品

食物名称	食部(%)	能量(KJ)	能量(kcal)	水分(g)	蛋白质(g)	脂肪(g)	膳食纤维(g)	碳水化合物(g)	灰分(g)	胡萝卜素(μg)	视黄醇当量(μg)	硫胺素(mg)	核黄素(mg)	尼克酸(mg)	抗坏血酸(mg)	维生素E(mg)	钾(mg)	钠(mg)	钙(mg)	镁(mg)	铁(mg)	锰(mg)	锌(mg)	铜(mg)	磷(mg)	硒(μg)
冰糖	100	1661	397	0.6	—	—	—	99.3	0.1	—	—	0.03	0.03	—	—	—	1	2.7	23	2	1.4	0.04	0.21	0.03	—	—
红糖	100	1628	389	1.9	0.7	—	—	96.1	0.8	—	—	0.01	0.01	0.3	—	—	240	18.3	157	54	2.2	0.27	0.35	0.15	11	4.20
巧克力	100	2452	586	1.0	4.3	40.1	1.5	51.9	1.2	—	—	0.06	0.08	1.4	3	1.62	254	111.8	111	56	1.7	0.61	1.02	0.23	114	1.20
白糖(绵白糖)	100	1657	396	0.9	0.1	—	—	98.9	0.1	—	—	微	—	0.2	—	—	2	2.0	6	2	0.2	0.08	0.07	0.02	3	0.38

NOTE

淀粉类及其制品

食物名称	食部(%)	能量(KJ)	能量(kcal)	水分(g)	蛋白质(g)	脂肪(g)	膳食纤维(g)	碳水化合物(g)	灰分(g)	硫胺素(mg)	核黄素(mg)	尼克酸(mg)	钾(mg)	钠(mg)	钙(mg)	镁(mg)	铁(mg)	锰(mg)	锌(mg)	铜(mg)	磷(mg)	硒(μg)
粉丝	100	1402	335	15.0	0.8	0.2	1.1	82.6	0.3	0.03	0.02	0.4	18	9.3	31	11	6.4	0.15	0.27	0.05	16	3.39
凉粉	100	155	37	90.5	0.2	0.3	0.6	8.3	0.1	0.02	0.01	0.2	5	2.8	9	3	1.3	0.01	0.24	0.06	1	0.73
藕粉	100	1556	372	6.4	0.2	—	0.1	92.9	0.4	—	0.01	0.4	35	10.8	8	2	17.9	0.28	0.15	0.22	9	2.10

调味品类

食物名称	食部(%)	能量(KJ)	能量(kcal)	水分(g)	蛋白质(g)	脂肪(g)	膳食纤维(g)	碳水化合物(g)	灰分(g)	胡萝卜素(μg)	视黄醇当量(μg)	硫胺素(mg)	核黄素(mg)	尼克酸(mg)	维生素E(mg)	钾(mg)	钠(mg)	钙(mg)	镁(mg)	铁(mg)	锰(mg)	锌(mg)	铜(mg)	磷(mg)	硒(μg)
醋	100	130	31	90.6	2.1	0.3	—	4.9	2.1	—	—	0.03	0.05	1.4	—	351	262.1	17	13	6.0	2.97	1.25	0.04	96	2.43
花椒	100	1079	258	11.0	6.7	8.9	28.7	6.9	6.9	23	0.12	—	0.43	1.6	2.47	204	47.4	639	111	8.4	3.33	1.90	1.02	69	1.96
茴香(籽)	100	1050	251	8.9	14.5	11.8	33.9	21.6	9.3	320	53	0.04	0.36	7.1	0.70	1104	79.6	751	336	0.9	3.14	3.46	1.76	336	1.98
酱油	100	264	63	67.3	5.6	0.1	0.2	9.9	16.9	—	—	0.05	0.13	1.7	—	337	5757.0	66	156	8.6	1.11	1.17	0.06	204	1.39
辣椒粉	100	849	203	9.4	15.2	9.5	43.5	14.2	8.2	18740	3123	0.01	0.82	7.6	15.33	1358	100.0	146	223	20.7	1.46	1.52	0.95	374	8.00
味精	100	1121	268	0.2	40.1	0.2	—	26.5	33.0	—	—	0.08	—	0.3	—	4	21053.0	100	7	1.2	0.67	0.31	0.12	4	0.98
盐	100	0	0	0.1	—	—	0	0	99.9	—	—	—	—	—	—	14	25127.2	22	2	1.0	0.29	0.24	0.14	1	1.00

杂类

杂类食物名称	食部(%)	能量(KJ)	能量(kcal)	水分(g)	蛋白质(g)	脂肪(g)	膳食纤维(g)	碳水化合物(g)	灰分(g)	胡萝卜素(μg)	视黄醇当量(μg)	硫胺素(mg)	核黄素(mg)	尼克酸(mg)	维生素E(mg)	钾(mg)	钠(mg)	钙(mg)	镁(mg)	铁(mg)	锰(mg)	锌(mg)	铜(mg)	磷(mg)	硒(μg)
甲鱼	70	494	118	75.0	17.8	4.3	—	2.1	0.8	139	139	0.07	0.14	3.3	1.88	196	96.9	70	15	2.8	0.05	2.31	0.12	114	15.19
蛇	78	381	91	78.5	15.7	1.7	—	3.3	0.8	23	23	0.05	0.40	3.5	0.93	153	98.6	49	27	8.9	0.36	2.92	0.43	13	6.06
芝麻(黑)(黑芝麻)	100	2222	531	5.7	19.1	46.1	14.0	10.0	5.1	—	—	0.66	0.25	5.9	50.40	358	8.3	780	290	22.7	17.85	6.13	1.77	516	4.70

(焦鸿飞)

附录 7　食物中维生素 B$_6$、泛酸、叶酸、维生素 B$_{12}$的含量（食部 100g）

食物 名称	维生素 B$_6$ （mg）	泛酸 （mg）	叶酸 （μg）	维生素 B$_{12}$ （μg）	食物 名称	维生素 B$_6$ （mg）	泛酸 （mg）	叶酸 （μg）	维生素 B$_{12}$ （μg）
大米	0.11	0.22	3.6	0	芝麻		0.38		0
小麦	0.44	1.2	49.0	0	白菜	0.15	0.21	46.1	0
玉米	0.40	0.64	26.5	0	胡萝卜	0.25	0.18	0.18	0
马铃薯	0.19	0.46	7.2	0	芹菜	0.16	0.43	0.43	0
白薯	0.27	0.80	52.0	0	黄瓜	0.04	0.24	6.0	0
菜豆		0.65	180.0	0	茄子	0.09	0.23	1.57	0
绿豆	0.47	2.5	121.0	0	莴苣	0.20	0.36	88.8	0
豌豆	0.13	2.2	59.3	0	芥菜	0.16	0.21	167.0	0
黄豆	0.82	1.6	210.0	0	菠菜	0.43	0.31	20.9	0
花生		2.8	124.0	0	葱头	0.22	0.17	20.7	0
胡桃	0.96	0.97	77.0	0	青椒	0.27	0.23	15.8	0
西葫芦	0.11		9.3	0	星鲨		0.86	3.2	1.8
萝卜	0.06	0.18	7.9	0	鳗鱼	0.23	0.14	0.14	1.0
香菌	0.53	2.1	30.0	0	比目鱼		1.7	5.0	
鲜豌豆	0.15	0.82	25.0	0	鲽鱼	0.16	0.90	0.90	0.90
番茄	0.08	0.31	6.3	0	鲱鱼	0.22	0.93		10.0
鲜白薯叶	0.21		88.4	0	牡蛎	0.06	0.35	9.6	20.9
苹果	0.03	0.10	2.0	0	梭鱼	0.38	0.72	13.0	8.6
香蕉	0.32	0.31	9.7	0	对虾	0.17	0.21	1.8	1.0
葡萄	0.09	0.05	5.2	0	大麻哈鱼	0.34	1.0	0.5	3.5
橘子	0.04			0	沙丁鱼	0.67	1.0	2.5	14.0
西瓜	0.05	0.30	0.6	0	海鲷	0.34	1.0	0.5	3.5
梭子鱼	0.15		11.9	1.8	金枪鱼	0.92	0.65	3.2	3.0
鲤鱼	0.19	0.15		1.5	鲭鱼	0.28		36.5	2.4
蛤蜊	0.15		11.9	1.8	牛奶	0.04	0.30	0.60	0.40
鳕鱼	0.20	0.14	6.7	0.5	羊奶	0.05	0.30		0.10
海蟹	0.17		13.8	5.6	人奶	0.01	0.21	0.20	0.03

（焦鸿飞）

附录8 食物中的碘含量
（µg/100g 食部）

食物名称	碘含量	食物名称	碘含量	食物名称	碘含量
小麦粉	2.9	开心果	10.3	茄汁沙丁鱼（罐头）	22.0
大米	2.3	松子仁	12.3	虾皮	264.5
糯米（紫）	3.8	榛子仁	6.3	虾米（海米）	82.5
小米	3.7	花生米	2.7	虾酱	21.0
马铃薯	1.2	猪肉（瘦）	1.7	杏仁露（露露）	5.3
黄豆	9.7	猪肘（酱）	12.3	草莓汁（蓝源）	61.9
豆腐	7.7	午餐肉（罐头）	1.3	海藻饮料	184.5
豆腐干	46.2	肉松	37.7	酱油	2.4
芸豆	4.7	猪肝（卤）	16.4	米醋	2.1
赤小豆	7.8	小香肠（广式）	91.6	牛肉辣酱	32.5
胡萝卜（脱水）	7.2	牛肉（瘦）	10.4	黄酱	19.8
扁豆	2.2	牛肉（酱）	1.2	甜面酱	9.6
豌豆	0.9	羊肉（瘦）	7.7	鱼香海带酱	295.6
茄子	1.1	羊肝（卤）	19.1	芥末酱	55.9
番茄	2.5	鸡肉	12.4	鸡精粉	26.7
青椒	9.6	鸡肝	1.3	花椒粉	13.7
黄瓜	0.2	消毒牛奶	1.9	白胡椒粉	8.2
西葫芦	0.4	酸奶	0.9	生姜粉	133.5
洋葱	1.2	方便面	8.4	八宝菜	3.8
小白菜	10.0	鸡蛋	27.2	杏仁咸菜	274.5
菠菜（脱水）	24.0	碘蛋	329.6	芝麻海带丝	641.7
芹菜	0.7	三高蛋（Zn，Sn，I）	53.7	甲鱼蛋	19.2
香菜	1.5	鸭蛋	5.0	草鱼	6.4
藕	2.4	松花蛋（鸭蛋）	6.8		
海带（鲜）	113.9	鹌鹑蛋	37.6		
海带（干）	36240.0	黄花鱼（小）	5.8		
紫菜	4323.0	鲤鱼（鲤拐子）	4.7		
梨	0.7	青鱼	6.5		
柿	6.3	鲳鱼	7.7		
橙	0.9	带鱼（刀鱼）	5.5		
橘	5.3	巴鱼	3.5		
菠萝	4.1	巴鱼（咸）	7.8		
香蕉	2.5	马哈鱼（咸）	6.7		
核桃	10.4	海杂鱼（咸）	295.9		

（焦鸿飞）

主要参考文献

1. 吴翠珍，张先庚．营养与食疗学．北京：中国中医药出版社，2012

2. 何志谦．人类营养学．北京：人民卫生出版社，2000

3. 孙长颢．营养与食品卫生学．北京：人民卫生出版社，2015

4. 黄承钰．医学营养学．北京：人民卫生出版社，2003

5. 张爱珍．医学营养学．第 2 版．北京：人民卫生出版社，2003

6. 中国营养学会．中国居民膳食指南．拉萨：西藏人民出版社．2008

7. 中国营养学会．中国居民膳食营养素参考摄入量 2013 版．北京：科学出版社，2014

8. 李秀美，张江灵，洪原城．中国药膳精选．北京：人民军医出版社，2011 年

9. 黄云鹄．粥谱．北京：中国商业出版社，1987

10. 顾景范，杜寿玢，郭长江．现代临床营养学．第 2 版．北京：科学出版社，2009

11. 孙秀发．临床营养学．第 2 版．北京：科学出版社，2009

12. 杨月欣，王光亚，潘兴昌．中国食物成分表．第 2 版．北京：北京大学医学出版社，2009

13. 海文．食疗百病．广州：广东旅游出版社，2001

14. 潘朝曦．中医药膳食谱．上海：上海科学普及出版社，2001

15. 马汴梁．马医生保健粥谱：秋季粥谱．北京：科学技术文献出版社，2007

16. 尤黎明，吴瑛．内科护理学．第 5 版．北京：人民卫生出版社，2002

17. 张青碧，甘仲霖，张卉．临床营养．西安：西安交通大学出版社，2014

18. 吴国豪．临床营养治疗理论与实践．上海：上海科学技术出版社，2015

19. 张爱珍，吴育红．临床营养护理．杭州：浙江大学出版社，2013

20. 张爱珍．医学营养学．北京：人民卫生出版社，2009

21. 谭兴贵，顾良伯．肝胆病家常食谱．天津：天津科学技术出版社，2003

22. 顾奎琴．肝胆胰疾病食疗．石家庄：河北科学技术出版社，2002

23. 倪世美．中医食疗学．北京：中国中医药出版社，2009

24. 周俭．中医营养学．北京：中国中医药出版社，2012

25. 刘晓庄．果蔬本草与食疗．北京：人民卫生出版社，2001

26. 黄兆胜．中华养生药膳大全．广州：广东旅游出版社，2004

27. 史琳娜．临床营养学．第 2 版．北京：人民卫生出版社，2013

28. 孙孟里．临床营养学．北京：北京大学医学出版社，2003

29. 刘士生．内科学．第 2 版．北京：高等教育出版社，2012

30. 蔡威．临床营养学．上海：复旦大学医学出版社，2012

31. 郭春孚．食疗．北京：中国医药科技出版社，2005

NOTE

32. 戴德银，黄茂涛，李宏斌．胃肠病食疗与用药．北京：化学工业出版社，2008

33. 戴德银，冯怀志，李宏斌．抗癌食疗与用药．北京：化学工业出版社，2009

34. 孙长灏．营养与食品卫生学．第 7 版．北京：人民卫生出版社，2012

35. 叶任高，陆再英．内科学．第 6 版．北京：人民卫生出版社，2005

36. 高永清，吴小南，蔡美琴．营养与食品卫生学（案例版）．第 7 版．北京：人民卫生出版社，2012

37. CSCO 肿瘤营养治疗专家委员会．恶性肿瘤患者的营养治疗专家共识．临床肿瘤学杂志，2012，17（1）：59 – 73

38. 王德炳．内科学．北京：北京大学医学出版社，2012

39. 吴翠珍．营养与食疗学．北京：中国中医药出版社，2005

40. 葛可佑．中国营养师培训教材．北京：人民卫生出版社，2005

41. 焦广宇．临床营养学．北京：人民卫生出版社，2002

42. 燕风芝．烧伤患者的营养治疗．北京医学，1981，3（4）：232

43. 蔡东联．实用营养学．北京：人民卫生出版社，2005

44. B. A. 鲍曼，R. M. 拉塞尔．现代营养学．第 8 版．荫士安，汪之顼主译．北京：化学工业出版社．2004

45. 葛可佑．中国营养科学全书．北京：人民卫生出版社．2004

46. 蔡威，邵玉芬．现代营养学．上海：复旦大学出版社．2010

47. 仲来福．卫生学．北京：人民卫生出版社，2006

48. 杨克敌．环境卫生学．北京：人民卫生出版社，2004

49. 李立明．流行病学．北京：人民卫生出版社，2004

50. 袁聚祥，王岜．流行病学．北京：科学出版社，2009

51. 陈锦治，李春坚，吴昆．预防医学基础．北京：科学出版社．2008

52. 刘洪亮，赵亮．营养素摄入与氟中毒关系的研究进展．环境与健康杂志，2009，26（11）：1028 – 1029

53. 韦莉萍．公共营养师．广州：广东经济出版社，2008

54. 葛可佑．公共营养师（基础知识）．北京：中国劳动社会保障出版，2007

55. 杨月欣．公共营养师（国家职业资格四级）．北京：中国劳动社会保障出版，2007

56. 孙长灏．营养与食品卫生．第 6 版．北京：人民卫生出版社，2009

57. 中国营养学会．中国居民膳食 2016 版．北京：人民卫生出版社，2016